JN441521

Communication Skills for Pharmacists

약국 커뮤니케이션 가이드북

Notices

The authors and publisher have made every effort to ensure the accuracy and completeness of the information presented in this book. However, the authors and publisher cannot be held responsible for the continued currency of the information, any inadvertent errors or omissions, or the application of this information. Therefore, the authors and publisher shall have no liability to any person or entity with regard to claims, loss, or damage caused or alleged to be caused, directly or indirectly, by the use of information contained herein.

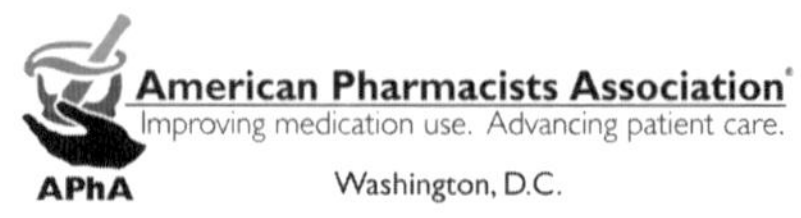

Washington, D.C.

3rd Edition

Communication Skills for Pharmacists

약국 커뮤니케이션

가이드북

브루스 A. 버거 지음 | 원희목 옮김

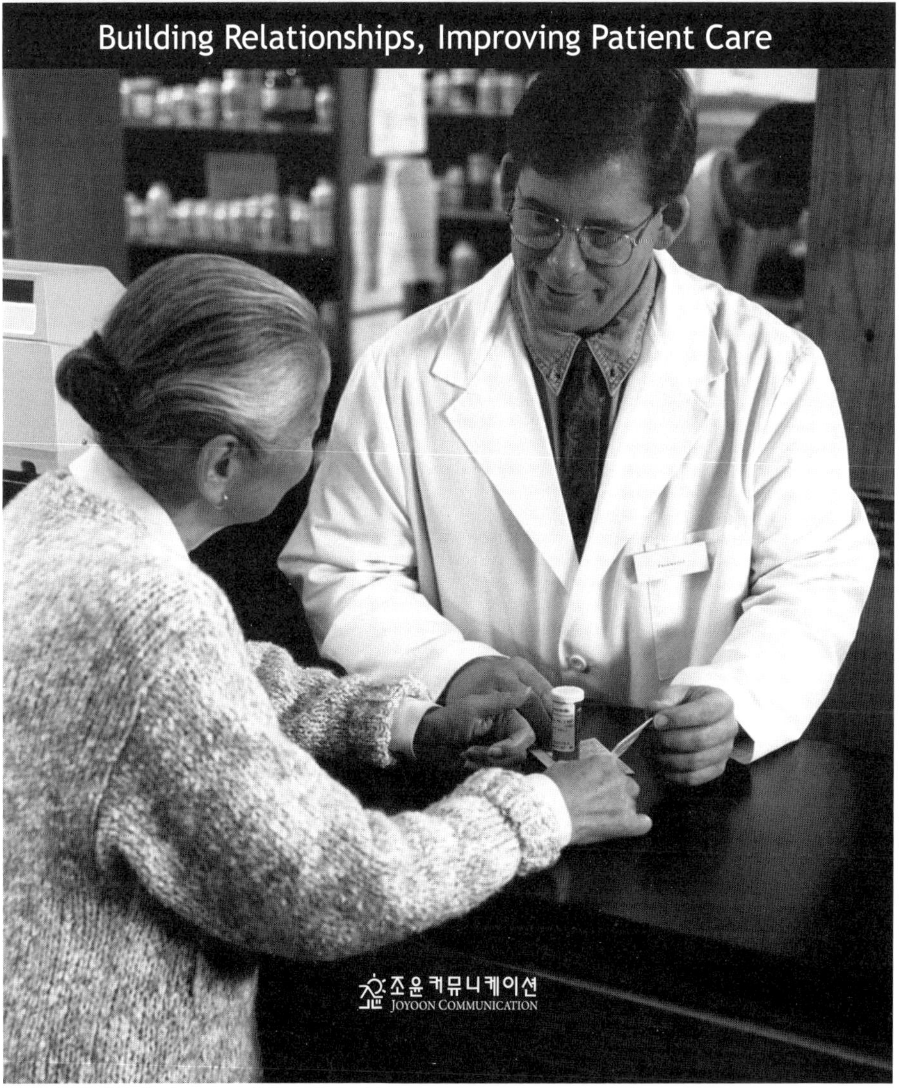

약국 커뮤니케이션 가이드북

저자 | 브루스 A. 버거
번역 | 원희목
1판 1쇄 인쇄 | 2013년 11월 1일
1판 1쇄 발행 | 2013년 11월 3일

펴낸곳 | 조윤커뮤니케이션
펴낸이 | 안혜경
편집장 | 최몽순

주소 | 서울시 종로구 효자동 60-4 조윤하우스
전화 | 02-730-8841 팩스 | 02-730-8814
출판등록 | 제2-3307호
등록일자 | 2001년 4월 13일

ISBN 978-89-91216-59-4 03510

값 28,000원

Contents

· 한국어판 서문 7
· 서문 11

1장 약사의 비전, 무엇인가 18
2장 관계 발전, 왜 중요한가 58
3장 환자를 사람으로 보기 72
4장 들어주기와 공감하기 100
5장 환자 상담 118

6장 화난 환자 대응하기 142
7장 자기표현 제대로 하기 162
8장 갈등 관리하기 180
9장 환자의 변화 돕기 198
10장 신뢰를 높이는 의사와의 대화법 252

Contents

11장 협력적 의사소통 268
12장 상황별 환자 대응법 284
13장 설득적 의사소통 302
14장 단어 선택과 비언어적 신호 326
15장 문화적 이해능력 향상법 354
16장 민감한 주제와 관련한 의사소통 376
17장 문해력이 부족한 환자와의 의사소통 400
Index 429

변화는 소통을 전제로 한다

소통은 쌍방간 감성적 공감을 통해, 태도 행동의 변화를 가져온다. 약사가 약료의 전문가로서 환자 돌봄을 수행하는 전문인으로서 제대로 인정받기 위해서는, 무엇보다도 적극적으로 소통하고자 하는 자기변화 모습을 대중들에게 보여주어야 한다.

실제로 약사가 타 보건의료인들에 비해 커뮤니케이션에 소극적인 게 사실이다. 약사들의 소통을 위한 가시적 노력은 자연스럽게 의료소비자의 태도와 행동변화를 가져오게 된다.

원만한 커뮤니케이션이 이뤄지기 위해선 무엇보다도 자기중심의 사고에서 벗어나 상대방 중심의 사고로 전환하려는 노력이 필요하다. 약사가 자신의 시각으로만 환자를 바라보지 않고 환자의 입장에 서서 환자의 세계를 이해하면서 그들의 심리와 정서를 공유할 때 비로소 바람직한 커뮤니케이션이 가능하다. 나아가 약사의 효과적인 커뮤니케이션 능력은 의료소비자의 만족도를 높여 약사의 신뢰도 향상에 크게 기여하게 될 것이다.

2012년 여름부터 이화여자대학교 임상보건대학원에서 Health Communication 강의를 시작하게 되었다. 첫 강의를 시작하기에 앞서 강의록을 준비하기 위하여 여러 커뮤니케이션 관련 서적과 논문들을 탐독하면서 각종 정보들을 수집했다. 하지만 우리 현실에 맞는 적절한 교재를 찾는데 어려움을 겪었다. 특히 약사대상의 커뮤니케이션 전문서적은 전무한 실정이었다. 이미 미국에서는 30여년 전부터 헬스커뮤니케이션에 대한 중요성을 간파하고 사회적 목표 아젠다로 설정해 놓았다는 것도 그때 알았다.

보건의료전문인의 필수소양이 환자와의 소통, 보건의료직능 상호간의 소통, 나아가 지역사회와의 소통을 포함한 대중소통 임에도 제대로 된 전문서적도 찾기 힘든 게 현실이었다. 그런 과정에서 이화약대 헬스커뮤니케이션 최고위과정 2기로 참여한 조윤커뮤니케이션 최몽순 편집장으로부터 미국약사회(APHA)가 발행하여 미국약사회에서 연수교재로 활용하고 있는 'Communication skills for pharmacists' 란 책을 소개받게 되었다. 이 책은 ' U.S Pharmacists' 저널에 실렸던 논문들을 바탕으로 약국 실정에 맞는 내용들을 취사선택하여 출간된 것이다.

서론을 시작하여 1장을 다 읽기도 전에 무릎을 치지 않을 수 없었다. 바로 내가 찾던 내용의 책이었기 때문이다. 미국약사들이 추구하는 커뮤니케이션의 실제들이 바로 우리 약국의 실정과 다름이 없다는 걸 알게 되었다. 우리가 겪고 있는 약사 정체성의 위기를 미국 약사들도 똑 같이 고민하고 있다는 사실이다.

이 책은 우선 "약사는 단순한 정보제공자가 아니다.", "약료는 필요는 하나 수요가 없다. 약료의 수요창출을 위해 우리는 무엇을 해야 하나." 등 당면한 문제들을 약사들이 어떻게 해결해야 할 것인가에 대해 그 해법을 현장 커뮤니케이션을 통해 풀어간다.

이 책이 변화무쌍한 보건의료 환경에 불안하게 노출되어있는 약사들에게 긍정적 변화의 단초를 제공하는 계기가 되길 희망한다.

1년 가까운 번역과 교정 작업을 벌인 끝에 책이 나오게 되었다.

뿌듯하고 행복하다. 최몽순 편집장을 비롯한 함께한 관계자 모든 분들께 감사드린다.

원희목

바로알고 실천하자

약료는 약국 운영의 의무인 동시에 환자와 약사 간의 관계를 향상시키기 위해 반드시 필요한 요소이다. 이 관계 안에서 정보는 교환되고, 신뢰로 지켜지며 올바른 약물 치료를 통한 환자 관리의 최적화가 이뤄진다. 기술과 노력, 지속적인 관리를 통해 이 같은 관계를 더욱 발전시켜나가야 한다. 이 책은 환자들을 좀 더 잘 보살피고 효과적으로 관리하고 싶은 약사들에게 필요한 지침서이다. 관계 형성을 통해 치료 결과를 향상시킬 수 있는 필수적인 의사소통 기술에 초점을 맞추고 있다.

1장은 이 책의 나머지 부분을 위한 단계를 설정한다. 약료 제공에 대한 약사의 도덕적·윤리적 책임감을 중점적으로 다룬다. 또한 이 장에서는 돌본다는 것(care)이 무엇이고 직업인(professional)이 갖는 의미는 무엇인지, 그리고 약사와 약학 대학, 약사위원회, 직업적 조직들의 역할이 업계의 발전에 어떤 역할을 하는지에 대해 논의한다.

2장은 약료에서 관계의 필요성과 환자(그리고 다른 의료인)와의 효율적 관계를 발전시키는 것이 왜 중요한지에 대해 설명한다. 만족스러운 관계는 긍정적인 치료 결과를 얻는데 도움이 된다.

3장은 우리가 환자들을 만날 때 할 수 있는 선택에 대한 내용이다. 우리는 그들을 사람으로 보는가, 아니면 대상으로 보는가? 우리가 사람을 사람으로 볼 때 환자 관리에 어떤 영향을 미치고, 그런 일은 왜 발생하는가?

4장은 들어주기와 공감적 이해하기라는 기술을 소개한다. 이런 자세들은 우리가 다른 사람들을 배려와 존중으로 대할 수 있게 해준다. 이해하며 소통하는 것은 환자가 치료 계획을 실행하는데 도움을 주는 강력한 방법이다.

5장은 환자 상담의 원칙에 대해 설명하고, 단순히 정보만 제공하는 것과 어떻게 다른지에 대해 이야기한다. 또 환자와 약에 대해 상담할 때 참고할 수 있는 체크리스트를 자세한 설명과 함께 소개한다.

약사가 최고의 대인 관계 기술을 이용하더라도 환자나 상대 의료인은 여전히 화가 나 있거나 약사를 향해 분노를 표출할 수 있다. 6장은 분노에 대한 효율적인 대처방법을 설명한다. 치료적 관계를 유지하기 위해 우리는 이런 강력한 감정에 대해 이해하고 적절히 대응할 필요가 있다.

7장은 자기표현성의 기본 원리와 자기표현적이 되기 위한 관련 기법들을 소개한다. 이 장에서는 자기표현적, 비자기표현적, 공격적인 행동을 구분하고, 자기표현적 의사소통에서의 권리와 책임감에 대해 알아본다.

관계에서 갈등은 피할 수 없는 것이다. 사람들이 서로 다른 가치관을 지니고 있는 한 갈등은 언제든 발생한다. 우리가 갈등을 대하는 방식에 따라 관계가 발전할 수도 있고, 반대로 관계에 손상을 입힐 수도 있다. 8장에서는 갈등을 관리하는 효율적인 방법과 비효율적인 방법에 대해 논의한다.

약료를 위해서는 약사의 업무가 극적으로 변해야 한다. 만성 질병의 관리를 위해 약을 복용하고 생활 방식을 조정하려면 역시 변화가 필요하다. 9장은 변화에 대해 분석하고, 질병의 효과적인 관리를 위해 필수적인 변화에 대처하는 환자들을 돕는 방법에 대해 알아본다. 변화에 대한 초이론적 모델과 동기 면담의 적용에 대해서도 논의한다.

의사와의 생산적 관계가 없으면 약료를 효과적으로 제공할 수 없다. 10장은 약물 치료에서 문제가 발생했을 때, 의사에게 전화하는 방법과 면대면 대화를 하는 방법에 대해 설명한다.

11장에서는 협력적 의사소통에 대해 알아본다. 분노, 슬픔, 불안과 같은 다른 감정들은 서로 다른 원인을 갖고 있다. 자신에게 만성 질병이 있다는 사실을 알게 된 환자가 우울해하는 상황에서 화 난 환자를 진정시키는 방식으로 대응하는 것은 적절하지 않다. 배려가 담긴 효율적인 의사소통이 되려면 각각 다른 유형의 대응이 필요하다.

12장은 대응 방식의 유형과 각 방식이 언제 적합하고 효율적인지에 대해 정리하고 있다. 예를 들어, 약사는 언제 조언을 하고 언제 하지 말아야 하는지 구분할 수 있어야 한다.

13장에서는 설득적 의사소통에 대해 살펴본다. 여기에서는 설득적 의사소통이 효과적일 수 있는 상황과 비효율적일 뿐 아니라 저항을 일으킬 수 있는 상황을 설명한다.

14장은 직접적인 방식과 비적접적인 방식의 언어적 의사소통과 비언어적 의사소통의 예를 제공한다. 우리가 말하는 내용과 그 방식에 따라, 우리는 상냥하거나 냉담하거나 몰두하고 있거나 무관심한 것으로 인식될 수 있다.

미국 인구의 다양성이 증가함에 따라, 약사들은 여러 문화적 배경을 가진 사람들을 만나고 그들과 의사소통을 해야 하는 새로운 과제에 직면하게 되었다. 15장은 다양한 환자들을 돌보기 위한 문화적 수용능력의 필요성에 대해 알아본다.

16장에서는 성별에 따라 수치심이나 당혹감을 일으킬 수 있는 증상(발기부전, 폐경기), 민족성(문화적 믿음), 사회적 낙인(HIV, 헤르페스), 감정적(우울증) 혹은 육체적(건선증) 결과로 인해 자신이 가진 질병에 대해 이야기하기 꺼려하는 환자와 효과적으로 의사소통하는 방법을 살펴본다. 이런 민감한 주제에 대해서는 환자와 소통 시 배려와 비밀 유지, 비판하지 않는 태도 등이 필요하다.

17장은 환자의 읽기 능력 한계가 건강 정보의 이해와 실행, 그리고 결과에 미치는 영향에 초점을 맞춘다. 이 장에서는 읽기 쓰기 능력(literacy)과 건강정보이해능력(health literacy)을 정의 및 비교하고 이 문제의 발생률을 알아본다. 또한 읽기 능력 문제를 효율적이고 민감하게, 배려하는 태도로 직접 해결하기 위한 의사소통 전략에 대해 논의하고 그 예를 보여준다.

Amanda K. Diggs, PhD
Assistant Professor of Speech Communication, Director of Fundamentals of Speech, and Director of Debate and Forensics
Department of Speech and Theatre
Troy State University
Troy, Alabama

Jan Kavookjian, MBA, PhD
Assistant Professor, Department of Pharmacy Care Systems
Harrison School of Pharmacy
Auburn University
Auburn University, Alabama

Kimberly Braxton Lloyd, PharmD
Associate Professor, Department of Pharmacy Practice
Director, Auburn University Pharmaceutical Care Center
Harrison School of Pharmacy
Auburn University
Auburn University, Alabama

Robert E. Smith, PharmD
Professor and Head, Department of Pharmacy Practice
Harrison School of Pharmacy
Auburn University
Auburn University, Alabama

감사의 말

17장을 제외한 이 책의 내용들은 본래 U.S Pharmacist에 실렸던 논문들이다. 이 논문들을 Jobson Medical Information LLC의 허락을 받아 브루스 A. 버거(Bruce A. Berger)가 수정하였다. 미국약사회는 Jobson Medical LLC와 U.S. Pharmacist의 협조에 기꺼이 감사를 드린다.

CHAPTER 1

약사의 비전, 무엇인가

Caring, Covenants, Codes, and Commitment

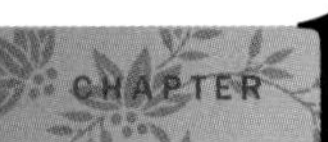

약사의 비전, 무엇인가

지금 우리는 약국을 비롯해 의료서비스 전반에 걸친 엄청난 변화의 파도에 직면해 있다. 하지만 최근 5년 간 급격하게 달라진 약국 업계의 상황과 달리, 일선의 많은 약사들은 현실을 외면하고 이에 저항하는 태도를 보이는 데 그치는 실정이다. 발전 방향을 모색하기보다는 책임을 따질 희생양을 찾고 있다는 느낌마저 든다.

의료서비스 체계가 급변함에 따라 개국가는 약료(pharmaceutical care)를 새로운 과제로 삼음으로써 일정 부분 변화에 대응해 왔다. 이제 약사들은 약료의 구현을 위해 지금까지 해왔던 전통적인 방법들에 대해 완전히 다시 고려해 보아야 한다. 아직까지 환자 상담이나 관리 업무조차 혼란스러워하는 약사들이 많은데, 약료란 그보다 훨씬 복잡하고 어려운 도전을 제시하고 있기 때문이다.

약료의 구현을 위해서는 환자의 약물 관련 문제에 대한 예방 및 해결은 물론 약리적 치료의 최적화에 대한 약사의 책임이 필수적이다. 즉, 환자를 비롯해 관련된 여러 의료 관리자와의 대화를 통해 실재하거나 잠재한 문제들에 대해 함께 밝혀내고 해결해야 하는 것이다. 이런 과정은 환자가 조제약을 받고 약국을 떠난 후에도 끝나지 않는다. 환자 평가, 관찰, 문서화, 치료의 진행에 따른 추후 관리 등의 업무들이 모두 약료의 필수적인 부분이다. 여기서 환자 평가란 단순한 물리적 평가뿐 아니라 질병 및 치료 계획에 대한 환자의 이해를 평가하는 것도 포함된다. 약료는 또한 모든 과정에 환자를 개입시킨다는 의미이기도 하다.

약료에 대한 홍보와 경영적인 지원도 필수적이다. 약료는 분명히 필요하지만 아직 시장의 수요는 뚜렷하게 나타나고 있지 않기 때문이다. 환자들은 그 필요성을 잘 모르고 의사들은 약료가 무엇인지, 또 이에 대해 좋아해야 하는 것이지 확신하지 못한다. 또한 약료를 통한 의료비용절감의 효과에 대해서도 아직은 국민들의 이해가 부족하다. 나는 미국과 캐나다, 호주 등을 다니며 많은 약사들과 약료에 대한 의견을 나눈 바 있다. 많은 약사들이 환자의 건강과 약사직능 발전을 위해 약료 서비스로의 전환이 필요하다고 확신하고 있었다. 또한 시장의 필요는 있으나 수요가 없다는 점에 대해서도 대부분 동의했다. 그러나 안타깝게도 그러한 수요를 창출하는 것이 자신의 일이라고 생각하는 약사는 거의 없었다. 우리에게 주어진 일을 누군가 대신해 주길 기다리고만 있었던 것은 아닐까. 약국의 현재와 미래에 대해 진심으로 관심을 기울여야 할 사람은 다름 아닌 우리 약사 자신들이다. 약료를 상업화하는 일 또한 모든 약사들의 공통 과제라 할 수 있다. 망설이지 말고, 바로 지금 우리가 시작해야 한다.

이 장에서는 개국가의 현재 상황과 여러 가지 문제들, 이에 대한 생산적이고 효과적인 해결책을 함께 모색하고자 한다. 섣부른 비관은 금물이지만, 변화를 받아들이지 않으면 살아나기 힘든 것이 지금 개국가의 현실임을 우선 말해두고 싶다. 낮은 조제수가만으로는 부족할 수밖에 없다. 또한 적절한 환자 상담 없이 약만 조제하거나 피상적 개입만 하는 것은 의료 서비스의 비용을 상승시키는 원인이 된다. 이는 충분한 연구를 통해 증명된 사실이다.

현재의 건강 보험 제도는 의료 서비스 비용을 낮추거나 상황을 개선하는 데 도움이 되지 않는다. 그런데도 많은 약사들이 계속 약의 조제에만 신경을 쓴다. 조제수가가 점점 줄어드는 상황에서도 마찬가지다. 어떤 이들은 약을 조제하는 것 외에 다른 일을 할 시간이 없으며 게다가 그런 다른 일들은 돈이 되지 않는다고 주장한다. 하지만 생각해보자. 약사들이 시간을 내려고 노력하지 않는데, 환자들이 아직 받지도 못한 서비스에 돈을 내려고 하지 않는 것은 당연한 일 아닐까?

약사들이 약의 조제에 대한 권한을 포기해야한다는 말은 결코 아니다. 단지 우리는 환자들의 건강관리에 좀 더 깊이 개입해야 할 필요가 있다.

환자 관리 기준에 대해 다시 생각해보기

언젠가 새로운 처방전을 들고 약국에 간 적이 있다. 약사는 혼자 있었지만 그리 바쁜 시간은 아니었다. 약사는 처방전대로 약을 조제하고 관련 정보를 서류철에 추가한 뒤 돈을 받았다. 그리고 두 칸으로 나뉜 종이철을 내밀고, 종이의 오른쪽을 가리킨 뒤, 다른 서명들 밑에 있는 선을 짚으며 "여기에 서명하세요."라고 말했다. 종이철의 내용은 위에 있는 다른 서명들도 모두 오른쪽 칸에만 되어 있다는 것을 알 수 있었다. 오른쪽 칸의 위에는 "나는 상담을 원하지 않습니다."라는 말이, 왼쪽 칸 위에는 "나는 상담을 원합니다."라는 말이 작게 인쇄되어 있었다. 약사는 나에게 서명을 요구하기 전에 상담을 원하는지 여부에 대해 묻지 않았다. 말로 하는 상담 또한 단 한 마디도 없었다. 나는 그 약사에게 이렇게 말했다. "지금 약사님이 하는 행동은 불법입니다. 하지만 그보다 더 나쁜 것은, 약사님의 행동이 부도덕하고 비윤리적이라는 점입니다. 당신은 내가 무엇을 잃게 되는지 알려주지 않은 채 나의 권리를 모두 포기하는 서명을 요구했고, 이로 인해 나는 제대로 된 상담을 받지 못하게 되었습니다. 나는 이 상황을 당국에 신고할 것입니다."

그러자 약사는 깜짝 놀라며 말했다. "손님, 왜 그러십니까? 저는 매뉴얼대로 했을 뿐입니다." 나는 그를 보며 대답했다. "당신의 의무는 나에 대한 것이지 당신의 상사에 대한 것이 아닙니다. 당신은 환자를 위해, 즉 나를 위해 이곳에 있습니다. 당신이 약사 면허를 갖고 있는 것이 얼마나 명예로운 일인지 잊지 마세요. 약사로서의 권리만 중시한 채 우리의 기준을 환자에게 강요한다면 말 그대로 우리는 이 일을 잃게 되는 겁니다 ." 당황한 그가 "어떻게 이런 일이…" 라며 중얼거리는 모습을 뒤로 하고 나는 씁쓸하게 약국을 나서야만 했다.

내가 약국에서 일하는 약사였다면 달랐을 것이라고 장담할 수는 없다. 이런 일이 약국에서 일어난 한 번의 사례일 뿐이라고 말하고 싶지만 사실은 그렇지 않았다. 직업의식으로 인해 나는 이 약사를 신고해야 한다는 의무를 느꼈다. 내 직업을 감시하는 일은 나의 의무이다. 약사는 그런 행동들을 신고할 의무가 있다. 사람들을 위험에 빠뜨릴 뿐 아니라 우리의 직업에도 해가 되기 때문이다.

변화로 혼란스러운 시기에 약사들은 이 같은 실수를 종종 범하게 된다. 스트레스가 없는 상황이었다면 취하지 않았을 방식, 즉, 그들이 보호하고 돌봐줘야 할 환자들을 희생시키는 방식으로 행동하고 결정을 내리게 되는 것이다. 혼란스러운 변화로 인한 문제에 직면할 때, 사람들은 세 가지 중 한 가지 방식으로 대응한다. '생각이 마비(go numb)' 되거나 누군가를 탓하거나 아니면 문제를 해결하는 것이다.

내가 만났던 그 약사는 누군가를 탓하려 하고 있었다. 약사로서의 그의 직업의식은 사람들을 위험에 빠뜨리도록 요구한 고용인보다는 환자인 나를 더 돌봐주어야 하는 것인데, 그는 이 점을 분명히 이해하지 못하고 있었다. 윗사람을 탓하기는 쉽다. 하지만 진짜 문제는 그 자신에게 있는 것이다. 물론, 약사라는 직업인으로서 "제대로 된 정신으로는 환자들에게 이곳에 서명하라고 말할 수 없습니다. 저는 그렇게 하지 않겠습니다." 라고 맞서려면 용기가 필요하다. 하지만 이처럼 우리의 직업 기준을 통제하는 것이 다른 사람이 아니라 우리 자신의 일임을 잊어서는 안 된다.

우리는 **환자**에 **대해** 무엇을 알고 있는가?

이런 생각이 들지도 모른다. 약사라는 직업에 무슨 일이 일어난 것일까? 우리는 어떻게 이런 상황에 처하게 되었는가? 문제는 우리가 정말 중요한 주제를 보지 못하고 있다는 점이다. 바로 환자에 대한 이야기이다. 우리는 환자가 받은 약이 그 개인에게 적합한지 확인해주는 명예로운 일을 허가 받았다. 이는 환자에 대해 우리가 무엇인가를 알아야 함을 의미한다. 질병과 그 치료에 대해 환자가 무엇을 인지하고 이해하는가? 환자는 진단을 믿고 있는가? 보통 때의 환자는 어떤 상태인가? 환자는 자신의 질병에 대해 어느 정도의 책임의식을 갖고 있는가? 자신들이 들은 것과 가능한 선택 사항에 대해 잘 이해하고 있는가?

약국에서 일하는 우리가 위와 같은 질문들에 답할 수 있을까? 만약 "아니오" 라고 답했다면, 그 이유는 무엇일까? 약료가 우리의 임무라고 말하지만 충분히 약료를 제공하고 있는가? 환자들이 처방전을 보여줄 때, 혹은 질병의 치료에 대한 정보를 원할 때, 약국에서 항상 약료서비스를 받을 수 있는 것일까? 미국에 있는 모든 약국에서 직업적으로 약속하고 이행할 수 있는 일은 무엇일까? 우리 약사들은 모두 의사가 지시한 대로 약을 조제하는 것 이상의 일을 하고 있는가? 대답은 "아니오" 이다. 그렇다면, 우리는 왜 단지 처방조제 업무에만 머물러 있으면서 더 많은 수입을 기대하는 것일까? 물론 그 이상의 일들을 하는 약사도 있지만 그들이 대다수는 아니다.

우리는 직업인으로서 도덕적이고 윤리적으로 행동하고 있는가? 환자들이 자신들의 약에 대해 중요한 정보를 듣지 못하거나 우리가 그들의 질병 및 치료에 대한 이해를 확인하지 않으면 환자들은 위험에 빠질 수 있다. 우리가 환자에게 상담에 대한 권리를 포기하도록, 1990년 연방법 (OBRA'90)* 의 의도를 피해가도록 서명을 요구하고 있다면, 이것은 환자들이 충분히 인지한 상태로 동의할 권리, 즉 그들이 약으로 인해 겪게 될 문제(또는 겪지 않을)를 인지한 후 결정할 권리를 빼앗고 있는 것이다. 다시 말해, 우리가 환자들을 위험에 빠뜨리고 있다는 말이다.

우리는 시간이 없거나, 다른 많은 약사들도 똑같이 하고 있다는 이유, 또는 상담에 대해 제대로 대가를 받지 못한다는 이유를 말하지만 이런 이유들이 올바른 것들은 아니다.

---

* 1990년의 균형예산법(Omnibus Budget Reconciliation Act). 이 법은 메디케이드 조제약 개혁법(Medicaid Precription Drug Reform Act)을 포함하고 있는데, 이것은 메디케이드의 보장을 받는 모든 외래 환자의 처방전에 대해 약 이용에 대한 후기와 환자 상담, 또는 상담 제안을 의무적으로 해야 한다는 법이다. 대부분의 주에서 그와 같은 모든 환자에 대한 상담 요건을 갖추고 있다.

돌봄(Caring)

약료를 위해서는 환자와의 서약적 관계(covenantal relationship)를 발전시킬 필요가 있다. 이를 위해서 먼저 우리가 관심을 갖고 환자를 돌보아야 한다. 미국약사회(APhA) 윤리 규정의 첫 번째 원칙은 "약사는 환자와 약사 사이의 서약적 관계를 존중해야 한다."이다. 이것은 무슨 의미이고, 왜 중요한가? 무엇을 염려하는 것인가? 그리고 서약적 관계란 무엇인가? 이런 개념들이 우리의 윤리 규정과 무슨 관련이 있으며, 이를 위해 우리 약사들에게 요구되는 것은 무엇인가?

약료란 "환자의 삶의 질 향상이라는 명백한 결과를 목적으로, 약물요법을 책임감 있게 제공하는 것"이다. 헬퍼(Helper)와 스트랜드(Strand)[1]에 따르면, 약사가 권위를 부여받기 전에, 혹은 약사가 약료 제공의 책임을 받아들이기 전에 고려되어야 할 네 가지 기준이 있는데 이는 다음과 같다. (ⅰ)제공자는 약학과 임상약학에 대한 지식과 기술을 가지고 있어야 한다. (ⅱ)제공자는 이용하기로 결정된 약이 어느 것이냐에 따라서 약물을 유통할 수 있어야 한다. (ⅲ)제공자는 환자와의 관계 및 약료 제공에 필요한 다른 건강관리 전문인과의 관계도 발전시킬 수 있어야 한다. (ⅳ)현실적으로, 접촉할 수 있는 약사의 수가 충분해져야 한다.

약료를 위해서는 환자와 약사가 더 친밀하고 깊은 관계를 맺어야 한다. 또한 환자와 약사 모두가 관련 정보를 알고 그 내용을 이해해야 한다. 약과 관련해서 환자가 겪고 있는 혹은 겪어왔던 문제들을 비난하거나 겁주지 않는 방식으로 논의해야 한다. 약사가 아닌 환자 개인의 필요에 맞춘 적절한 약물 요법이 행해져야 한다. 질병과 그 치료에 대해 환자가 갖고 있는 걱정을 축소시킬 것이 아니라, 그것이 합당한 걱정임을 알려주어야 한다. 다시 말해, 약료를 위해서는 환자를 돌봐주어야 한다는 것이다. 그런데 환자를 돌본다는 것(caring)은 무슨 의미일까?

가장 기본적으로, 돌봄(caring)이란 다른 사람의 요구에 주의를 기울이는 것, 즉 다른 사람에 대한 걱정을 최우선으로 하는 것을 말한다.[2]

> 누군가에게 도움을 주고 싶을 때, 그의 필요와 계획을 위해 에너지를 쏟을 힘이 생겨난다. 그의 고통을 줄여주고, 목표를 이루거나 꿈을 실현시킬 수 있도록 도와주고 싶다. 이것이 바로 진짜 돌봄의 마음을 가질 때 경험하게 되는 감정이다. 자신의 이상과 사랑, 계획도 모두 함께 존재하지만, 그 에너지는 일시적으로 다른 사람에게 필요한 것을 제공하는 곳에 쓰인다.

칼 로저스(Carl Rogers)[3]는 이것을 무조건적인 긍정적 보상(unconditional positive regard)이라고 말했다. 환자를 기꺼이 사랑하고 받아들이는 것이다. 약사가 환자에게 다가가면 환자의 두려움과 외로움은 줄어든다. 이는 감정적 이해의 작용이다. 약사가 물어보아야 할 질문들은 다음과 같다. 환자에게 비난받는 기분을 주지 않으면서, 의미 있고 정직한 방식으로 그들의 사생활에 들어갈 수 있는가? 내가 자신들의 이야기를 듣고 무엇이든 도움을 주거나 편안하게 해주고 싶다는 것을 그들이 느끼도록 할 수 있는가? 내가 그들에게 자신의 질병에 대해 고유한 반응을 보이는 개인으로 인식될 수 있는가? 이 사람에 대해 충분히 앎으로써, 나의 통찰력이나 도움을 유용하게 할 수 있는가?

레이체(Reich)[4]는 "돌봄(care)은 걱정이나 관심을 의미한다. 아무것도 신경 쓰지 않고 걱정하지 않는다면 윤리는 불가능해질 것이라는 점에서, 돌봄의 이런 의미가 중요성을 갖는다. 도덕적 삶에 대한 제도적 요구를 발전시키려는 시도가 교착상태에 빠지면, 도덕적 삶 자체가 무관심 속에 빠져버릴 것이다."라고 말했다. 레이체가 말하려는 것은 오직 내가 누군가 혹은 무언가에 관심을 가질 때에만, 자신을 향한 욕망을 초월하고 도덕성을 발전시킬 수 있다는 사실이다. 이것이 바로 우리가 아이들에게 가장 먼저 가르쳐야 할 교훈이다. 그들의 행동과 그들의 선택이 타인에게 어떤 영향을 미치는지 지켜보고 관심을 갖도록 가르쳐야 한다.

윤리와 도덕은 타인의 행복에 대한 관심과 깊은 관련이 있다. 실제로 윤리적 의사결정은 내 관심사에서 가장 중요하고 두드러진 문제들이 무엇인지 밝히는 것이다. 예를 들어, 약사들은 약료에 할애할 시간이 없다고 (또는 그에 대한 보상을 받지 못한다고) 말할지도 모른다. 생각해 보자. 만일 약국에 온 환자의 병력을 보았는데, 처방전에 쓰인 약이 환자의 생명을 위협할 수도 있다는 것을 당신이 알았다면 어떨까? 시간도 없고, 그로 인해 보상을 받는 것도 아니지만 이를 무릅쓰고 환자에게 개입할 것인가? 그러기를 바란다. 만약 그 약이 '단지' 눈만 멀게 하는 것이라면? 그래도 시간과 돈에 상관없이 환자에게 개입할 것인가? 역시 그러기를 바란다. 만약 그 약이 3일 이상 병원 신세를 져야 할 만큼의 심한 설사를 유발한다면? 이번엔 개입에 대한 확신이 줄어드는가? 여전히 그러지 않기를 바란다. 말하고자 하는 요지는 돌봄이라는 행위가 무엇인지에 대해 결정해야 한다는 것이다. 여기에서 가장 중요한 문제는 무엇인가? 시간? 돈? 환자가 겪을 것으로 추정되는 위험의 정도? 우리는 왜 환자들이 겪게 될 문제나 개입이 필요한 위험의 정도에 대해 결정할 권리가 우리 자신에게 있다고 생각하는가? 이러한 것들이 인간 삶의 가치를 위한 관심과 걱정에 대한 논점들이다. 정의에 따른다면, 전문 직업인이 된다는 것은 우리가 하는 일이 단지 금전에 의해 동기화되지 않는다는 사실을 의미한다. 실제로 주요 동기는 대중에 대한 봉사이다. 일부 사람들은 그것을 이타주의라고 말할지도 모른다. 그렇다면 나는 이타주의야말로 직업의식의 기본이라고 말할 것이다.

직업의식

직업의식의 특성은 무엇인가? 우리는 직업의식에 대해 어떠한 인식들을 갖고 있는가? 다음의 특징들에 대해 생각해 보자.

전문 지식(Expertise) 이것은 오랜 기간 심도 있는 특화된 훈련의 결과이다. 전문가에게 고객에 대한 결정권을 갖게 해주는 것이 고유의 전문 지식이다. 고객은 그 고유한 전문지식 때문에 전문가에게 권한을 부여한다. 고객은 또한 전문가가 스스로의 욕구를 위해서가 아닌 고객에 서비스를 제공하기 위해 이 권한을 이용할 것이라고 생각한다.

자주성(Autonomy) 이것은 결정 및 작업에 대한 자기 통제와 관련이 있는데, 고객을 위한 행동이라는 사실로 인해 동기 부여를 받는다. 이것은 또한 환자에게 충분한 정보를 제공하여 스스로의 건강을 위해 옳은 결정을 내리도록 해준다는 책무와 관련이 있다. 여기에는 지지의 기능이 있는데, 이는 환자의 권한 부여 중 하나이다. 정보가 주이진 동의 혹은 자주성에 대한 권리를 만족시키기 위해 환자의 지지는 환자에게 정보를 주는 것 그 이상을 수반한다. 정보에 대한 환자의 이해를 확인하지 않은 채 정보만 주는 것은 일종의 온정주의(paternalism)로, 여기에서는 무엇이 충분할지 의료인이 결정을 내린다. 또한 의료인은 정보를 주는 것으로 할 일을 다 했다고 생각하며 환자가 혼자 결정을 내리도록 내버려 두어서도 안 된다. 환자가 정보의 미로를 살피고 무엇이 가장 좋을지 결정하는 일을 혼자 하게 둘 수 없다는 말이다. 그것은 효과적이지 않고, 진정한 지지도 아니며 권한의 부여를 촉진하는 행위도 아니다. 그렇다면 진정한 지지란 무엇일까? 개도우(Gadow)[5]에 따르면 실재적 지지란 "건강, 질병, 고통, 죽음 등의 경험이 개인을 위한 것이 되도록 고유의 의미를 결정할 때 환자와 함께 참여하는 것"이다. 개도우는 다음과 같이 설명하고 있다.

> 실재적 지지가 나타내는 이상적 형태는 개인이 도움을 받아 자기 결정의 자유를 진심으로 발휘하게 되는 것이다. 여기서 '진

심으로' 란 진정한 자신만의 결정에 이르는 방식을 의미한다. 그 사람이 자신과 세계에 대해 중요하게 생각하는 모든 것에 대한 결정을 말이다.

이를 위해 환자는 질병과 치료 선택에 대한 정보를 알아야 할 뿐 아니라, 그 질병과 치료법에 대한 자신의 이해와 믿음, 가치관을 표현할 충분한 기회를 제공 받아야 한다. 그들에게 질문을 하고, 염려를 제기하고, 발생한 일에 대한 감정을 표현할 시간과 격려의 말을 해주어야 한다. 의료인은 환자가 고립된 사태로 자신만의 결정을 내리도록 내버려 두어서는 안 된다. 충분한 조언을 통해 환자에게 도움을 줄 수 있다. 물론 궁극적으로 모든 결정은 환자의 몫이다. 이런 유형의 지지는 인간의 다른 모든 권리보다 환자의 자기 결정권에 가치를 두는 것으로, 환자 권한 부여에서 매우 중요한 부분이다.

전문성과의 동일시(Identification with the profession) 전문직업인은 자신의 전문성에 자부심을 갖는다. 그들은 전문성이 간신히 명맥을 유지하는 수준이 아니라 끊임없이 발전하기를 원한다. 따라서 전문직업인은 전문성에 대한 기준을 높게 잡고 그것을 계속 높이기 위해 노력해야 한다.

소명에 대한 책무(Commitment to a calling) 전문직업인은 자신의 직업에 헌신하고 일생동안 학습을 한다. 그들은 현재의 상태를 유지하기 위해 노력하는데, 왜냐하면 그렇게 하는 것이 환자에게 서비스를 제공하고 전문 지식을 유지하여 환자가 처음부터 자신을 믿도록 하는데 필수적이기 때문이다.

윤리(Ethics) 전문직업인은 윤리성에 대한 내부 규정을 갖고 있다. 왜 그럴까? 대중은 전문가의 기준이 적합한지를 결정할 입장이 아니기 때문이다. 규정은 서면으로 된 공공에 대한 약속으로, 직업인의 전문지식에 일치하는 대로 공공을 보호하고 그들에게 서비스하기 위함이다. 하지만 어떤 직업도 그 직업이 서비스하는 공공의 의견을 무시한 채 윤리에 관한 규정을 정해서는 안 된다. 대중들의 의견을 듣지 않으면 직업인은 그들에게 가장 좋은 것이 무엇인지에 대해 추정을 하게 된다. 즉 자신들이 대중보다 더 잘 안다고 생각하게 되는 것이다. 이것은 또 다른 형태의 온정주의일 뿐이다. 약사는 약물요법에 대한 전문지식을 갖고 있는 직업인일 뿐 환자의 인생(예: 환자의 일상생활이나 환자 가족 등 기타의 문제들)에 대해 모두 알 수는 없다. 전문지식이 직업인들에게 그런 문제 까지 알 수 있는 자격을 부여하는 것은 아니다.

수준 유지를 위한 동료 감시(Collegial maintenance of standards) 이것은 직업인들이 스스로에 대한 감시에 노력을 기울여야 한다는 의미이다. 다시 한 번 말하지만, 일반 대중들은 기준이 제대로 지켜지는지 잘 모르는 경우가 많기 때문에 공공을 보호하고 그들에게 서비스를 하겠다는 약속이 잘 지켜지도록 직업인들이 스스로를 감시해야 한다. 예를 들어, 많은 환자들이 약국 혹은 약사의 OBRA'90 의무 사항을 잘 모르거나 이해하지 못한다. 어떤 약사들은 환자들에게 상담 받을 권리를 포기하도록 요구하면서, 정작 환자들에게 무엇을 포기하는지에 대해 알려주지 않는다. 이는 환자들에게 해가 될 수도 있다. 무엇보다 그들에게 도움 되는 일이 아님은 분명하다. 이런 문제점을 알고 있는 약사는 환자를 보호하기 위해 이 일에 대해 보고할 의무를 갖는다.[6]

> 직업의식은 전문 지식을 공공의 필요에 부합하도록 이용하는 것을 의미한다. 직업인은 목적성, 공공을 위해 일하는 헌신, 직업윤리에 대한 깊은 이해 등을 내면화함으로써 다른 사람들에 대해 대중적이며 도덕적인 책임감을 키워야 한다. 이런 직업적 책임 의식은 자신의 고객, 혹은 직업인들 서로에 대한 그들의 행동 방식에 반영된다.

이것이 바로 직업적 결정이 시간이나 돈에 의해 억제되지 말아야 하는 이유이다. 약사는 환자에 대한 기본 의무를 무시하기 위해 '시간이 없어서' 라거나 '돈이 되는 일이 아니기 때문' 이라는 변명을 늘어놓아서는 안 된다. 물론 전문지식에 대해 정당한 경제적 보상이 필요하다는 점에 나는 백 퍼센트 찬성한다. 약사의 전문지식은 우리가 팔아야 할 자본이다.

서약(Covenants)

약료를 위해 환자와의 서약적 관계를 발전시킬 필요가 있다는 내용을 상기해 보자. 이것은 무슨 의미인가? 서약은 약속이며 선물이다. 무언가를 주는 것이다. 우리는 환자에게 무엇을 주어야 하는가? 그들에게 우리의 전문 지식을 줘야 한다. 환자들이 질병과 치료에 대해 알고, 잘 이해되지 않는 부분에 대해 질문할 수 있도록 우리가 충분한 시간과 에너지를 제공해야 한다. 또한 우리가 갖고 있는 가장 최신의 정보를 주고, 양질의 기준을 적용해야 한다.

1999년 미국 보건 체계 약사 협회(American Society of Health-system Pharmacists)의 리더십 회의에서 케이틀린 마리에 딕슨(Kathleen Marie Dixon)[7]은 용기 있는 발언을 했다. 그녀는 약사들에게 '덕 이론'이나 윤리 규정에 대해 논의를 시작할 것을 요청했다. 윤리학자 필리파 풋(Philippa Foot)의 말을 상기시키면서 말이다. "어떤 사람이 실패한 곳에서 다른 사람은 성공을 거두는 경우가 있는데, 이는 그들이 한 일에 구체적인 차이가 있어서가 아니라 그들의 마음이 다른 곳에 있었기 때문이다. 그 마음의 기질이 덕의 일부분이다." 딕슨은 계속해서 덕 이론을 통해 우리 자신과 일 안에서 마음을 다시 설정할 수 있다고 강조하며 다음과 같은 이야기를 덧붙였다.

> 열정의 자극은 현재 행해지는 방식을 위해서가 아니라, 그것이 되고자 하는 바를 향한다. 이런 훌륭한 인식, 즉 덕에 대한 통찰력이 이 패러다임을 이루는 기반이다. 그 자극은 사람들 사이를 빠르게 통과하며 개인적 발전에 대한 흥미와 욕망을 부추기고, 새로운 패턴의 생각과 경험을 만들어낼 것이다. 이것이 결국 직업적 변화를 일으키는 엔진이 된다.

약사를 위한 윤리 규정 전문

약사는 사람들이 약을 최적으로 이용하도록 도와주는 의료 전문가이다. 이 규정은 약사들에 의해 만들어지고 지지되는 것으로, 약사의 기본적인 역할과 책임감을 형성하는 원리들을 공적으로 알리기 위한 목적을 갖고 있다. 이 원리들은 도덕적 의무와 덕을 바탕으로 약사에게 환자, 의료인, 사회와의 관계에 대한 방향을 알려주기 위해 정립되었다.

Ⅰ. 약사는 환자와 약사 사이의 서약적 관계를 존중한다.
Ⅱ. 약사는 배려하고 이해하며 신뢰감을 주는 태도로 환자의 안녕을 촉진시킨다.
Ⅲ. 약사는 환자 개인의 자주성과 존엄성을 존중한다.
Ⅳ. 약사는 직업적 관계에서 정직하고 진실하게 행동한다.
Ⅴ. 약사는 직업적 능력을 유지하도록 한다.
Ⅵ. 약사는 동료 및 다른 의료인의 가치관과 능력을 존중한다.
Ⅶ. 약사는 개인, 지역사회, 사회적 필요를 위해 봉사한다.
Ⅷ. 약사는 건강 자원의 분배에서 공정함을 추구한다.

미국 약사협회 회원에 의해 1994년 10월 27일에 채택됨.

규정(Codes)

1994년 약사협회(APhA)가 주도하고 현역 약사들의 연계 위원회(Joint Commission of Pharmacy Practitioners)가 협력하여 약국 업계는 새롭고 완전히 다른 윤리 규정을 내놓았다. 이것은 헬퍼와 스트랜드에 의해 발전된 약료의 개념을 바탕으로 한 규정이다. 이를 위해서는 더 많은 책임을 지면서도 훨씬 더 많은 자주성을 갖는 전문적인 업무 수준이 필요하다. 보테로(Votterro)[8]는 "약사 업무와 자주성에 대해 더 높아진 수준으로 대응하고 이런 새로운 방법의 돌봄에 대해 약사들은 현재의 사회적 기대를 넘어설 수 있는 집단적 혹은 개인적 행동을 보여주기 위해 더 많은 노력을 해야 할 것이다."라고 말했다. 위에 있는 전문과 약사를 위한 여덟 가지 윤리 규정, 그리고 규정의 전체 내용은 www.pharmacist.com에서 확인할 수 있다.

첫 번째 규정은 "약사는 환자와 약사 사이의 서약적 관계를 존중한다."이다. 서약과 관련된 내용이 다시 한 번 언급되고 있다. 이것은 매우 중요한 부분이다. 당신은 이를 얼마나 중요하게 생각하고 있는가? 약사는 언제나 진지한 자세로 업무에 임해야 하며 덕과 실재적 지지를 위해 노력해야 한다. 이를 위한 준비가 되어 있는 상태인가? 규정이란 명목상으로만 존재하며, 멋있기는 하지만 실제 지킬 필요는 없는 것으로 생각하고 있진 않은가? 규정에 대해 진지하게 생각하고, 우리 자신에게 그 방법에 대해 질문할 때가 되었나? 실제로 규정이 지켜지려면 어떻게 해야 할까? 만약 우리가 준비되지 않았다면 어떤 단계를 거쳐야 할까?

기준(Standards)

좀 더 발전적인 접근을 위해 기준에 대해 생각해 보자. 약국의 기준은 무엇인가? 처방전을 갖고 약국에 오는 환자에게 우리는 어떤 약속을 할 수 있는가? 약사가 새로운 처방전에 대해 환자 개개인에게 말로 상담을 해주는가? 약사는 모든 환자에게 약에 대한 정보를 서면으로 제공하는가? 두 가지 모두, 그 답은 '아니오'이다. 우리가 환자에게 제공하는 것은 의사의 처방약뿐이다. 대부분의 약사들이 처방대로 약을 정확히 조제하는 업무는 매우 잘해낸다. 하지만 안타깝게도 의사의 처방이 환자에게 항상 적합한 것은 아니라는 사실을 우리는 간과하고 있다.

환자 개인과 상담하면서 약물 요법의 적절성에 대해 질문을 하거나 처방약의 변경이 필요할 때 환자를 위해 행동하는 약사들도 적지 않다. 하지만 이것이 기준이 되기 위해서는 모든 약사들이 항상 그런 행동을 보여야 한다. 그것이 바로 업무의 기준(standards)이다. 우리가 처방 조제 업무에 대해서만 돈을 받는 것이 일반적이라면 왜 우리가 지금의 상황에 대해 안타까워하고 있는 것일까? 분명한 사실은 자신의 기준을 스스로 높이는 약사가 단순히 조제에만 매달리는 약사보다 더 많은 돈을 벌게 될 것이라는 점이다.

그렇다면, 우리는 기준을 어떻게 높여야 할까? 이를 위해 우리가 무엇을 알고 있는지부터 살펴보자. 약물 요법의 효과를 높이기 위해 우리가 할 수 있는 일은 무엇일까? 약물 요법이 최적의 결과를 내려면 다음과 같은 상황이 필요하다.

환자가 진단을 이해해야 한다. 환자들이 진단과 치료에 대해 이해하고 있는가? 그들에게 필요한 것이 무엇인지 당신은 알고 있는가? 그들은 자신이 할 수 있다고 생각하는가?

환자가 자신의 건강에 대해 관심을 가져야 한다. 환자가 자신의 건강 상태에 관심을 갖고 있고, 질병을 예방하길 원하는가?

환자는 진단의 잠재적 영향력에 대해 정확히 알고 있어야 한다. 질병을 적절히 치료하거나 그렇지 않을 때 각각 어떤 일이 일어날지 환자가 이해하고 있는가?

환자가 처방 받은 약물의 효용을 믿어야 한다. 그 약이 의도한 효과를 낼 수 있다고 생각하는가? 약이 실제로 어떤 작용을 하는지 이해하고 있는가?

문제를 적게 일으키는 약의 사용법을 알아내야 한다. 예를 들어, 고혈압 환자는 약을 먹는 초기에 몸이 안 좋아진다고 느낄 수 있다. 그들은 이런 일이 있을 수 있다는 것을 이해하고 있는가? 그것이 일시적인 현상임을 알고 있는가? 일정 기간이 지난 후에도 이 상태가 변하지 않으면 어떻게 해야 하는지 알고 있는가? 환자들은 의도된 효과를 보기 위해 그 약을 얼마 동안 복용해야 하는지, 그 효과가 무엇인지, 필요하다면 어떻게 효과를 측정하는지 알고 있는가?(예: 혈압 측정 또는 호흡량 측정 등)

환자는 준비성에 대해 평가를 받아야 한다. 많은 자료들에 따르면, 질병 관리에 대한 준비성과 질병 관리를 위해 필요한 자기 관리 행동에 따라 환자들 사이에 차이가 발생한다고 한다. 준비성의 각 단계에 따라 다른 전략이 필요하다. 적절한 개입이 이루어질 수 있도록 환자가 알맞은 평가를 받았는가?

이런 기준에 부합하는 환자들은 약물 요법에 잘 순응하는 경향이 있다. 그러므로 약사가 환자의 치료 결과에 실질적인 영향을 주고 싶다면 우리의 업무 기준에 위와 같은 문제들을 다루는 방법이 포함되어야 한다. 환자에게 정보를 제공하는 방법은 기준의 일부이다. 예를 들어, 환자에게 '1 bid'에 대해 어떻게 설명해야 할까? 환자들에게 그것은 약 12시간 간격을 의미한다고 설명하고 그들의 일상생활에 맞춰 복용 시간을 조정해주는가? 아니면 그들에게 하루에 두 번 약을 복용한다고 말해주고는 우리가 말하고자 한 것을 그들이 이해하길 바라고 있는가? '1 pc' 와 'hs'는 무슨 뜻인가? 당뇨 환자에게 하루에 여섯 번 식사하라는 것은 무슨 의미인가? 우리는 정말로 그들이 하루에 일곱 번씩 약을 먹길 원하는가? 정보를 어떻게 전달하느냐는 치료 결과에 영향을 주기 때문에 우리의 기준에 포함되어야 한다.

이행하기 : 몇 가지 전제

이야기를 더 진행시키기 전에, 몇 가지 기본 전제에 대해 언급할까 한다.

- 약료는 약국 업무에서 이루어져야 할 일이다. 그것은 약물 치

료의 적합한 이용을 통해 최적의 치료 결과를 내는 것과 관련이 있다.

- 약료에 대한 시장의 욕구는 존재한다. 약사는 수요를 창출해야 한다.
- 대부분의 약사들은 약료의 제공을 원한다. 그러나 약의 조제에 집중하는 환경 속에서 약료를 어떻게 제공할지 생각해내는 것은 많은 이들에게 어려운 일이다.
- 약료의 제공은 전체 의료비를 낮출 것이다.(그렇지 못하더라도 최소한 더 높은 질의 의료 서비스를 의료비의 상승 없이 제공할 수 있다)
- 타협되지 않은 직업 기준을 요구하기 위해서는 모든 직업 환경에서 모든 약사들의 엄청난 용기가 필요하다. 용기란 무엇일까? 그것은 옳은 답을 찾으려는 의지이다. 딕슨(Dixon)의 말에 따르면, "옳은 답은 정의의 행사와 현실주의, 그리고 실제로 바라보는 것으로부터 나온다. 현실의 상황에 계속 주의를 기울이고 우리 자신의 욕구나 방어에만 집중하지 않기란 어려운 일이다."
- 약사들은 그들이 법을 지키거나 기준을 높이면 직업을 잃게 될까봐 두려워할 필요가 없다.
- 우리는 자신의 문제에 대해 타인에게 책임을 묻는 일은 그만두어야 한다. 어떤 것이 편리한지 선택하는 것에 비해 어떤 것이 선한지, 옳은지, 혹은 도덕적인지를 선택하는 것처럼 정말 특이하거나 어려운 상황에 있을 때, 사람들에게는 엄청난 용기가

필요하다. 그게 아니라면 그들은 옳다고 생각하는 것을 포기하는 고통을 피하기 위해 무감각해지거나 누군가에게 책임을 돌리고 있는 것이 분명하다. 약사들은 너무 오랫동안 그런 선택을 해야 하는 어려운 상황에 처해 있었고 종종 편리한 선택을 해왔다. 용기를 내는 일은 매우 두렵고, 고통스러울 만큼 외롭기도 하다. 하지만 우리가 진심으로 알고 있는 것을 행하지 않는다면 훨씬 더 많은 대가를 치르게 될 것이다. 이제 편리한 선택은 그만 두어야 할 때이다.

- 약사 이외의 다른 사람들이 직업으로서 우리의 생존에 대해 관심을 갖고 있을 것이라는 믿음을 거두어야 한다.
- 변화를 위해서는 약사, 약대와 그곳의 교직원, 약대 학생들, 각 지역의 약국 위원회, 지속적인 전문 교육을 제공하는 사람들, 그리고 지역과 전국의 약사회 등을 포함한 다양한 그룹들의 노력이 함께 이루어져야 한다.

약사들이 할 수 있는 것

약사가 할 수 있는 것부터 이야기를 시작해 보자. 먼저 우리는 한 직업의 구성원이 다른 구성원의 직업적 기준을 좌지우지 한다면, 그것은 직업인이길 그만두게 하는 일임을 깨달아야 한다. 자신들의 직업윤리와 도덕성에 금이 갔을 때 스스로 일어서 잘못됐다고 말할 수 있는 용기가 필요하다. 당신이 아무리 바쁘다 해도 환자와 상담하는 일을 소홀히 해서는 안 된다는 의미이다. 최소한 환자가 처방 받은 약이 그들에게 적합한지, 그들이 질병과 치료에 대해 이해하고 있는지, 다른 질문이나 궁금증은 없는지 상담을 통해 반드시 확인해야 한다.

오히려 환자들이 짜증을 낼지도 모른다. 기다리길 원치 않는 환자들은 불평을 늘어놓거나 다른 약국을 찾을 것이다. 반면 처음으로 약사의 소중함을 알게 되어, 긴 대기시간을 마다하지 않으며 기꺼이 이 서비스에 대해 대가를 지불할 준비가 되어 있는 환자도 있을 수 있다. 두려워하지 말자. 자신의 직업 기준을 성실히 수행하려는 약사에게 누가 돌을 던질 수 있단 말인가?

거듭 말하지만 우리의 직업 기준은 다른 사람이 아닌 우리 스스로가 세우는 것이다. 이 일에는 용기가 필요하다. 하지만 용기를 내어 그렇게 할 수만 있다면 얼마나 멋진 일이겠는가! 약사이자 변호사인 제스 비비안(Jess Vivian)은 직업 기준을 지키거나 높이려다 고용주에게 해고당한 약사가 있다면 기꺼이 그를 변호하겠다고 말했다.

작은 것부터 시작하기(Start small) 당신이 각별히 관심을 갖고 꾸준히 돌봐야 하는 환자를 한 사람 생각해 보자. 그 환자는 통제가 어려운 천식 환자나 당뇨 환자일 수 있다. 그 사람은 당신의 교대 시간보다 20분 일찍 오거나, 혹은 교대 시간이 지난 후 20분(또는 필요한 시간만큼 더)을 더 머물러야 할 수도 있다. 당신이 제공한 서비스를 문서화하고 환자의 동의를 얻어, 그 문서화 한 것을 환자의 주치의와 환자, 환자의 고용주, 그리고 제3의 지불인에게 제공하고, 지불인에게 당신의 서비스에 대한 송장을 보내도록 한다. 환자의 주치의는 그 마을에 이 정도 수준으로 환자를 돌보는 약국이 있다는 사실을 알 필요가 있다. 이것은 의사에게 환자를 보낼 때 좋은 정보가 되기도 한다.

이런 서비스는 충분한 준비를 거친 후 추진해야 한다. 일반의(GPs)와 가정의(FPs)에게 "우리가 ○○○ 환자의 당뇨를 관리하기 위해 함께 노력한다면 단골고객 확보에 도움이 될 것"이라는 메시지를 보낸다. 내분비학과 의사나 흉부외과 의사와 같은 전문의에게 자신의 환자를 빼앗기지 않아도 된다는 의미이다. 의사가 처방전을 쓸 때 약사의 참여를 명시하는 경우도 많다. 당뇨 교육이나 관리와 같은 주문을 써 주는 것이다. 이런 주문은 서비스의 정당함을 보여주기 위해 제 3의 지불인에게 보내질 문서와 송장에 첨부된다.

환자에게도 문서화 서비스 내용의 복사본을 제공하여 당신이 한 일에 대해 그들이 알 수 있도록 해야 한다. 고용주에게도 복사본을 제출해야 하는 이유는 궁극적으로 미국에서는 그들이 의료 보험을 위해 비용을 지불하기 때문이다. 또한 이것은 지역의 약사가 제공할 수 있는 돌봄의 수준을 표현해주므로 고용주가 지역 약국을 이용할지 아니면 우편 주문 서비스를 이용할지 결정할 때 참고가 되기도 한다.

이런 문제를 생각해 보자. 미국에는 약 15만 명의 약사가 약국에서 일하고 있다. 만약 한 달에 한 번 씩, 이 약사들의 1/3만이라도 한 명의 만성질병 환자에게 제공한 서비스에 대한 보상을 문서화하여 제출한다면, 전체적으로 5만여 건이 제 3지불자에게 보내져 이런 서비스를 혼자 하는 것이 아님을 보여줄 수 있게 된다. 그러면 우리의 직업 기준은 높아지고, 환자 서비스에 대한 보상에 대해 합의할 때에도 더 좋은 위치에 서게 될 것이다. 처음부터 모두가 그에 대해 보상을 받을 수 있을까? 아마 그렇지 않을 것이다. 그렇다면 누군가는? 누군가는 이미 보상을 받고 있다. 그들 중 일부를 알고 싶다면 아번 대학교의 해리슨 약대(Auburn University Harrison School of Pharmacy) 웹사이트(http://pharmacy.auburn.edu/pcs/innovat/innovat.htm)에서 'innovation menu'를 선택해보길 바란다.

모든 성공한 혁신적 의료인들이 처음에는 환자 한 명에 대한 업무를 바꾸는 것으로 시작했다. 그리고 이들은 모두 당신에게 같은 이야기를 할 것이다. 그들이 계속해서 그렇게 하는 이유는 돈 때문이 아니라 환자들에게 중요하고 의미 있는 일을 하고 있다는 느낌 때문이라는 사실을 말이다. 그렇게 함으로써 그들은 보람찬 마음을 안고 퇴근길에 나설 수 있었다.

당신이 보상을 받는다면 어떻게 해야 할까? 그 사실을 혼자만 알고 있으면 안 된다. 아번 대학에 있는 우리들이나 약사 협회에 알려서, 우리가 웹사이트에 그 사실을 올릴 수 있도록 해야 한다. 주변 지역 또는 약국 잡지나 소식지를 위해 당신의 성공담을 쓰고, 당신이 배운 것을 공유함으로써 다른 이들도 좋은 예를 따라갈 수 있도록 해야 한다.

당신이 기업 약국의 고용된 약사라면 부서 관리인에게 시험 삼아 한 명 혹은 몇 명의 환자들에게 좀 더 철저한 서비스를 하도록 허락해 달라고 말할 수 있다. 처음에 당신은 자신의 일정 시간을 기부해야 할지도 모른다. 하지만 당신의 서비스에 대해 환자나 제 3지불자가 비용을 지불한다면 이 사실을 알리고, 더 높은 보상이나 도움(예: 인력, 기술)을 통해 자신이 받은 보상을 공유하고 싶다는 의사도 밝혀, 당신이 하고 있는 일이 확대될 수 있도록 해야 한다.

환자의 신뢰 얻기(Develop a patient promise) 몇 년 전, 커피 판매 회사인 폴저스사는 '산에서 재배된(mountain grorown) 커피' 라는 광고 문구가 히트하며 수백만 달러 어치의 커피를 판매하는 큰 성공을 거두었다. 그런데 알고 보면 폴저스사의 커피가 산에서 재배된 것은 사실이지만 시중에 나와 있는 상당수의 커피 또한 마찬가지로 산에서 재배된 것이었다. 이 회사는 커피에 대한 단순한 사실을 그것이 갖고 있는 속성과 연결시켜 소비자들이 산에서 자란 폴저스 커피가 최고라고 믿도록 만들었다. 그리고 이것은 효과가 있었다.

우리는 이를 통해 어떤 점을 배워야 할까? 약국에서 당신은 환자를 위해 많은 일들을 하고 있다. 하지만 환자들은 별로 고마워하지 않는다. 그 이유는 약사가 그런 일을 하는 것 자체를 잘 모르기 때문이다. 예를 들어, 당신은 약이 오래 되지 않았는지 확인하는가? 양과 강도가 맞는지 확인하는가? 약 혹은 질병에 관해 위험을 유발할만한 문제를 환자가 갖고 있지 않는지 체크하는가? 새로운 처방이 있을 때마다 환자에게 약의 이름과 강도, 복용 방법, 주요 부작용 등이 포함된 정보를 (언어로 또는 다른 방법으로) 제공하는가?

환자의 신뢰를 얻기 위해서는 환자가 약국에 올 때마다 약국 인쇄물 위에 당신이 환자를 위해 한 일과 제공한 정보 등을 모두 나열해서 적도록 한다. 앞서 내가 언급한 항목은 물론 당신이 매번 하고 있는 일이라면 무엇이든 포함시키자. 또한 요청에 따라 추가 가능한 서비스도 나열해야 한다. 환자가 새로운 처방약을 받을 때마다 환자에게 당신의 목록을 보여주며 이렇게 말하는 것이다. "다른 약사들은 어떻게 하는지 모르겠지만, 이것이 환자분이 새 처방전을 받을 때마다 매번 제가 해드릴 수 있는 서비스입니다. ('산에서 재배된 커피' 광고문구를 기억하라!) 질문이 있다면 말씀하세요. "

필요한 서비스에 대한 수요를 창출한다(Creat a demand for needed services). 예를 들어 환자가 고혈압에 대한 새 처방전을 들고 찾아왔을 때 환자에게 다음과 같이 말한다.

"환자분 혈압이 높으시네요. 이 약은 혈압을 어느 정도, 뇌졸중이나 심장마비를 일으키지 않을 정도로 위험을 낮춰주는 약입니다. 약이 정말 효과가 있는지 확인하는 유일한 방법은 혈압 수치를 확인하는 겁니다. 혈압의 높고 낮음은 단순히 느낌만으로는 알 수 없습니다. 앞으로 3~6개월 간격으로 진료를 받게 되실 텐데, 약이 적절히 작용하는지 확인하기 위해 정기적으로 혈압을 체크해 보는 것이 좋습니다. 원하신다면 가정에서 혈압을 측정할 수 있는 장비들을 소개해드리고 사용방법도 알려드리겠습니다. "

약국 업무에 대한 재평가(Re-evaluate your practice) 평가 대상에는 약국 업무의 흐름이나 물리적 환경, 제품 판매 등 약국에서 이루어지는 모든 일들이 포함된다. 당신은 혹시 약국보조원들이 해야 할 일을 하고 있지는 않은가? 건강관리와 상관없거나 건강에 해로울 수 있는 물건(예: 담배)을 팔고 있지는 않은가? 당신이 판매하는 제품에 대해 소비자들에게 어떤 메시지를 전할 수 있는가? 환자에게 필요한 것과 그들의 요구사항은 무엇인가? 이런 질문을 스스로 마지막으로 해 본 것은 언제인가? 지역 의사와의 협력을 위해 그들과 자세한 논의를 해 본 경험이 있나? 그들이 원하는 것은 무엇인지 알고 있는가?

창의적으로 생각하기(Think outside the box) 당신의 업무를 물리적 공간으로 제한할 필요는 없다. 이는 상담 및 다른 서비스에도 해당된다. 전화를 통해서도 상담이 이루어질 수 있다. 환자가 원하는 것이 무엇인지, 그것을 어떻게 제공할 것인지에 대해 창의적으로 생각하는 법을 배워야 한다. 당신은 전자상거래를 해 본 적이 있는가? 웹 사이트를 보유하고 있는가? 그것은 무엇을 위한 것인가? 환자들이 웹사이트에 대해 알고 있는가? 그것이 환자들에게 어떻게 도움이 될 수 있는가? 당신은 온/오프라인을 병행하고 있는가 아니면 둘 중 한 가지만 하고 있는가? 이것이 무슨 의미인지 알고 있는가? 만약 모른다면 당신은 전문가의 도움을 받을 필요가 있다.

기술의 수준을 높이거나 새롭게 하기(Upgrade or refresh your skills) 지역 또는 전국 규모의 약사회, 약학대학, 또는 기타 기관이 제공하는 인증된 프로그램에 참여하도록 한다. 당뇨나 천식, 금연의 전문가가 되어 질병 관리에 도움이 되는 서비스를 제공할 수 있다. 당신의 열정에 불을 붙일 만한 무엇이든 그것의 전문 지식을 추구하고 더 높은 수준으로 올라가도록 한다. 질병 관리에 대한 추가 교육을 받을 때, 함께 교육받는 약사들과 지속적인 관계를 유지하면 성공과 문제점에 대한 경험을 공유할 수 있을 것이다. 교육을 마치기 전에 누군가는 워크 그룹(workgroup: 동료간의 컴퓨터 네트워킹)이나 이메일을 통한 리스트서브(listserv: 특정 그룹 전원에게 메시지를 전자 우편으로 자동 전송하는 시스템)를 진행하도록 해야 한다. 그런 식으로, 모두가 연락을 하며 어떤 일을 이행할 때 발생하는 문제와 환자의 수용, 반응 등에 대해 어떻게 해결하고 있는지 서로 물어볼 수 있다. 지원군이 될 타인이 없다는 사실은 새로운 서비스를 제공할 때 치명적인 장애가 된다.

멘토링 장소 만들기(develop mentoring sites) 혁신적인 서비스를 지역의 약국 여러 곳을 알아두고 멘토링(mentoring)이나 실습이 가능한 곳으로 이용하도록 한다. 당신의 약국이 그런 곳 중 하나라면 다른 약사들에게 실습 장소를 제공하고 도움을 주고받을 수 있다.

약학대학의 역할

약료를 위해서는 약사로서의 전문성 외에 문제 해결 능력이 추가로 필요하다. 약사는 약과 관련된 문제를 예상하고, 예방하며 해결할 수 있어야 한다. 먼저 어떤 문제에 주의를 기울여야 하는지 우선순위를 정하고(환자와 협력하여), 대안(비약물 치료 포함)을 포함한 실행 계획을 세우며, 이런 대안을 환자와 의사, 제 3자에게 합당하게 설명할 수 있어야 한다. 이런 기술들은 약을 조제할 때 필요한 기술과는 다르다. 그러므로 일찍이 대학의 교과 과정에서부터 환자 관리에 대한 내용들을 다루는 것이 바람직하다.

다른 방식의 가르침도 필요하다. 미국 교육 심의회의 승인 기준에는 자격 부분과 새로운 교육 방법의 필요성, 기술 평가에 대해 분명히 언급하고 있지만, 일선 대학에서는 이런 많은 변화들의 수용을 망설여온 것이 사실이다.

학문적 자유라는 이름으로, '내가 원하는 것과 원하는 방법' 대로 가르칠 권리에 대한 논쟁은 계속 되고 있다. 이것은 당연히 학문적 자유에 관한 문제가 아니다. 수업과 수업의 목적은 그 수업의 강사가 아닌 전체로서 교수단이 결정을 내린다. 교수단의 구성원은 수업 목적을 이루기 위한 교육 수단이나 방식을 선택할 학문적 자유를 갖고 있다. 그러나 단지 편하다는 이유로 그 수업의 목적에 부합하지도 않는 교육 방법을 선택하는 일은 결코 학문적 자유가 아니다. 예를 들어, 단순한 강의만으로 '약사는 환자에게 배려와 이해를 보여줘야 한다' 는 수업의 목적을 달성하기 어렵다면 역할극, 그룹 과제 등의 방법을 활용할 수 있다. 또한 학생이 약과 관련된 문제를 밝혀내고 우선순위를 정하여 해결하는 능력을 보여줘야 한다면 강의 이상의 다른 것이 필요하다. 따라서 약료의 제공을 위해서는 교수단이 문제 기반 학습이나 소그룹 참여와 같은 다른 교육 방식을 수업에 포함시켜야 한다.

약학 대학에서 재고가 필요한 또 한 가지는 입학 기준이다. 단지 약학 대학 이전의 평균 평점(GPA)만 평가하는 것으론 부족하다. 커뮤니케이션 능력과 외향성이나 내향성 등의 특성을 측정하는 지수 혹은 공인된 수치를 살펴볼 필요가 있다. 면접은 다른 사람을 돌보는 기술과 자신의 전공 분야 내에서 변화를 위해 어떤 연구를 했는지, 문제 해결 능력은 어떤지 등을 평가할 수 있도록 구성해야 한다. 단순히 수업만 듣는 것 이상의 일을 할 수 있는 인재들이 필요하다. 모름지기 약사가 되려면 다른 사람들에 대해 관심을 가져야 한다. 약국 업계가 변화하고 약사들이 할 수 있는 일들이 대중의 호응을 좀 더 얻게 되면 약학 대학의 입학 심사는 훨씬 쉬워질 것이다.

몇 년 전, 나는 동료와 함께 간호 대학과 약학 대학 학생들이 의사소통 과정에서 느끼는 불안과 부끄러움에 대해 비교 연구한 바 있다. 그 결과 약대생 중 1/5 ~ 1/4은 의사소통에 대해 심각한 불안을 느끼고, 1/3은 부끄러움을 타는 것으로 나타났다. 이것은 평균보다 높은 수치이다. 반면 간호대생들 중 의사소통에 심각한 불안을 느끼는 경우는 1/7 뿐이었고, 부끄러움을 타는 경우는 1/10 정도에 불과했다. 이처럼 상대적으로 불안과 수줍음을 덜 느끼는 사람들이 약대가 아닌 간호대를 선택한 이유는 무엇일까? 아마도 간호사라는 직업이 환자를 많이 접촉하고, 일대일로 이야기를 나누는 등 직접적인 관계를 맺어야 한다는 사실을 누구나 분명히 알고 있기 때문일 것이다. 반면 약국의 경우 환자와 약사 사이에 일정한 거리가 존재하는데, 이런 점이 의료인은 되고 싶지만 의사소통은 불편해 하는 사람들에게 오히려 매력으로 작용한 것으로 보인다. 환자를 보살피는 약사의 활동들이 좀 더 보편화되어 의사소통에 적극적인 학생들의 약대 지원이 늘어났으면 하는 바람이다.

학교는 학생들의 직업적 태도와 행동 계발에 훨씬 더 진지해질 필요가 있다. 이것은 마술이 아니다. 노력이 필요한 일이다. 직업인이 되는 것은 사회화의 과정이다. 우리는 단지 학생들을 입학시켰다는 이유로, 그들이 직업인처럼 행동하여 직업인이 되길 기대한다. 그러나 그런 일이 실제로 실현될 수 있게 도와줄 정식 과정은 없는 경우가 많다. 우리는 학생들에게 기대되는 태도와 행동을 정의하고, 이런 행동이나 태도가 왜 중요한지 밝힌 후에 이를 위한 적절한 형태의 수업을 구성해야 한다. 성적은 훌륭하지만 환자를 보살피는 일에 무관심한 학생은 우수한 약사가 될 인재라고 보기 어렵다. 이런 우려를 해결해줄 많은 조치들, 예를 들면 명예 규율이나 전문성 개발 위원회, 신입생을 위한 폭넓은 예비교육, 약국에서의 실습 강화 등을 준비해야 한다. 갈 길이 멀지만 우리는 지금 앞으로 나아가고 있는 중이다.

약료를 위해서는 돌보는 마음(care)이 필요하다. 우리는 학생들에게 환자를 돌보는 마음과 함께 그 기술을 가르쳐야 한다. 입학과 동시에 환자를 접할 수 있는 기회가 필요하다. 교수 멘토를 중심으로 직업 프로그램을 운영하면 효과적이다. 교수 멘토와 학생들은 이 프로그램을 통해 실제 혹은 잠재된 문제를 갖고 있는 환자나 그에 대한 책임에 대해 논의하게 된다. 이런 활동 중에는 약물 문제를 해결하기 위해 의사에게 서면으로 내용을 전하는 것(환자의 동의를 얻어)도 포함된다. 효과적인 약국 실습 과정을 개발하기 위해 앞으로도 많은 노력을 해야 하겠지만, 우리는 학생들이 환자 관리를 접하고 약물 문제에 대한 책임감을 갖도록 하기 위해 올바른 방향으로 나아가기 위한 첫 발을 떼고 있다. 아직 많은 경험을 하지 못한 학생들은 선배에게 물어보거나 그 문제를 살펴보고 그룹에게 다시 보고하는 일을 통해 책임감을 기르게 된다.

마지막으로, 학교는 약국과 가능하면 많이 연계되어야 한다. 일선 약국과 협력하여 많은 실습 장소를 개발해야 하며 약국 서비스에 대한 지속적 교육의 가치를 증명하기 위한 연구도 필요하다. 현재 많은 대학들이 외부의 Pharm D 프로그램과 질병 관리 연수 프로그램을 개발중이거나 이미 개발한 상태다. 앞서 언급했듯이, 우리는 이렇게 새로 교육 받는 개인들이 계속해서 서로 연락을 하며 성공담을 공유하고 문제점을 연구할 수 있도록 그들 사이의 네트워크 형성에도 도움을 주어야 한다.

약사위원회의 역할

약국에서 일하는 우리들 모두는 약료를 실제 약국의 모든 업무에 포함시키기 위해 어떤 공헌을 하고 있는지 비판적으로 평가해 보아야 한다. 책임감과 관련하여 우리는 스스로에게 정직해져야 한다. 이렇게 자기 자신을 정직하게 바라보는 일에는 용기가 필요하다.

지역의 약사위원회는 약국 업무에 관한 법을 실행시키기 위해 존재한다. 그들의 임무는 약사가 아닌 고객을 보호하는 것이다. 많은 약사들이 아직도 OBRA '90을 무시하거나, 환자에게 윤리적 방식에 훨씬 못 미치는 형태의 상담을 제안한다. 우리가 직업적, 법적, 도덕적 의무를 지킨다고 할지라도, 환자에게 단순히 "여기에 서명하세요" 혹은 "질문 있으세요?" 라고 말하는 것으로는 충분하지 않다. 어떤 환자들은 약사에게 무엇을 물어보아야 할지조차 모르고 있기 때문이다. 소수 인원으로 많은 업무를 해야 하는 약사위원회는 이런 상황을 알면서도 별다른 조치를 취하지 못하는 경우가 많다. 분명히 말하지만 이처럼 비윤리적인 일들이 계속 약국에서 허용돼서는 안 된다. 이런 식의 운영은 모두에게 상처를 입힐 것이다.

약사회의 역할

각 지역과 전국 단위의 약사회는 약사들에게 지속적인 양질의 교육을 제공할 의무가 있다. 약사회는 약료를 발전시킨 약사들의 모범 사례를 회원들에게 알리고, 고객이나 약사들에게 해가 되는 행동을 하는 약사들에게는 따끔한 지적을 아끼지 않아야 한다. 지금까지는 OBRA'90와 관련하여 많은 약사들의 태도를 논의하는 문제에 대해서 망설이는 모습을 보여 온 것이 사실이다. 나는 상담을 포기할 권리가 어떤 약사에게도 허용돼서는 안 된다고 거듭 주장하고 싶다. 지역과 전국 단위의 약사회 또한 이런 논의의 일부가 되어야 한다. 이런 문제들을 회피하는 대신, 열린 마음으로 연구하고 논의하는 자세가 필요하다.

각 지역과 전국 단위의 약사회는 질병 관리를 비롯한 다양한 주제의 교육 프로그램을 제공함으로써 개국가에 많은 도움을 주고 있다. 앞으로는 다음과 같은 문제들도 고려해주기 바란다.

- 대부분의 주제에 대해서 단기 프로그램(1~2시간)은 그에 대한 상당한 변화나 지식을 얻기에는 충분하지 못하다. 학습의 강화를 위해 좀 더 긴 단위의 프로그램 설정과 상호작용 워크숍, 다양한 분과 회의 등이 마련되길 바란다. 상호 작용 없이 일방적

으로 진행되는 강의는 약료 해결에 필요한 문제 해결 기술을 익히는 데 충분치 못하다.

- 약료 제공의 준비성이 각기 다른 약사들에 대한 연구를 고려해야 한다. 어떤 사람들은 준비가 된 반면, 어떤 사람들에게는 개념을 이해하고 장애물을 극복하기 위해 더 많은 정보가 필요하다. 약료에 대해 관심을 갖고 있는 약사라면 구체적으로 도움이 되거나 주의해야 할 내용들을 단계별로 알기 원할 것이다. 지속적인 교육 프로그램은 다른 상태에 있는 개인에게 필요한 것을 계속해서 그 대상으로 삼을 수 있다. 이런 방식일 때 프로그램은 더 효과적이다.

- 몸값이 높고 유명한 강사보다는 실제로 약사들에게 필요한 정보를 알려주는 강사가 절실하다. 프로 스포츠 선수나 코치의 '의욕을 북돋우는' 연설을 듣기 위해 약사회 주최 강의에 참석하는 사람이 얼마나 될까? 그들의 강연료는 지속적인 약사 교육과 전문성 형성을 위해 사용되는 편이 더 좋았을 것이다. 이런 강의는 보통 대형 제약 회사들의 후원으로 진행되기 마련인데, 이 회사들에게 환자의 순응도 및 치료 결과를 높이기 위한 약사 교육 프로그램을 지원하도록 설득할 수는 없을까?

- 질 높은 프로그램을 위해 요구 제안서(RFPs)를 적극 활용하라. 각각의 지속적인 교육 프로그램의 목표 설정은 강연자가 아닌 회원들과 프로그램 위원회가 설정해야 한다. 각 프로그램의 구체적 내용과 목표, 예산 등을 회원들이 직접 제안하도록 하는

것이다. 이런 과정은 더욱 혁신적이고 우수한 교육 과정을 지속적으로 개발하는데 도움이 된다. 또한 약사들의 요구를 가장 충실하게 반영하는 방법이 될 가능성이 높다.

요약

이 장에서는 돌봄, 서약, 규정, 그리고 약료의 관계에 대해 논의하였다. 이제 약료를 단지 약사의 의무가 아닌 직업 기준으로 만들어야 한다는 점에 모두 공감했을 것이다. 이를 위해서는 관련된 모든 이들의 노력이 필수적이다. 우리는 약국과 약료의 발전을 위해 각자 할 수 있는 노력이 무엇이며, 또 실제로 최선을 다하고 있는지 스스로 점검해봐야 한다. 이 장이 약사들의 발전을 위한 자기성찰 및 토론의 계기가 되길 바란다.

References

1. Hepler CD, Strand LM. Opportunities and responsibilities in pharmaceutical care. Am J Pharm Educ. 1989;53(winter suppl):7S-15S.
2. Noddings N. Caring and continuity in education. Scand J Educ Res. 1991;35(1):3-12.
3. Rogers CR. A Way of Being. Boston: Houghton Mifflin Co; 1980.
4. Reich WT. What care can mean for pharmaceutical ethics. J Pharm Teach. 1996;5(1,2):1-17.

생각해 볼 문제들

1. 약료가 약국 업계의 바람만큼 빨리 발전하지 못하고 있는 이유는 무엇인가?
2. 약료에 대한 필요는 있지만 수요는 없다는 말은 무슨 뜻인가? 수요는 어떻게 창출할 수 있는가?
3. 약료를 발전시키기 위해 지금 당신이 할 수 있는 일은 무엇인가?
4. 돌봄(care)이란 무슨 의미인가?
5. '서약(covenant)' 이라는 말이 약사와 환자 사이의 관계를 설명하기 위해 사용된 이유는 무엇인가?
6. 환자의 자주성과 실질적 지지 사이에는 어떤 관계가 있는가? 두 가지는 서로 어떻게 다른가?

5. Gadow S. Existential advocacy: philosophical foundation of nursing. In: Spicker SF, Gadow S, eds. Nursing: Images and Ideals. New York: Springer Publishing Co; 1990:79-101.
6. Buerki RA, Votterro LD. Ethical Responsibility in Pharmacy Practice. Madison, Wis: American Institute of the History of Pharmacy; 1994.
7. Dixon KM. The challenge of moral leadership. Presented at: American Society of Health-System Pharmacists Fourth Annual Leadership Conference on Pharmacy Practice Management; October 9, 1999; Dallas, Tex.
8. Votterro LD. The 1994 code of ethics for pharmacists and pharmaceutical care. J Pharm Teach. 1996;5(1,2):154.

CHAPTER 2

관계 발전, 왜 중요한가

DEVELOPING THE RELATIONSHIP

관계 발전, 왜 중요한가

약료를 위해서는 환자와의 윤리적 언약이 필요하기 때문에 당연히 환자와 약사의 관계가 매우 중요하다. 이번 장에서는 환자와 약사의 관계를 발전시키는 원리를 알아본다. 처음에는 환자 - 약사의 관계에 가장 중점을 둘 것이다. 약료 제공에서는 이 관계가 결정적인 역할을 한다.

관계가 중요한 이유

왜 환자와의 관계를 효율적으로 발전시키는 데 관심을 가져야 할까? 헬퍼(Helper)와 스트랜드(Strand)[1]는 약료에 대해 "환자의 삶의 질 향상이라는 명백한 결과를 목적으로, 약물 요법을 책임감 있게 제공하는 것" 이라고 정의하고, 이를 위해 필요한 것들 중, "약료의 제공자는 환자와의 관계도 발전시켜야 하고 약료 제공에 필요한 다른 의료 전문가와도 관계를 발전시킬 수 있어야 한다." 고 언급했다. 그러니 약료를 위해 생산적인 관계가 필요한 것은 분명해 보인다.

또한 여러 연구에 따르면, 환자 - 약사 관계에 대한 환자의 만족도는 치료법의 순응도를 향상시킨다. 심리학 서적에서는 긍정적인 치료 효과를 위해 상담자 혹은 심리 치료사와 고객 사이에 반드시 필요한 관계를 치료적 동맹(therapeutic alliance), 작업적 동맹(working alliance), 협조적 동맹(helping alliance)이라는 용어로 표현한다. 치료적 동맹은 "치료자와 환자가 상호 존중과 호감, 신뢰를 갖고, 치료를 위한 헌신을 바탕으로 현실적이고 협력적인 관계 안에서 함께 노력하는 식별 가능한 능력" 으로 정의된다.[2] 어떤 학자들은 치료적 동맹에 대해 '환자에 의해 나타나는 합작' 이라고 말하기까지 한다.[3] 동맹의 질은 환자와 치료자가 심리 치료의 목적 및 작업에 대해 동의하는 정도에 따라 달라진다. 이런 생각이 약료에 적용될 수 있는데, 만일 치료에 효과적이라면 약물치료의 목표와 결과, 필요한 행동에 대해 환자와 약사가 협상할 수 있어야 한다. 치료적 동맹은 치료 결과[4]에 대한 가장 좋은 예측 변수로, 이는 심리 치료에서 뿐 아니라 약국에서도 유효한 진실인 듯하다.

관계의 중요성을 이해하기 위해 다음과 같은 상황을 상상해보자. 당신이 시속 35마일로 운전을 하고 있는데 갑자기 당신 앞에 어떤 차가 끼어들었다. 당신은 충돌을 피하기 위해 힘껏 브레이크를 밟는다.

몹시 당황했지만 다행히 사고는 일어나지 않았다. 지금 당신이 느끼는 감정은 무엇인가? 이런 일이 일어날 때 대부분의 사람은 어떤 감정(행동)을 보여주는가? 만일 당신이 대부분의 사람과 비슷하다면 조금 전 위험한 상황에 대한 분노로 욕설을 내뱉거나 화를 낼 것이다.(우리는 스스로를 엄청나게 보호하려 할 때 용감해진다).

자, 이번에는 같은 일이 발생했지만 상대 차의 운전자가 당신과 가까운 지인이었을 경우를 생각해 보자. 이번에는 어떤 감정이 생기는가? 당신의 생명을 앗아갈 뻔한 상대방의 행동에 여전히 화는 나지만 이처럼 화를 낸 것에 대해 부끄러운 감정을 느낄지도 모른다. 왜일까? 상대가 당신이 아는 누군가이기 때문이다. 특히 그 사람이 당신에게 뭔가 특별한 의미일 때 당신의 반응은 달라질 수밖에 없다. 왜냐하면 바로 당신이 그 사람과 긍정적인 관계를 갖고 있기 때문이다. 관계가 존재할 때, 특히 어느 정도의 신뢰와 애정 위에 발전된 관계인 경우에는 몇 가지 현상이 나타난다. 용서하는 감정이나 연민, 이해의 감정이 더 커지고 섣불리 비난하거나 모욕하지 않는 형태로 반응하게 된다. 이런 점은 환자와의 관계를 이해할 때 매우 중요한 부분이다. 누군가와의 관계에서 그 사람이 단지 대상으로 보인다면 우리는 훨씬 생산적이지 못한 방식으로 행동하는 경향이 있다. 또 다른 예로, 당신이 가게에서 산 물건을 환불해야 하는 상황을 상상해보자. 직원은 가게의 정책을 인용하며 환불해줄 수 없다고 말한다. 당신은 화가 나서 직원을 향해 분노를 표출할 것이다. 이 때 그 직원이 당신의 친한 친구라면 상황은 얼마나 달라질까? 기꺼이 가게의 정책을 받아들이거나 친구인 직원을향해 연민의 감정을 느끼게 되진 않을까?

환자가 당신에 대해 단지 약국에서 일하는 사람이 아니라 인간으로서 애정을 갖게 된다면 어떤 좋은 점들이 있을까? 환자는 대기시간이 조금 길어져도 너그럽게 참고 약사에 대한 믿음을 보일 것이다. 또 약물 요법을 잘 따르며 더 좋은 치료를 위해 당신이 원하는 정보를 제공하는 데도 더 협조적일 것이다. 문제가 생겼을 때 클레임을 걸 가능성도 적어진다. 이처럼 환자와 좋은 관계를 유지할수록 약사의 피로는 줄고, 만족도는 높아지게 된다.

중요한 사실은 바로 인간은 관계를 필요로 한다는 것이다. 우리는 타인에게 이해와 관심을 원한다. 바쉬(Basch)[5]는 다음과 같이 말했다. "우리는 일생동안 다른 인간들과 일정 수준의 의사소통에 대한 욕구 – 즉, 우리 자신을 이해 가능한 존재로 만들고, 그러는 동안 애정과 안전, 자극, 감사함 등의 감정을 느낀다 – 를 갖고 있는데 이는 우리가 행하거나 행하지 않는 모든 일들의 주요 동기로 남는다.

인간에게는 또한 상호성(reciprocity)이 필요하다. 내가 당신을 오늘 처음 만났고 우리가 일상적인 대화를 나눴다면 이후 우리는 서로에 대해 좋은 감정을 가진 채 헤어지기를 바란다. 즉, 나는 당신이 좋은 사람이길 바라고 당신도 나에 대해 같은 것을 원한다는 것이다. 이렇게 되지 못하면 둘 중 한 사람, 혹은 두 사람 모두 걱정을 하게 된다. 우리가 사람들에게 다가갈 때, 그 만남이 잠깐일지라도 우리는 그 관계에 대해 좋은 감정을 갖고 싶어 한다. 의료 관리에서 평범한 상호 호혜적인 관계라는 드문 호사는 누리기가 어렵다. 즉, 우리는 환자를 돕기 위해 존재하지만 그들은 우리의 필요를 돕기 위해 그곳에 있는 것이 아니다.

정신 건강에 대한 관점

나는 정신적 건강 상태에서의 관계에 대해 논하고자 한다. 먼저, 정신적 건강이란 행복에 관한 것이 아니다. 이것은 외부의 긴장이 아닌 내부의 긴장을 조절하는 것과 관련이 있다. 다른 사람을 바꾸거나 고치는 일보다 우리들 자신과 스스로의 대응 방식을 조정하는 일이 훨씬 쉽다는(그리고 훨씬 유용하다는) 의미이다. 그것은 고통을 적절히 관리하는 것에 대한 것이다. 인생은 우리 모두에게 매일 어느 정도의 괴로움을 가져다준다. 우리의 환자들도 스스로가 만성 질병에 걸렸다는 사실을 알았을 때 분노와 조급함, 상실감으로 우리를 괴롭힐 수 있다. 우리 또한 무정함이나 무관심으로 환자를 괴롭히고 있을지 모른다.

괴로움을 안고 우리가 무엇을 하느냐가 우리의 건강 혹은 유능함, 그리고 관계의 생산성을 결정짓는다. 우리는 괴로움을 회피하고 있는가? 점점 무뎌지고 있는가? 방어기제를 높이고 있는가? 아니면 문제를 해결하기 위해 고통에게 배우고 도움을 얻고자 하는가? 이런 것들은 모두 항상 우리가 선택하는 것들이다. 중요한 점은 우리가 문제를 어느 정도까지, 건설적이고 건강한 결과를 만들어내는 방식으로 선택하는가 이다.

정신적 건강은 문제 해결에 대한 것이고, 의사소통은 그 자체가 문제 해결을 위한 의사소통의 방식과 관련이 있다. 하지만 문제나 괴로움에 대해 적절한 책임감을 갖는 것이 관리의 일부라는 것을 분명히 해야 한다. 말하자면, 건강한 사람들은 자신들의 문제를 간과하지 않고, 그 문제들에 대해 타인을 탓하지 않으며, 타인의 문제 해결을 떠맡

지도 않는다. 그들은 타인의 문제와 분리된 상태로 있을 수 있어서, 과도한 부담을 떠안거나 올바른 책임을 지려하지 않는 이들에 의해 조종되지 않는다. 분리된 상태로 지냄으로써 실제로는 남들의 이야기를 더 잘 들어주고 더 인정을 베풀 수 있다.

이후의 장에서 건강한 반응과 생산적 관계에 대해 더 많이 논의하겠지만, 기본적으로 다음에 설명된 원리들에 중점을 둘 것이다.

사람들은 자신에게 필요한 것을 얻기 위해 행동한다. 이는 사람들이 특정 방식으로 행동하는 원인을 이해하는데 도움이 될 수 있기 때문에 중요하다. 예를 들어 어떤 환자가 약국에 올 때마다 매번 무언가에 대해 불평을 한다면 그는 그런 방식으로 주의를 끌려고 하는 것이다. 이 점을 이해하고 불평에 대응하는 대신 그 사람 자체를 인식해 보자. 그에게 주의를 기울임으로써 더 이상 불평을 하지 않도록 만들 수 있을지 모른다.

사람들은 현재 자신이 겪는 스트레스(변화)의 정도에 따라, 그에 대한 반응으로 항상 자신의 욕구를 충족시킬 최상의 문제, 해결 전략을 이용한다. 비록 그 전략이 제 역할을 하지 못한다 해도 말이다. 즉, 사람들은 그들이 알고 있는 것에 대해, 비록 그 행위가 문제를 일으킬지라도 행동으로 옮기고야 만다는 뜻이다. 이런 점을 변화시키려면 새로운 대응 방식이 필요하다. 환자들은 질병에 대한 새로운 대응 방식, 약사들은 환자에 대한 새로운 대응 방식을 배워야 한다. 당신이 환자와의 관계를 새롭고 실질적인 방법으로 관리하는 데 이 책이 도움이 되길 바란다.

느낌이 현실이다. 느낌은 우리가 세상에 어떻게 반응하는지를 보여주는 피드백(feedback)이다. 올바른 관계가 맺어지면 타인이 느끼는 것들에 대해 실질적으로 인지하고 이에 대해 배려하는 마음이 생긴다. 느낌은 우리가 언제 두렵고 행복하고 화를 내고 상처 받는지 등을 말해준다는 점에서 우리에게 방향을 제시해준다. 느낌이란 좋은 것이나 나쁜 것, 옳거나 그른 것이 아니다. 단지 피드백일 뿐이다. 예를 들어 언제 행복하고 언제 위협을 느끼는지에 대해 알아야 하기 때문에 우리에게는 이런 피드백이 필요하다. 건강한 개인은 자신의 느낌을 인지하고 이를 통해 자신에 대해, 그리고 자신이 세상에 대응하는 방식에 대해 알게 된다. 그들은 무엇이 자신에게 스트레스를 주는지, 무엇이 긴장을 풀게 해주는지, 혹은 두려움이나 분노를 주는지 등에 대해 알 수 있다. 이것은 중요한 정보가 된다.

느낌이 왔을 때, 특히 불편한 느낌이 올 때 우리는 이를 피하거나 무뎌지게 만들지 모른다. 이는 정상적인 반응이지만 문제를 초래할 수 있다. 이런 비유를 생각해보자. 만약 당신 손의 말초 신경을 잘라내고 그 손으로 뜨거운 난로를 만진다면, 당신이 아무 것도 느끼지 못하는 상황에서 그 손에 심각한 화상을 입게 될 것이다. 말초 신경과 마찬가지로, 느낌은 우리에게 지금 자신이 누구인지에 대해 중요한 피드백을 제공해준다. 우리가 어떤 사람인가는 시간이 지나면서 변할 수도 있지만, 그 변화가 필요한 것인지를 결정하기 위해서 피드백이 필요하다. 특정 느낌들을 회피하거나 무뎌지는 방식을 취한다면 다양한 상황에서 우리가 반응하는 방식에 대한 중요한 정보를 잃어버리게 된다. 이는 결국 문제를 일으킬 수 있다. 또한 환자의 느낌을 받아들이고 이에 대해 반응하는 능력은 우리가 스스로의 느낌을 받아들이는 정도에 따라 한계가 생긴다. 느낌을 이해하고 유용한 정보로 이용하기 위해, 우리는 그런 느낌들에 대해 인내심을 갖고 전하고자 하는 것이 무엇인지 알아낼 수 있어야 한다. 이런 인식이 없으면 종종 잘못된 결정을 내리게 된다.

그런데 느낌은 어디에서 오는 것인가? 무엇이 느낌을 유발하는가? 성장하는 동안 우리는 인생의 중요한 사람들에게서 중요하게 여겨야 할 것들에 대해 배운다. 그 결과로 우리는 여러 가치관을 성립시킨다. 또한 의미 있는 타인이 우리의 특정 느낌들에 반응하는 방식에 따라 그 느낌에 대한 우리의 생각이 결정되는 경우가 많다. 결국, 우리는 자라는 동안 우리에게 의미 있는 누군가의 행동을 보며 반응(느낌)들을 형성시키게 된다. 따라서 다양한 의사소통 상황에 놓이게 될 때, 우리는 이와 같은 학습(가치관)을 바탕으로 말과 행동에 의미를 부여한다. 그리고 이렇게 부여된 의미가 느낌을 만들어낸다.

이것이 바로 같은 말을 했을 때 사람마다 완전히 다른 반응이 나타나는 이유를 설명해준다. 또한 다른 사람들이 우리의 감정을 유발하는 것이 아니라는 점 또한 가르쳐준다. 다시 말해, 느낌은 정해진 상황에서 다른 사람과의 의사소통에 대해 우리가 부여하는 의미에 의해 발생하는 것이다.

느낌에 대해 몇 가지를 더 말해보겠다. 우리의 느낌들이 자신의 의지로 통제되지 않는다 해도, 그런 느낌이 왔을 때 우리가 하는 행동은 우리의 선택에 의한 것이다. 느낌을 갖는 것이 항상 그 느낌을 표현한다는 의미는 아니다. 자신이나 타인의 감정을 인지 혹은 인정한다는 생각이 느낌의 표출과 다소 혼동을 주기도 한다. 느낌의 표출이 항상 현명한 방법은 아니다. 예를 들어 당신이 느끼는 분노를 표출하면 해고를 당할 수도 있다. 자신의 분노를 분명히 인지하고 그런 감정을 가질 권리가 있음을 인정해야 하지만, 그렇다고 항상 표출을 해야 한다는 의미는 아니다. 감정을 표출하는 것이 매우 부적절한 경우에는 표출하지 않기를 선택할 수 있다.

감정의 표출이 적합하고 유용한 상황인지 아닌지를 구분하는 일관된 능력이 건강으로부터 질병을 구분해낼 수 있다. 만족감을 미루고 감정적으로 자신을 규제하는 연습을 할 수 있는 능력이 감성적 지성의 특징인데, 이것이 관계가 성공적일 가능성을 높여준다.[6]

약을 복용하는 행위는 궁극적으로 환자의 책임이지만 그 행위에 미치는 약사의 영향이 상당하다. 이런 점을 이해하는 것이 중요하다. 우리가 환자에게 약을 먹이거나 또는 환자의 질병을 계속 돌봐줄 수 없을 수도 있다. 우리가 할 수 있는 것은 관심과 걱정, 신뢰의 기운을 불어넣어 그 속에서 환자가 스스로 질병을 관리할 수 있는 동기를 마련해주는 것이다.

의사소통의 적합성이나 부적합성은 의사소통을 하는 사람들의 목적만을 관련시켜 평가할 수 있다. 예를 들어 보자. 환자가 약사에게 화난 말투로 "당신은 의사랑 똑같군요. 관심이 있는 건 오직 내 돈을 가져가는 것뿐이죠!" 라고 말한다. 약사는 어떻게 대응할지에 대해 선택할 수 있다. 만일 불평만 늘어놓는 환자를 약국에서 내쫓는 것이 목적이라면 당장 이렇게 말해주자. "나는 당신같이 불만 많은 환자에게 질렸어요. 그러니 당장 나가세요!" 하지만 환자의 속상함을 이해하고 위로해주고 싶은 마음이 든다면 다음과 같이 말해줄 수 있다. "약값이 비싸다는 건 알고 있어요. 저도 제가 받는 돈에 대해 합리적이고 공정하기 위해 노력하고 있어요. 저에게 이용당하고 있다는 기분이 드셨다면 죄송합니다." 의사소통의 목적에 따라, 대응이 매우 달라질 수 있고, 그 결과도 다르게 나타날 것이다.

효과적인 의사소통은 사려 깊고, 수고로운 과정이다. 이를 위해서는 노력과 함께 의사소통의 목적에 대한 선택도 이루어져야 한다. 의사소통을 통해 당신이 얻고자하는 것은 무엇인가? 다른 예를 보자. 환자가 처방전을 건네며 화가 난 듯 말했다. "오래 걸리진 않겠죠? 여기에서는 항상 오래 기다려야 할 것처럼 느껴지네요!" 이 상황에서의 대응방법은 당신이 생각하는 의사소통의 목적에 따라 완전히 달라진다. 환자에게 '항상' 기다려야 하는 것은 아니라는 점을 증명하고 싶다면, 이는 환자가 스트레스를 받아 서두른다는 점을 인정하고 환자의 기분이나 행동에 상관없이 존중하는 태도를 보이는 의사소통과는 매우 다를 것이다. 존중하는 태도는 정확히 환자가 원하는 것(당장은 약을 원한다)도 아니고 당신의 자존심을 잃게 만드는 것도 아니다. 요점은 당신이 말하는 내용이 중요하고, 그 말에 책임도 따르게 된다.

비현실적인 기대는 당신을 힘들게 할 수 있다. 어떤 사람이 처한 상황에서 주어진 자료를 이용하여 효과적으로 결정을 내리고 문제를 풀 수 있는 정도가 정신적 건강의 척도이다. 사람들은 시간이 지나면서 반복되는 현상들을 관찰하고 이를 이용하여 효과적인 결정을 내리기 위해 노력한다. 예를 들어 보자. 항상 당신의 약국에 와서 비용이 비싸다고 불평하는 환자가 있다. 당신은 특히 어떤 약품이 비싸다는 건지 물어보지만, 그는 항상 "여기에 있는 모든 게 다 비싸요!" 라고 말한다. 그러면서도 매번 와서 다양한 제품들을 산다. 여기서 우리는 어떤 결론을 내릴 수 있을까? 이 환자는 다음에 와서도 가격이 비싸다고 불평을 할까? 분명히 그럴 것이다. 그렇다면 이것이 단지 그의 방식(기억하자. 인생은 고통을 유발한다)이라는 점과 스스로 중요함을 느끼기 위해 불평이 필요하다는 점을 받아들이자. 왜 우리는 그가 다음에는 달라져서 불평을 하지 않으리라고 기대하는 걸까? 그가 다시 불평을 하면, 그는 왜 어려운 환자로 낙인찍히게 될까? 어떤 환자들은 우리에게 불편함을 주고 우리는 이에 대해 어찌 할 바를 몰라서- 그래서 우리는 그 환자들은 골칫덩어리라고 말한다 - 그들은 어려운 환자가 된다.

비현실적인 기대에 대한 또 다른 예를 보자. 내가 즐겨 이용하는 한 항공사는 월스트리트 저널(Wall Street Journal)이 선정한 '가장 시간을 잘 지키지 않는 항공사' 로 선정된적이 있다. 그럼에도 불구하고 사람들은 여전히 제 시간에 비행기가 출발하리라는 기대를 안고 공항으로 가곤 한다. 나는 언제 비행이 늦춰질지도 모르지만, 만약 제 시간에 비행을 하게 되면 축하할 일이라고 생각한다. 현실(항공사의 업무)을 관찰한 후, 나는 그 날 안으로 집에 가고 싶다면 하루 중 마지막에 뜨는 연결 항공편은 예약하지 말아야 한다는 사실을 배웠다. 어떻게 행동할지에 대한 이와 같은 결정들이 내부 긴장의 조정을 의미하는 것이다. 전체 항공편의 일정을 바꾸는 것 보다 내 일정을 바꾸는 편이 더 간단하지만, 그렇다고 더 나은 상황을 위해 내가 아무 제안도 하지 않는 것은 아니다.

비현실적인 기대가 발생하는 이유는 우리가 인생의 불공정함이나 괴로움을 받아들이고 싶어 하지 않기 때문이다. 스스로가 원하는 것을 결정해야 한다. 우리에게는 선택을 할 수 있는 힘이 있다.

요약

효과적인 관계는 약료에서 매우 중요하다. 우리는 관계를 맺고 있는 사람에게 다르게 반응하는데, 그 관계가 신뢰와 애정을 바탕으로 하는 경우에는 특히 더욱 그렇다. 정신적 건강의 관점에서 볼 때, 건강한 사람들은 느낌이나 상황들에 대한 자신의 반응에 책임을 갖고 있다. 그들은 스스로가 행하는 의사소통의 목적과 행동들을 선택할 수 있음을 알고 있다.

이후의 장에서는 신뢰를 쌓기 위해 필수적인 몇 가지 기술들에 대해 알아볼 것이다. 환자와 의 신뢰 및 애정이 있는 관계 속에서 듣기와 공감하기의 역할에 대해 살펴보겠다. 사람과 사람 사이의 더욱 효과적인 관계를 위해 중요한 것들에 대해서도 알아본다.

생각해 볼 문제들

1. 치료적 동맹이란 무엇인가? 약료와는 어떤 관계가 있는가?
2. 느낌이란 무엇인가? 그 느낌의 원인은 무엇인가?
3. 기대가 환자와의 관계에 어떤 영향을 미치는가?
4. 정신적 건강은 약사 및 기타 의료인과 환자 사이의 관계에 대해 어떤 관련성을 갖는가?
5. 환자와의 모든 만남에서 당신의 의사소통 목적은 무엇이어야 하는가?

References

1. Hepler CD, Strand LM. Opportunities and responsibilities in pharmaceutical care. Am J Pharm Educ. 1989;53(winter suppl):7S-15S.
2. Foreman SA, Marmar CR. Therapist action that addresses initially poor therapeutic alliances in psychotherapy. Am J Psychiatry. 1985;142:922-6.
3. Frieswyk SH, Allen JG, Colson DB, et al. Therapeutic alliance: its place as a process and outcome variable in dynamic psychotherapy research. J Consult Clin Psychol. 1986;54:32-8.
4. Bordin ES. The generalizability of the psychoanalytic concept of the working alliance. Psychother Theory Res Pract. 1979;16:252-60.
5. Basch MF. Empathic understanding: a review of the concept and some theoretical considerations. J Am Psychoanal Assoc. 1983;31:101-26.
6. Goleman D. Emotional Intelligence. New York: Bantam Books; 1995.

CHAPTER 3

환자를 사람으로 보기

CHOOSING TO SEE PATIENTS AS PEOPLE

환자를 사람으로 보기

약료를 위해서는 환자와의 윤리적 언약이 필요하기 때문에 당연히 환자와 약사의 관계가 매우 중요하다. 이 장에서는 환자와 약사의 관계를 발전시키는 원리를 알아본다. 처음에는 환자-약사의 관계에 가장 중점을 둘 것이다. 약료 제공에서는 이 관계가 결정적인 역할을 한다.

약사 A : 약국장인 나는 처방약을 조제하고, 전화를 받느라 너무 바빠서 환자가 온 것을 알아채지 못했다. 60세인 크놀 부인은 항상 불평을 하고 짜증을 부린다. 약국 안의 누구도 그녀를 상대하고 싶어 하지 않는다. 그녀가 들어오면 우리는 항상 몸을 움츠리게 된다. 항상 문제가 생기기 때문이다. 나는 고개를 들지 않고도 그녀가 왔음을 알았다. 칠판을 손톱으로 긁는 것 같은 그녀의 목소리가 들렸다. 이번에 갓 고용된 약사인 에밀리(약사 B)에게 막 분노를 표출하려 하고 있다. 그녀가 그만두지 않기만을 바란다.

 약사 B : 안녕하세요. 무엇을 도와드릴까요?

환자 : (카운터에 새 처방전을 던지며 화난 듯이) 이것 좀 빨리 해 줘요. 오래 걸리나? 근데 댁은 누구슈?

약사 B : 저는 이곳에 새로 온 약사, 에밀리 해리스에요. 만나서 반갑습니다. 조제하는 데 얼마나 시간이 걸리는지 알아보고 올게요.

환자 : 됐어요. 저기 약국장님이 보이네요. 이봐요, 약사양반. 오늘은 나를 얼마나 기다리게 만들 셈이우?

약사 A : 먼저 오신 손님이 세 분 계셔서 약 20분 정도 걸립니다. 무슨 문제 있나요?

환자 : 무슨 상관이람. 당신들 관심사야 내 돈 가져가는 것 밖에 더 있수? 그깟 약 몇 알 포장하는데 20분이나 걸리다니, 말도 안 돼.

약사 B : 약이 나오는 동안 앉아 계시겠어요?

환자 : 왜? 내가 앉아있으면 더 오래 걸릴 텐데. 아가씨는 여기서 무슨 일을 하나? 나한테 돈을 더 많이 받게 만드는 역할?

약사 B : 저는 당뇨나 천식, 고혈압 같은 만성 질환 환자를 관리하는 데 도움을 드리고 있습니다. 제가 보니까 손님도 고혈압 약을 드시네요.

환자 : 그래서 뭐가 어떻다는 거요?

약사 B : 고혈압이 있다는 사실을 지금 막 아신 건가요?

환자 : 내 인생 상담을 해주겠다는 거요? 아니면 약을 만들어주겠다는 거요?

약사 B : 약국장님이 조제하시는 동안 괜찮으시다면 환자분의 약에 대해 설명드리고 싶어요.

환자 : 무슨 얘기를?

약사 B : 고혈압이 있다는 사실을 방금 막 아셨나요?

환자 : 물론 아니지! 정말 여기 새로 온 분인가 보네. 나는 이뇨제를 복용했는데 의사가 말하길 그 이뇨제가 내 혈압을 조절하기엔 충분치 않다며 오늘 이런 걸 준거에요. 대단하지 않수? (비꼬듯이)

약사 B : 혈압이 높다는 사실 때문에 속상해 하시는 건 알고 있습니다.

환자 : 너무 겁이 나지요. 나는 뇌출혈로 쓰러지고 싶지 않단 말이에요, 정말.

약사 B : 그건 저도 원하는 바가 아니에요.

환자 : 왜요? 손님 하나 떨어져 나갈까봐?

약사 B : 제 환자가 약을 드시고 가능한 한 건강하게 지내시는 게 저에게는 매우 중요한 일이에요. 환자분께 어떤 일도 일어나지 않길 원해요. 그리고 약을 먹는 일이 반드시 환자분께 도움이 되었으면 좋겠어요. 필요하다면 차라리 약을 더 적게 드시게 하고 돈을 더 적게 받는 게 낫지요.

환자 : 음, 알겠어요.

약사 B : 이 약이 어떤 역할을 하는지 설명해 드릴게요. 이건...

환자 : (끼어든다) 설명서나 봉투에 같이 넣어주세요. 내가 읽어보고 질문이 있으면 전화하던지 할게요.

약사 B : 말씀 드렸듯이, 저는 이 약을 통해 꼭 최상의 효과를 얻길 원해요. 그러기 위해 이야기할 시간이 필요한 거구요.

환자 : 괜찮으니, 그 설명서나 함께 넣어줘요.

약사 B : 알겠습니다. 궁금하신 점이 있으면 꼭 전화주세요. 잠시 후에 약을 드리겠습니다. 그런데 혈압은 규칙적으로 확인하시나요?

환자 : 병원에서 6개월 마다 확인해요.

약사 B : 좀 더 자주 확인하시는 것이 좋을 듯해요. 약이 제대로 효과를 내는지 손님께서 확인할 수 있는 유일한 방법이니까요. 필요하시면 가정에서 혈압을 측정할 수 있는 기계들과 사용법을 알려드리겠습니다.

환자 : 훈련을 잘 받으셨네요. (약국장도 들을 수 있을 정도로 크게 말한다) 내 돈을 더 가져가려는 속셈이죠?

약사 B : 그렇게 생각하셨다면 죄송합니다. 저는 환자분이 혈압을 규칙적으로 확인하는 일이 정말 중요하다고 생각해요, 그러니 잘 숙고해주시길 바랍니다.

환자 : 그러죠. 아가씨. (생색을 내며) 어서 내 약이나 달라고 말해주세요.

약사 B : 그럴게요. 만나서 반가웠습니다, 좋은 하루 보내세요.

환자 : 그러죠.

몇 분후, 조제된 약을 건네주자 그녀는 약값에 대해 불평을 한 뒤 나간다.

약사 A : 이해가 안 되네요.

약사 B : 왜 그러세요?

약사 A : 그 손님한테 왜 그렇게 친절하게 대해요? 그녀는 당신을 전혀 좋게 대하지 않던데요.

약사 B : 그래서, 저를 좋게 대하는 환자에게만 친절하게 대하고 관심을 가져야 한다는 말씀이세요?

약사 A : 음, 꼭 그렇다는 건 아니지만, 그 손님은 늘 너무 불만이 많아요.

약사 B : 그녀는 사람들을 믿지 않아요. 슬픈 일이죠.

약사 A : 네? 슬프다고요? 정말 어처구니가 없네요. 내가 그 환자에게 무슨 잘못이라고 했나요?

약사 B : 저는 모르죠. 이제 막 처음 봤으니까 제가 뭘 짓을 하지 않았는데도 저를 믿지 않잖아요.

약사 A : 그것 때문에 신경이 쓰이나요?

약사 B : 안타까워요. 아무도 믿지 못한다는 기분은 정말 끔찍할 거예요.

약사 A : 난 그 손님을 보면 화가 나요. 나는 그녀에게 아무 짓도 하지 않았어요. 내가 한 일이라곤 도우려고 노력한 것뿐인데, 그녀는 모든 것에 대해 불평을 하죠.

약사 B : 그래서 공격당하는 느낌이 드나요?

약사 A : 그렇죠. 그런데 왜 당신은 그렇지 않은지 이해가 안 되네요.

약사 B : 그 손님의 대답이 나와는 아무 관련도 없다는 걸 아니까요. 저는 가만히 있다가 다른 사람의 방식 때문에 화를 내는 피해자가 되고 싶지 않아요.

약사 A : 그래서, 내가 피해자라는 거예요?

약사 B : 네, 제가 알기론 이래요. 아르빙거 협회(Arbinger Institute)에서 나온 〈리더십과 자기기만(Leadership and Self-Deception)〉[1] 이라는 훌륭한 책을 읽었는데요. 그 책에 나온 내용에 완전 몰입되어 다시 가서 아르빙거의 창시자인 테리 워너(C. Terry Warner)가 쓴 〈우리를 자유롭게하는 연대(Bonds That Make Us Free)〉[2] 라는 책도 사서 읽었어요. 이 책들을 통해 제가 세상을 보는 관점이 바뀌었어요. 간결하게 말해볼게요. 우리는 사람들을 대할 때 두 가지 방식 중 한 가지를 선택할 수 있어요. 아르빙거는 그 두 가지를 관심형(responsive way)과 저항형(resistant way)이라고 불러요. 관심형에서, 우리는 사람을 사람으로 봐요. 그들의 관심사에 대해 열린 마음으로 호응을 하죠. 그들의 고통과 실망, 즐거움, 행복, 심지어 불신까지 보는 거예요. 저항형에서는 사람을 대상으로 봐요. 우리는 그들의 현실에 저항하죠. 그들을 덜 중요하고 관련도 별로 없고 진짜 같지 않은 존재로 여기고, 우리가 그들 모두를 잘 보게 되면 위협이 되는 걸로 여겨요. 저항형에서 사람은 관련 없는 존재, 장애물(우리에게 위협이 되는), 혹은 수단(우리의 성공을 위한 존재)이 돼요. 이런 상태에서는 자기 자신에게만 초점을 맞추고 다른 사람을 정말로 보려고 하지 않지요.

약사 A : 그렇다면 그 손님에 대해서 나는 저항형이라는 건가요?

약사 B : 그건 직접 생각해보세요. 중요한 건 방식에 대한 선택을 우리가 한다는 점이에요. 그 방식은 우리가 외적으로 어떻게 행동하는가 보다 더 깊은 곳에 있어요. 더 말씀 드릴까요?

약사 A : 알겠어요. 흥미롭군요. 저는 좀 회의적이지만, 흥미로워요.

약사 B : 철학자 마틴 부버(Martin Buber)[3]의 철학을 인용해서 워너와 아르빙거 협회가 말하길, 우리는 항상 사람들과의 관계 속에 있다고 했어요. 우리는, 즉 우리의 '나' (our 'I')는 보통의 '나' ('I')와 분리되지 않는다는 것이죠. '나' 는 항상 다른 이들과의 관계 속에 있는 '나' 라는 거예요.

약사 A : 이해가 안 되는데요.

약사 B : 이런 상황을 생각해 봐요. 우리가 관심형인 상태일 때, 우리는 부버가 '나 – 너(I-you)' 라고 불렀던 방식으로 사람들과 관계를 맺는 것이에요. 만일 저항형인 상태라면 '나 – 그것(I – it)' 으로서 관계를 갖는 것이죠. 다른 사람은 나에게 더 이상 실재로, 사람으로서 존재하는 게 아닌 거예요. 이런 일이 일어나면 우리는 사람이 무엇의 대상이 아니라, 사람이라는 현실에 대해 눈을 감게 되죠. 설령 그 방식을 좋아하지 않는다고 해도 말이죠.

약사 A : 무슨 말인지 알 것 같아요. 우리는 항상 관계 속에 있고 그 안에서 존재 방식을 선택하는데 그 방식이 타인에 대한 우리의 관점을 결정한다는 말이군요. 사람들은 실제로 무엇의 대상이 아니다, 그것은 우리가 그들을 바라보는 관점일 뿐이다라는 것이군요.

약사 B : 바로 그거예요! 문제를 하나 내 볼게요. 사람이 사람이 아닌 경우는 언제일까요?

약사 A : 문제에 함정이 있는 건가요? 사람은 항상 사람이잖아요.

약사 B : 맞아요! 사람은 항상 사람이라는 사실에도 불구하고 그들은 우리에게 대상이 될 수도 있죠. 하지만 실제로 그들은 대상이 되나요?

약사 A : 이거 점점 어려워지네요. 그렇지 않죠. 우리가 그들을 어떻게 보느냐에 대한 것일 뿐이죠.

약사 B : 정확해요! 그건 우리가 그들을 보는 관점이에요. 그들은 사람이길 그만두지 않았어요. 그들이 하는 행동이 우리 맘에 들지 않을 수도 있어요. 우리가 원하는 행동을 하지 않을 수도 있죠. 그 순간에는 그들이 중요하게 여겨지지 않을 수도 있어요. 하지만 그들은 여전히 사람이에요.

약사 A : 조금 당황스럽네요. 지금 내가 아까 그 환자를 대하는 방식에 문제가 있고 그녀를 사람으로 보는 관점을 거부한다고 말하고 있는 것 같아요.

약사 B : 정말 통찰력이 있으시네요. 워너와 아르빙거는 이것을 자기-배신(self-betrayal) 또는 자기-기만(self-deception)이라고 불렀어요. 우리가 옳다고 생각하는 대로 행동하지 않거나, 옳다고 여기는 것 외에 다른 것을 할 때 나타나는 현상이에요. 우리가 우리 자신을 배신하는 거지요. 이것은 우리가 문제를 인지하지 못할 때에도 발생해요.

약사 A : 이해가 안돼요. 그게 손님을 사람으로 보는지 대상으로 보는지와 무슨 관련이 있죠?

약사 B : 좋아요, 이렇게 생각해 봐요. 환자분에 대해 당신이 어떻게 생각하든, 그 분이 사람이라는 것은 동의할 거예요.

약사 A : 그렇죠.

약사 B : 그런데 당신이 그녀를 보자마자...

약사 A : 괜찮아요, 계속 말해 보세요.

약사 B : 그녀를 사람으로 보지 못하게 만드는 것은 무엇인가요?

약사 A: 그녀가 행동하는 방식이지요.

약사 B : 한 가지를 더 말해볼게요. 우리가 우리 자신을 배신하거나 기만할 때, 우리는 항상 자신의 행동에 대해 합리화를 해요. 우리가 왜 그런 행동을 했는지 정당화시켜야 하는 거죠. 우리는 누군가 무례하고 매우 부정적이고 항상 불평을 하는 사람에게 어떻게 행동해야 하느냐고 말하죠. 보통 우리는 자신의 장점을 과장하고 타인의 단점을 과하게 강조하는 경향이 있어요. 그런 생각들이 타인에 대한 자신의 감정을 정당화하고, 우리가 왜 그런 행동을 했는지 스스로에게 설명을 해주는 거예요.

약사 A : 하지만 그녀는 항상 무례하고 불평을 해요.

약사 B : 그래서요?

약사 A : 그래서라니, 무슨 뜻이죠? 그래서 내가 그녀를 그런 관점으로 본다는 거예요. 잠시만요. 내가 나 자신을 배신하고 그것을 정당화한다고 말하고 싶은 건가요?

약사 B : 본인은 어떻게 생각하세요?

약사 A : 당신이 말해보세요. 나는 잘 모르겠어요... 아마 그럴지도요.

약사 B : 손님이 불평을 많이 한다 해도 그녀도 사람인데, 그녀를 어떻게 대하는 것이 옳다고 생각해요?

약사 A : (소심하게) 아마도, 어쨌든 그녀를 사랑하기 위해, 그 모든 걸 잘 참아야겠죠. 어쨌든 그녀에게 친절하게 대해야죠.

약사 B : 좋아요, 지금 일어나고 있는 일을 말하자면 이래요. 손님이 들어왔는데, 당신은 그녀를 대해본 경험 때문에(그리고 현재 그녀의 방식 때문에) 그녀에게 저항형으로 응대를 해요. 당신은 그녀를 사람으로서 보지 않고, 그녀의 고통이나 인생에서의 전반적인 어려움도 볼 수 없어요. 당신은 그녀의 무례함과 부정적인 태도에 반응하죠. 마치 그 사람이 문제인 것처럼요. 그리고 그녀를 돌보려는 마음으로 대하지 않은 방식에 대해 당신은 자기-배신을 합리화 하는 거예요. 이런 자기-합리화(self-justification)가 당신을 진실에서 더 멀어지게 하죠.

약사 A : 진실이 뭐지요?

약사 B : 그녀가 사람이라는 진실과 그녀가 행동하는 방식은 당신과 아무 관련도 없고 당신이 택한 관계의 방식이 문제를 일으킨다는 진실이요.

약사 A : 그래서, 내 잘못이란 거군요? 그녀는 원래 심술궂은 사람이니, 잘못은 내가 했다는 거네요!

약사 B : 그건 잘못의 문제가 아니에요. 선택의 문제이지요. 당신의 방식은 인간적 책임에 관한 것이고 그것이 누군가를 대하는 방식을 결정하는 거예요.

약사 A : 당신이 말하는 것을 내가 제대로 이해했는지 확인할 수 있을까요?

약사 B : 물론이죠.

약사 A : 좋아요, 내가 피해를 당한 느낌이 들면 그로 인해 스스로 저항형을 선택하게 되고, 그 손님을 사람으로 대하지 않음으로써 나는 나 자신을 배신하게 된다는 거죠. 그리고 그녀가 나를 대하는 방식을 탓함으로써 나의 행동을 정당화하는데, 이것이 모두 그녀에 대한 나의 관점이나 나 자신에 대한 배신으로 이어진다는 거지요.

약사 B : 정확해요. 잘 말씀해 주셨네요.

약사 A : 그리고 당신은 처음부터 그녀에 대해 관심형이었기 때문에 그녀에게 친절하게 대했고요.

약사 B : 그렇게 생각하고 싶군요.

약사 A : 알겠어요, 더 이야기 해 보세요.

약사 B : 아르빙거에 따르면 저항형을 '상자 안(in the box)' 형이라고 부를 수도 있대요. 우리가 상자 안에 들어가면 사람을 사람으로 볼 수 없는 거죠. 우리는 자기 - 배신을 통해, 혹은 다른 사람을 저항형으로 대함으로써 상자 안에 들어가게 돼요. 흥미로운 점은 이 상자들은 항상 사람들의 주위에 있다는 점이에요. 이 상자는 어린 시절에 만들어질 수 있어요. 많은 사람들이 아주 큰 상자를 가지고 있답니다. 상자 안에 우리는 '나는 존중 받을 가치가 있다, 나는 감사를 받을 가치가 있다, 나는 중요하다, 나는 더 괜찮은 사람이다, 나는 영리하다.' 와 같은 이미지들에 대한 자기 합리화를 갖고 있어요.

약사 A : 그런데 사람들이 존중 받을 가치가 없는 건가요?

약사 B : 저의 기본 신념은 모든 사람들이 존중 받아야 한다는 것이에요. 그런데 자기합리화된 이미지는 우리가 다른 사람들을 사람으로서 보지 못하게 하고, 그렇게 되면 존중을 잘 하지 않게 되는 거죠. 역설적이지 않나요? 우리가 "나는 존중받을 가치가 있어." 라고 독선적으로 말하면, 타인에 대해 마치 존중받을 가치가 없는 것처럼 무례하게 굴 가능성이 가장 높아진다는 거예요.

약사 A : 무슨 말인지 알겠어요. 우리와 마찬가지로 그들도 걱정과 관심, 문제, 분노, 즐거움 등을 갖고 있는 사람으로 볼 때, 그들을 존중하게 된다는 거군요.

약사 B : 맞아요, 그리고 누군가를 무시하는 것을 설명하기 위해 합리화된 이미지를 이용하는 것이 아니에요. 우리 모두 각자의 상자가 있기 때문에 어떤 만남에서는 상자에 들어갈 수도, 상자에서 나올 수도 있어요. 정말 흥미로운 이야기를 해드릴게요. 우리가 상자 안에 있는 동안 이루어지는 의사소통은 무엇이든 더 많은 문제를 발생시킬 거예요. 그나마 가장 괜찮은 경우에도 그건 걸치레로 여겨질 뿐이죠. 사람들은 우리가 무엇을 하느냐 보다 어떤 존재이냐에 대해 반응을 해요. 그러므로 이해를 받으려고 노력하는데도 그것이 상자 안에서의 노력이라면 사람들은 우리를 진짜라고 느끼지 않을 거예요. 또한 우리가 상자 안에 있거나 저항형의 상태일 때는 사람을 사람으로 여기지 않게 되기 때문에, 대화 시 우리가 인지한 차이점이나 문제를 키울만한 말을 할 가능성이 높아져요. 그러지 않으려고 노력하고 있다 해도 말이죠.

약사 A : 그렇다면 우리가 상자 안에 있을 때는 의사소통에서 문제를 풀기 위해 배우는 모든 것들이 효과를 보지 못하겠군요. 관심형의 상태에서만 효과가 나타날 가능성이 있겠네요.

약사 B : 바로 그거예요. 약국장님.

약사 A : 제 시야가 넓어진 것 같아요. 이 주제에 대해 당신과 더 이야기 해 보고 싶지만 지금은 손님들이 들어오네요.

약사 B : 나중에 더 이야기해요. 환자 관리에서 상당한 영향을 미치는 것들이에요.

약사 A : 정말 흥미롭네요.

지금까지 우리가 학습한 것은 무엇인가? 대화를 통해 약사 A는 책임감과 선택, 존재의 방식 등에 대해 몇 가지 중요한 점을 알게 되었다. 대부분의 우리들과 마찬가지로 그는 손님을 향한 자신의 행동을 쉽게 그녀의 탓으로 돌렸다. 하지만 그는 이제 사람들을 있는 그대로 바라보는 것, 그들의 기쁨과 결점들, 노력 등을 함께 보는 방식을 의식적으로 선택하면 어렵지만 훨씬 보람을 느낄 수 있다는 사실을 깨달았다. 우리가 환자를 사람으로 보지 못하면 충분한 보살핌을 제공하기 어렵다. 기억하라. 이런 보살핌은 우리가 의료인이 될 때 환자와 했던 약속의 일부이다.

약사 A는 성미가 고약한 환자가 약국에 방문하는 것을 끔찍하게 여겼다. 그는 약사 B의 행동에 놀라 그 손님에게 그렇게 친절하게 대한 이유가 무엇인지 물었다. 관계를 주제로 한 두 사람의 대화는 아르빙거 협회, 테리 워너, 마틴 부버의 연구를 바탕으로 하고 있다. 핵심은 우리의 존재 방식이 타인과의 관계를 결정한다는 것이다. 우리는 타인을 관심과 걱정, 느낌, 감정, 욕망, 꿈, 장점과 단점을 가진 사람으로 볼 수도 있고, 아니면 그들을 대상 - 우리와 관련 없는 개인 - 이나 장애물, 혹은 우리가 원하는 것을 얻기 위한 수단으로 볼 수도 있다. 마틴 부버는 관계의 방식들을 '나-너'와 '나-그것'으로 설명하였다. 우리는 타인을 사람으로 여기거나 대상으로 여길 수 있다. 그 사람에 대한 우리의 행동 방식은 그의 행동에 의해 결정되는 것이 아니다. 우리는 타인의 행동에 영향을 받는 피해자가 아니기 때문이다.

다음날에도 이어진 두 약사의 이야기를 한 번 들어보자.

약사 A : 저는 당신이 얘기했던 우리의 존재 방식에 대해 이해하려고 정말 노력하고 있어요. 그런데 나에 대한 손님의 행동이 그녀를 대하는 나의 태도에 어떤 식으로든 영향을 미치지 않는다는 것을 이해하기가 어려워요. 그녀는 이 약국이 생긴 이래 최악의 환자예요. 그녀를 향한 행동 방식을 내가 선택하고 있다는 생각은 정말 들지 않고, 거의 그녀가 나를 그렇게 만드는 것 같아요. 하지만 당신이 설명한 방식대로라면 나한테 문제가 있나 봐요.

약사 B : 음, 그녀에 대해 호의적이고 친절한 행동을 선택할 수 없나요? 그녀가 친절하지 않더라도 그렇게 하지 못할까요?

약사 A : 할 수 있을 것 같지만, 그녀가 나를 대하는 방식이 그러니 정말 어려운 일일 거예요.

약사 B : 어렵다는 건 이해해요. 상자의 내부나 외부에 있는 상태에 대해 이야기했던 것 기억나시죠? 상자 안에 있을 때 우리는 사람을 대상으로 봐요. 상자의 밖에 있을 때는 그들을 사람으로 보게 되죠. 저는 관계 안에서 저 자신이 상자 내외를 오고 간다는 사실을 종종 깨달아요. 점점 상자의 외부에 있는 걸 잘하게 되지만, 어떤 사람과 함께 있을 땐 상자 안에 들어가려 한다는 걸 깨닫고 상자 밖으로 나오려고 노력하지요. 정말 역설적인 것은 우리가 상자 안에 들어갈 때 상황이 더 어려워진다는 점이에요. 갈등이 커지거나 감정이 상하게 되죠. '어려운' 사람을 대할 때 상자 안으로 들어가면, 이제 그 어려움에 우리까지 기여를 하게 되기 때문에 상황이 더 악화될 뿐이에요. 무슨 말인지 이해가 되나요?

약사 A : 네. 단지 그녀가 우리를 그런 식으로 대할 때 그것이 나의 문제 혹은 나의 선택에 달려있다는 점을 받아들이기가 정말 어렵네요. 나는 항상 사람들에게 친절하려고 노력해왔는데 그녀가 내 안에 있는 최악의 것을 끄집어내는 것 같아요.

약사 B : 그 손님이 처음 방문했을 때를 생각해보세요. 그 날은 그녀에게 어떻게 대했죠?

약사 A : 그녀를 돕고 싶었고 반갑게 인사를 했던 것 같아요.

약사 B : 그 행동이 계속 이어졌나요?

약사 A : 절대 그렇지 않았죠. 약값이 비싸다며 투정을 부리고, 대기시간이 길다고 짜증을 냈어요. 그리고 아무도 자기에게 신경 써주지 않는다며 막말을 퍼부었죠. 얼마 안 되어 나는 그녀를 피하기 시작했어요.

약사 B : 언제부터 그렇게 됐는지 설명해줄 수 있나요?

약사 A : 음, 처음에는 그녀를 도우려고 했지만 얼마 후 그녀가 서비스에 대해서는 실제로 별로 관심이 없다는 생각을 하게 됐어요. 제 마음 속에서 그녀는 불친절하고 화가 나 있으며 참을성이 없고 고집이 센, 선택 사항에 대해 의논할 생각도 없는 매우 나쁜 환자였어요. 나는 그녀가 약국에 들어오지 않길 바랐어요. 그녀의 돈은 예외일 수 있겠지만요. 그녀에게 말도 하고 싶지 않았어요. 그녀가 다른 곳으로 가버리면 좋겠다고 생각했죠.

약사 B : 자신에 대해서는 어떤 생각이 들었죠?

약사 A : 나는 아무 것도 안했어요. 나는 여전히 예전과 다름없는 약사예요. 항상 스스로를 좋은 약사라고 생각해왔어요. 환자를 잘 돌보고 그들에게 최선이 될 수 있도록 노력하는 좋은 약사요.

약사 B : 그 손님에 대해서도 그렇게 하기 위해 노력했나요?

약사 A : 그러지 않았던 것 같군요. 잠깐만요. 이런 생각이 갑자기 드네요. 내가 그 손님을 대할 때 상자 안으로 들어갔다고 말하는 거지요?

약사 B : 어떻게 생각하세요?

약사 A : 그리고 아마도 그 손님에 대한 내 행동을 정당화하기 시작했겠죠. 내가 실제 보다 그녀를 더 나쁘게 만들고 나 자신은 좀 더 좋은 사람인 것으로 만들었나요?

약사 B : 그럴 수도 있어요. 손님에 대해 상자 안에 들어가 있는 것이 그녀에 대한 서비스에도 영향을 미쳤나요?

약사 A : 아마 그랬겠죠. 무엇 때문에 상자에 들어갔는지 알 것 같아요. 그녀가 가격이나 기다림에 대해 불평할 때 나는 꾸중을 듣는 아이처럼 작아진 기분이 들었어요. 나는 방어적이 되었죠. 자신을 사람으로서 보는 것을 그만두었죠. 그리고 상자로 들어갔기 때문에 그녀도 사람으로 보지 않았어요. 그녀의 불평은 내가 무언가를 잘못했다는 의미가 아니었어요. 난 단지 그녀가 속상한 부분을 인지하거나 이해했어야 했고, 설사 내가 무엇이든 잘못했다면 그것을 알고 있기만 해도 되는 거였어요. 더 놀라운 점은 그녀에게 방어적으로 대할 때면 내가 작아진 기분이 더 심해졌다는 거예요. 그건 아무 도움도 되지 않았어요. 만약 내가 존중하는 마음으로 그녀에게 응했다면 나 자신에 대해서도 더 나은 기분이 들었을 텐데 말이죠.

약사 B : 문제점이 뭔지 잘 알고 계신 것 같아요. 이야기를 하나 해드릴게요. 몇 년 전에 제가 다른 약국에서 인턴으로 일할 때도 비슷한 경우를 본 적이 있어요. 항상 무언가에 대해 불평하는 환자가 있었고 그 곳의 약사 또한 항상 그녀에 대해 불평을 했지요. 처음에는 그 정도는 아니었는데, 시간이 지날수록 점점 상황이 나빠졌어요. 두 사람은 논쟁을 했고 서로 화를 돋우곤 했어요. 아르빙거 사람들은 이를 공모(collusion)라고 불렀어요. 한 사람의 말이 상대의 감정을 강화시키고 그 결과로 인한 말과 행동도 강화되는 순환적인 패턴이에요. 그것은 항상 악순환이 되지요.

그 환자는 약국에 들어와서 무언가에 대해, 예를 들면 의료비나 약국에서 기다려야 하는 시간, 혹은 병원에서의 오랜 기다림에 대해 불평을 하곤 했어요. 그러자 약사는 일부러 그 환자의 약을 가장 마지막에 준비하거나, 터무니없이 비싼 가격으로 약을 팔기도 했어요. 그들은 계속 그런 식으로 부딪쳤어요.

그러던 어느 날 환자를 대하는 약사의 태도가 달라졌어요. 친절하게 대하기 시작한 거죠. 환자는 처음에는 변하지 않았지만, 시간이 지나면서 약사는 물론 그녀의 삶 자신을 바라보는 태도 또한 부드러워지기 시작했어요. 몇 달이 지난 후 두 사람은 친구가 되었어요. 그들의 관계는 변했어요. 약사는 환자에게 의학적 조언을 아끼지 않으며 정말 잘 보살펴 주었어요. 당시에는 깨닫지 못했지만 지금 생각해보면 그가 그녀를 더 이상 완고하고 성미가 고약한 대상이 아닌, 사람으로서 보았던 것 같아요.

약사 A : 무슨 말인지 알겠어요. 그리고 내가 손님에게 얼마나 제대로 서비스하지 않았는지, 이것이 직업 의료인으로서의 책임에도 어긋난다는 사실도 알겠어요.

약사 B : 좋아요. 아마 처음에는 그 손님도 우리의 서비스를 원하지 않을지 몰라요. 하지만 일반적으로 시간이 지나면 '나-당신'의 방식이 다른 사람의 존재 방식까지 변화시켜 줄 거예요.

약사 A : 음, 내가 갑자기 친절하게 대하면 그 손님이 어떻게 반응할지 모르겠네요. 놀라 기절할지도 몰라요. (웃음) 그래도 나는 옳은 일을 하고 있는 거겠죠?

약사 B : 처음에는 그녀도 당황할 수 있지만 마음 깊은 곳에서는 좋은 기분이 들걸요. 아시다시피 그녀의 반응과 관계없이 우리는 옳은 일을 해야 돼요. 언제 가장 행복하고 언제 가장 평화로운 기분이 드는지 생각해 보세요. 누군가를 위해 옳은 일을 하려는 내적 욕망에 따라 행동할 때인지 아니면 그에 대항하는 행동을 할 때인지 말이에요.

약사 A : 간단하네요. 긍정적인 느낌에 따라 행동할 때가 그렇지요.

약사 B : 맞아요. 우리는 상자 밖에 있을 때 가장 평화로운 기분을 느껴요. 타인과의 의사소통도 상자 밖에 있을 때에만 유용하고 생산적이 되지요.

약사 A : 이제 일해야지요. 처방전이 쌓여가네요.

약사 B : 좋아요.

우리 약국에 들어오는 것은 대상이 아닌 사람들이다. 처방전을 들고 들어올 때, 그들은 기분 좋은 상태가 아닐 수도 있다. 아마 스트레스를 받고 있을 것이다. 통증, 생명 혹은 신체 기능을 잃을 것에 대한 걱정, 피로감, 불쾌, 식욕 상실, 열, 오한 등 환자가 느끼는 불편함은 매우 여러 가지이다. 그들이 느끼고 있는 형태는 행동으로 나타나는데 이런 행동들에 잘 대처하기란 쉽지 않다. 우리는 그들을 사람으로 보지 않게 될 수 있다. 그것이 환자들이 바라는 것과 다르다 할지라도 말이다. 실제로 대부분의 환자들은 친절하고 예의 바른 방식으로 보살핌을 받고 싶어 한다. 그들은 안심시키는 말과 존중하는 태도를 원하며 의료인이 환자의 치료에 완전히 집중하는 이타적인 사람이길 원한다. 환자들의 있는 그대로의 모습을 인간적으로 바라보면, 그들의 병을 치료 및 관리하는데 도움을 주고 싶다는 바람만이 생길 것이다. 우리가 그들을 대상으로 바라볼 때, 그들의 행동 때문에 우리와 무관하다고 느낄 때, 일을 완수하는 데 나타나는 장애물로 볼 때, 아니면 단순히 수입원으로 볼 때에는 애정 어린 태도가 나타나지 않게 된다. 우리가 그들을 사람으로 볼 때, 그들의 필요에 대해 진심으로 관심을 갖고 접근(caring approach)하게 될 것이다.

며칠 후:

약사 A : 내가 빨리 조제하는데 환자들이 방해가 된다고 여긴다면 그들에 대해서 나는 상자 안에 있는 거지요? 내가 그들을 단지 수입원으로만 본다는 게 가능한 건가요? 당신이 말한 것이 이해되기 시작했지만 아직 도움이 좀 필요해요. 내가 환자들을 배려할 때조차도 난 여전히 상자 안에 있는 것 같아요.

약사 B : 잘하고 계신 거예요. 만일 우리가 사람들을 단순히 목적을 위한 수단으로 혹은 우리 자신의 성취를 위한 장애물로 본다면, 우리는 아마 상자의 내부에 있는 것일 거예요. 예전에 한 대학의 교직원이 이렇게 말한 것이 기억나네요. "여기에 학생들이 없다면 일을 다 마쳤을 텐데." 아마도 무관심한 교직원은 학생들을 대할 때 상자 내부에 들어가 있겠죠. 그런 상황에서 학생들은 대상이 될 뿐이에요.

약사 A : 그렇다면 환자들의 필요를 가장 우선시하기 위해 우리는 항상 환자들을 사람으로 봐야 하겠군요. 그렇지 않으면 우리는 그들을 대상으로 보고 그들을 돕고자 하는 자신의 욕구에 저항하게 되겠죠. 타인을 향해 갖는 감정은 우리가 그들을 사랑(love)하는 방식이라는 내용을 읽었어요. 이 개념을 받아들이기가 어려웠는데, love가 동사로서 행동에 대한 표현이라는 내용을 읽었을 때 이해가 되기 시작했어요. 내가 환자들에게 호응할 때, 나는 환자들을 통해, 나의 사랑을 통해, 그리고 이해와 겸손 혹은 학습능력, 타인에 대한 정직, 존경심, 이타심, 용서하는 마음을 통해 사랑의 행동을 보여주고 있는 것이죠. 내 욕망이 그들을 사람으로 보고자하는 것이에요. 와, 이거 정말 엄청난 거죠. 계속해서 상자의 외부에 있으려면 어떻게 하죠?

약사 B : 좋은 질문이에요. 저도 그 문제에 대해 고민하고 있어요. 한 가지 방법으로는, 당신이 상자 밖에 있는 관계를 정의하고 그것을 당신의 다른 경험들과 비교하는 방법이 있을 수 있겠네요. 손님과의 관계를 당신과 당신의 가장 친구 사이의 관계에 비교해 볼 때 어떻게 다른지 구분할 수 있나요?

약사 A : 할 수 있지요. 우리가 상자 안에 있을 때 우리는 자신의 행동에 대해 종종 잘 알지 못하죠. 단지 누군가와의 관계에서 상자에 들어가지 않도록 지켜보아야 해요.

약사 B : 우선은 그것이 당신이 할 수 있는 전부예요. 하지만 시간이 지나면 그것이 점점 쉬워지고 대부분의 시간 동안 상자의 외부에 있게 되죠. 누군가와 문제가 생기면 상자에 들어가지 않을 다른 누군가와 이야기 해보세요. 상자 밖에 있는 기분을 다시 떠올리는 거지요. 그냥 당신 편만 드는 사람이 아니라 당신에게 솔직한 좋은 친구, 당신이 상자 안에 있다는 것과 피해를 입은 기분이라는 사실을 알도록 도와줄 사람을 갖는 게 중요해요. 상자의 외부에서 머무는데 도움이 되는 또 다른 방법은 우리가 타인에 의해 '걸려들게(hooked)' 된다는 점을 깨닫는 거예요. 우리 모두는 다른 사람들과 부딪치게 되는 민감한 감정 영역을 갖고 있어요. 자신에 대해 '나는 어리석다' 거나 '나는 항상 일을 제대로 처리하지 못 한다' 와 같은, 잘못된 믿음을 학습해왔어요. 우리가 실수를 하긴 하지만 어리석은 것은 아니에요. 이런 생각이 드는 건 짜증나거나 화가 날 때, 마음이 아플 때일 경우가 많은데, 그 이유는 무엇인가가 민감한 영역을 건드렸기 때문이에요. 이것은 내면에서 정말로 일어나는 일에 대해 생각해볼 수 있는 기회를 주지요.

약사 A : 꽤 들어맞는 이야기네요. 나도 나 자신에 대해 종종 부정적인 말을 하거든요. 이런 주제로 나와 이야기 해 주어서 고마워요. 이제부터는 불평 많은 손님도 나와 마찬가지로 애정과 걱정, 기분, 감정, 야망, 장점, 단점을 갖고 있는 사람으로 대할게요. 그녀는 가장 관심을 받는 환자가 될 거예요. 가끔은 그녀의 태도 때문에 힘들겠지만요.

'불평 많은 손님들' 은 첫 방문이나 두 번째 방문에서 자신에 대한 약사의 대응에 불쾌함을 느끼기 때문에 약국에 재방문하지 않는다. 그리고는 자신이 느낀 불쾌감에 대해 다른 많은 사람들에게 이야기할 것이다. 환자들의 문제를 잘 관리하고 그들의 관심사에 대해 만족을 시켜주면 97%의 환자가 처방전을 들고 우리의 약국으로 돌아올 것이다. 우리가 모든 환자들을 대상이 아닌 사람으로 본다면, 우리도 여러 방면에서 이득을 얻게 되고 우리의 보살핌을 통해 환자의 삶의 질도 더 높아질 것이다.

요약

환자를 사람으로 보게 되면 우리는 그들의 삶을 향상시킬 수 있게 될 것이다. 우리가 자기 기만적인 사람이 되어 환자를 대상으로 보게 될 때는 양질의 보살핌이 아니어도 괜찮다고 믿게 될 위험이 발생한다. 그것은 가장 불행한 일로, 환자와의 약속도 어기는 행위가 될 것이다.

References

1. Leadership and Self-Deception. Salt Lake City: Arbinger Institute; 2000.

2. Warner CT. Bonds That Make Us Free. Salt Lake City: Arbinger Institute; 2001.

3. Buber M. I and Thou. New York: Simon and Schuster; 1970.

생각해 볼 문제들

1. 우리가 환자를 대상으로 볼 때, 그것이 환자 관리에는 어떤 영향을 미치는가?
2. 우리의 감정은 다른 사람에 의해 유발되는가?
3. 누군가 경박하거나 무례한 경우, 혹은 화를 내는 경우, 어째서 그들을 사람으로 보는 것이 더욱 어려워지는가? 그들의 행동이 그들에 대한 우리의 의무감을 변화시키는가?
4. 우리 자신에 대한 우리의 가식적 믿음은 어떻게 형성되는가? 그 가식적 믿음은 타인을 사람으로 보는 능력에 어떻게 영향을 미치는가?
5. 상자의 바깥에 있기 위한 연습은 어떻게 할 수 있는가?

들어주기와 공감하기

LISTENING AND EMPATHIC RESPONDING

들어주기와 공감하기

환자와의 신뢰 쌓기에서 '들어주기'와 '공감하기'보다 더 중요한 기술은 없을 것이다. 신뢰는 치료적 동맹과 효과적인 치료 관계 형성에서 필수 요소이다. 스콰이어(Squier)[1]는 환자의 치료 순응도를 예측할 때 의료인의 공감이 중요함을 이야기하며 다음과 같이 설명하였다. (1) 환자에게 질병에 대한 걱정과 분노를 표현하도록 하여 그것들을 분산시키고, 의사가 환자의 질문에 시간을 들여 주의 깊게 답해주면 환자의 순응도가 높아진다. (2) 의료종사자가 환자의 감정에 대한 호응을 표현하면 그들의 환자들은 치료 순응도가 높고 관계에 대해서도 더 만족스러워한다. (3) 자신의 의사가 이해심과 배려심이 많다고 생각하는 환자는 치료 계획을 잘 이행하고 필요 시 도움이나 조언을 요청할 가능성도 높다. (4) 의료인이 환자에게 감정을 표현하도록 하고 치료 계획에도 참여할 것을 권하면 환자의 순응도가 높아진다. 이런 발견들은 약국 처치에 대해서도 중요한 함의를 갖는다. 다시 강조하자면, 이해를 받는다는 기분이 환자와 의료인 사이에서의 치료적 동맹을 강화한다. 즉, 이것이 치료 순응도를 향상시키는 비결이 된다.

의료인으로서 당신은 환자에게서 무슨 이야기를 들어야 할까? 무엇을 이해해야 할까? 병의 진행 상황? 증상이 나타나는 형태? 의료인들은 대체로 그런 정보만 물어본다. 정말 필요한 것은 질병이 사람들에게 어떤 영향을 미치는지에 대한 이해이다. 우리의 관점을 '질병'의 치료에서 질병을 가진 '사람'의 치료로 바꾸어야 한다. 우리는 환자를 당뇨, 관절염, 고혈압 등의 병명으로 부를 때가 많다. 하지만 실제로는 당뇨는 그 개인의 일부분일 뿐이다. 우리의 삶은 질병보다 훨씬 더 복잡하다. 환자의 질병 치료를 효과적으로 돕고 싶다면 먼저 그 개인에 대해 더 많이 이해해야 한다. 이 환자는 질병과 치료를 어떻게 해석하는가? 예를 들면, 환자는 당뇨가 무엇인지 이해하고 있는가? 환자가 치료 계획을 이해하고 있는가? 환자가 겁을 먹었는가? 어쩔 줄 몰라 하고 있는가? 이런 종류의 정보들을 수집하고 이해하며 환자를 배려하는 마음으로 대해야 한다. 그렇다면 방법은 무엇일까?

들어주기 과정

명확성을 위해, 그리고 환자가 바라보는 대로 똑같이 상황을 보기 위해서는 들어주기가 절대적으로 중요하다. 이것은 어려운 작업이다.

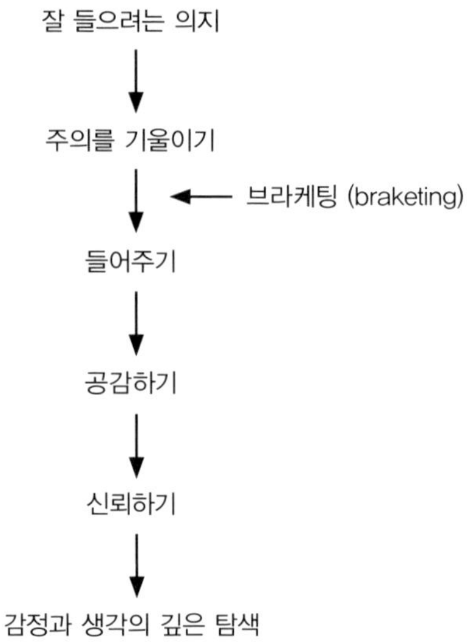

그림 4-1 **들어주기와 공감하기의 과정**

노력을 요한다. 단순히 듣는 것(hearing)이 수동적인 과정인 반면 들어주기(listening)는 능동적인 과정이다.

그림 4-1은 들어주기의 과정을 보여준다. 이 과정은 의지로부터 시작된다. 우리는 처음에 잘 들으려는 의지를 가져야 한다. 나는 의식적으로 나 자신에게 "나는 잘 들을 것이다."라고 말한다. 다음으로, 우리는 상대에게만 온전히 주의를 기울여야 한다. 남의 말에 장시간 집중하는 것은 쉬운 일이 아니다. 집중은 들어주기에서 필수적인 요소이므로 일종의 기술이라 할 수 있다. 환자에게 주의를 기울이는 것은 그

들이 중요한 존재임을 알게 하는 강력한 방법이다. 이것은 모두에게 필요한 태도이다. 누군가에게 주의를 기울이려면 의지와 노력이 필요하다. 의식적으로 행해야 하는 일인 것이다. 상대에게 집중하려면 당신이 산만해지거나 방해받지 않아야 하고, "말해보세요, 듣고 있습니다. 그러니까 이런 말씀이죠?" 라며 서둘러 이야기를 종용해서도 안 된다. 들어주기는 단순히 들은 단어를 반복하는 것이 아니다. 주의를 기울인다는 것은 상대의 요구에 당신의 에너지를 집중시킨다는 의미이다.

진정으로 들어주기에서 가장 큰 장애물은 의사소통이나 문제, 타인의 감정 등에 대해 우리가 비판 혹은 평가하려는 경향일 것이다. 이해하기란 옳고 그름이나 선악을 평가하는 것과 다르다. 진심으로 듣기 위해 우리는 일시적으로 판단의 필요성을 포기해야 한다. 즉, 우리의 준거 기준이 옳다는 인식을 버려야 한다는 것이다. 이런 과정을 브라케팅(bracketing)[2]이라고 부른다. 이것을 행동으로 옮기기는 매우 어렵다. 들어주기를 시작하기 전에 편견이나 준거 기준을 버려야 한다. 예를 들어, 한 여자가 남성인 친구한테 또 다른 친구와의 기분 나쁜 만남에 대해 이야기를 한다. 남자는 이에 대해 여성들의 전형적인 대응방식이라고 생각한다. 이 남자는 판단을 내리고 있으므로, 정의에 따르면 여자의 이야기를 제대로 듣지 않은 것이 된다. 자신의 친구를 모든 여자와 묶어버리면서 그녀가 그 만남으로 특별히 어떤 영향을 받았는지 이해하지 못한다. 결과적으로 그는 진정으로 들어주기나 공감하기에 실패한 것이다.

진정으로 들어주는 과정을 통해서만 사람은 공감을 할 수 있다. 여기에서는 표현된 생각이 옳은지는 중요하지 않다. 그 생각은 주관적이다. 절대적인 것이 아니다. 들어주기를 통해 초점이 생각에서 느낌으로 옮겨가는데, 여기에서 느낌은 생각 – 그 생각과 관련된 것들 – 을 표현하기 위해 이용된다.

진정으로 들어주기란 상대의 관점에서 그 생각을 이해해 보고, 그 후 응답을 하는 것이다. 공감에 대한 표현을 통해 사람들은 이해받고 있다고 느끼기 시작한다. 신뢰는 바로 오랜 시간 공감의 지속성을 통해 만들어진다. 공감에 대한 부분에서 이에 대해 더 자세히 다룰 것이다. 다른 사람의 생각이나 기분을 비판 없이 진정으로 듣는 과정에서, 당신은 자신의 생각과 다른 생각으로 바뀔 위험에 처할 수 있다. 따라서 들어주기는 엄청난 용기를 요한다.

상대가 설명하는 문제를 고치려는 시도는 들어주기에 방해가 되는 흔한 대처 방식이다. 사람들이 문제에 대해 이야기하거나 감정적으로 힘든 시간을 보낼 때 매우 걱정하는 마음이 생길 수 있다. 우리는 당장 우리가 무언가를 해야 한다고 생각한다. 걱정을 줄이기 위해 무엇이든 잘못된 것을 재빨리 고치거나 혹은 최소화하고 싶어진다. 대개 이런 식으로는 문제가 해결되지 않고, 환자는 결국 더 이해받지 못한다고 느끼게 된다.

들어주기와 공감하기를 하는 주된 이유 중 하나는 환자의 외로움이나 소외감을 줄여주기 위해서이다. 칼 로저스(Carl Rogers)[3]가 언급했듯이, "최소한 한 순간이라도 수용자는 자신이 인류와 연결되어 있음을 알게 된다... 만약 내가 말하는 것을, 그 의미를 누군가가 안다면 내가 그다지 아주 이상하거나 소외되거나 따로 떨어져 있지는 않은 것이다. 다른 인간이 나를 이해해준다. 그래서 나는 다른 사람들과 접촉을 하고 심지어 관계도 맺게 된다. 나는 더 이상 고립된 상태가 아니다." 다른 식으로 말해보면, 우리가 어떤 문제에서 혼자라고 느끼면 절망을 느끼는 경우가 많다. 아무도 이해해주지 않을 때 그 문제는 해결이 불가능한 것처럼 보인다. 그러나 누군가가 감정적인 수준에서 이해를 표현해 준다면 그 사람은 혼자가 아니다. 다른 누군가가 이해할 수 있으므로 그 문제는 분명히 해결 가능한 문제일 것이다. 최소한, 그렇게 느껴진다. 따라서 들어주기와 공감하기는 희망을 준다. 다음에 환자가 문제점을 이야기할 때 당신이 이에 대해 걱정이 된다면, 문제를 최소화함으로써 걱정에서 탈출할 것이 아니라, 이해심을 표현하는 시발점으로 그 걱정을 이용하길 바란다.

공감하기

공감 반응은 치료적 동맹을 효과적으로 맺는데 매우 중요하다. 공감(empathy)은 독일어의 감정이입(Einfuhlung)에서 나온 말로, 우리가 실제로 다른 사람들과 경험을 공유할 수 있다는 의미이다. 이는 동정(sympathy)과는 다르다. 동정은 다른 사람에 대해 안타까워하는 마음이다. 하지만 공감은 감정적으로 다른 사람과 함께 느끼거나 경험하는 것이다. 이는 중립적인 과정으로, 그 사람이나 감정에 대한 비판 혹은 평가를 하지 않는다는 뜻이다. 동정은 중립적이지 않다. 공감은 개인의 정서를 통한 객관적 동일시라고 정의되고 있다.[4]

공감에 대해 잘 이해하려면 동일시, 모방, 정서적 의사소통과 같은 몇 가지 개념에 대해 이해해야 한다. 공감 반응은 타인의 정서를 경험한 이후가 되어야 발생할 수 있다. 공감은 타인의 감정적 경험을 동일시하는 것을 포함한다. 하지만 타인과 완전히 동일 시 되거나 똑같은 경험을 실제로 할 필요까지는 없다. 앞에 서 있는 사람이 겪고 있는 슬픔을 경험하기 위해 나도 사랑하는 누군가를 잃어야만 하는 것은 아니지 않은가. 우리는 일반적으로 공감을 하려면 같은 경험을 가져야 한다고 생각한다. 하지만 당신이 비슷한 상황에 처해봤다면 이에 대한 주관적 요소가 첨가되기 때문에 공감에 오히려 방해가 될 수도 있다. 다른 사람의 특별한 정서를 인지하는데 간섭이 일어날 수 있다는 것이다. 경험은 종종 고통스러운 경우가 많다.(물론 우리는 타인의 기쁨과 행복에 대해서도 공감해야 한다.) 대부분 그런 경험에 대해서는 피하려는 경향들이 있다.

모방도 공감 과정의 일부이다. 고통스러운 경험에 대해 듣게 될 때 자신도 모르게 상대방의 표정이나 자세를 흉내 내 본 경험이 있을 것이다. 이것은 정서 상태에 대한 동일화의 형태이자 공감적 이해를 보여주는 신호이다. 바로 정서적 의사소통을 의미한다. 이런 식의 의사소통은 어느 한 쪽이 산만하거나 방해를 받는 상태에서는 이루어질 수 없다. 이것이 바로 온전히 집중하는 것이 중요한 주된 이유이다.

공감의 과정은 양쪽 모두에 대한 정보 획득, 즉 서로를 알게 되는 결과를 낳는다. 이것은 좋고 싫음이나 선악에 대한 것이 아니라 단지 중립적인 과정이다. 행동에 대해 처방을 받거나 느낌에 대해 평가를 받지 않는다. 단순히 상대방이 어떤 문제나 상황에 어떻게 더 자세히 알게 될 뿐이다.

이런 점을 고려해볼 때 타인을 이해하는 일은 항상 변화나 성장을 이끌어 낸다. 그렇지 않다면 공감하는 과정을 거치지 않은 것이 된다. 여기에는 몇 가지 주의할 점이 있다. 먼저, 공감적 이해가 항상 변화를 이루어낸다 하더라도 그것이 항상 문제를 진정시키는 것은 아니라는 점이다. 실제로는 때때로 고통스러울 수도 있다.

여기에서 공감에 관한 두 번째 주의점이 발생한다. 공감이 굴복이나 포기를 의미하지는 않는다. 공감은 어떤 사람의 정서나 상황에 대한 것이지, 그들의 요구에 대한 것은 아니다. 예를 들어, 한 영업 사원이 약국에 들어와서 자기 회사 물건을 취급해달라고 약사에게 요구하는 경우를 생각해 보자. 약사는 그 제품군을 취급하지 않고 있고 취급할 생각도 없다. 영업 사원이 진심으로 이렇게 말한다. "이번 달은 정말 어렵네요. 실적 압박이 장난이 아닙니다. 조금만 주문해 주시면 정말 고맙겠습니다." 그러자 약사가 답한다. "걱정이 많으시겠네요. 꼭 좋은 실적 올리기 바랍니다. 하지만 우리는 그 제품 라인은 취급하지 않고 있고, 당분간은 취급할 계획도 없습니다." 그는 영업 사원의 어려움에 공감했지만 요청을 들어주지는 않았다. 공감은 상투적인 방식으로 전해지는 것이 아니라는 점을 알아야 한다. 만약 약사가 진심 혹은 배려 없이 말을 했다면 그것은 공감을 나타내는 대응이 아니었을 것이다.

사람의 정서 상태에 동화되는 것은 그 사람이 경험하고 있는 실제 감정을 느낄 수 있음을 의미한다. 그러나 상대방은 바로 공감적 반응을 통해서 이해 받고 있다는 것을 느낀다. 따라서 우리의 대응 방식이 매우 중요한데 이것은 종종 어렵게 느껴진다. 때로는 단순히 들어주는 것, 고개를 끄덕이고 아무 말도 하지 않는 것이 최고의 공감적 반응이 될 수 있다.

다음은 공감이 공감적 반응으로 이어지지 않을 수도 있음을 보여주는 예이다. 미국 정신과학 학술지(American Journal of Psychiatry)[5]에 실린 기사의 일부를 소개한다. 환자는 약사에게 자신이 당뇨라는 사실을 알았을 때 어떤 기분이었는지 설명한다. "나는 그저 충격을 받았어요. 그냥 믿기지가 않아요. 이제부터 인슐린을 이용해야겠죠. 나는 단지 ..." 이 때 약사가 끼어들었다. "그러니까 지금 겁을 먹었고, 당장 무엇을 해야 할지 잘 모르겠다는 거지요?" 환자는 다소 실망하며 말했다. "네, 그런 것 같아요." 그녀는 이 상황에 대해 더 이상 말하고 싶지 않았다. 약값을 지불하고 그녀는 약국을 떠났다.

무슨 일이 일어난 것일까? 약사는 분명히 환자의 감정 상태를 정확하게 파악했다. 하지만 환자는 약사의 간섭을 이해로 인식하지 않았다. 자신의 상태가 폭로된 것 같은 기분을 느껴 계속 말하기가 불편했거나, 약사의 간섭이 방해로 느껴졌을 수도 있다. 환자 내부의 정서적 경험에 대한 이해가 공감적 반응을 이끌어내지는 못했다. 약사의 대응이 잘못된 것일까? 문제는 옳고 그름이 아니라 그 대응이 환자에게 도움이 되는가이다. 우리는 가능한 많은 것을 원하겠지만, 완벽한 대응을 할 수는 없다. 하지만 우리의 대응 이후 발생하는 일을 관찰하고 그에 따라 대응 방식을 조정할 수 있을 정도의 민감성과 배려심은 갖출 수 있다. 이 사례에서는 환자에게 더 이상 압박을 가하지 말고 끼어들어 말한 일에 대해 사과하는 방식이 적절했을 것이다.

공감의 이용에 대해 우려를 표시하는 의료인들도 있다. 공감하기가 환자와의 관계를 지나치게 사적인 것으로 만든다는 걱정이다. 해법으로 냉담하게 혹은 감정적으로 먼 상태로 남는 방법이 있다. 개도우(Gadow)[6]는 이렇게 말했다. "개인, 직업을 나누는 문제에 대한 해결책은 다음의 내용을 통해 제안될 수 있다. 직업적 관계는 감정적, 미적, 심리적, 지성적 관계와 같은 다른 관계에 대한 대체물이 아니다. 그 모든 것들이 세심하게 합성된, 전체 자아가 참여하는 것으로, 직업과 관련하여 그 사람의 모든 면이 자원으로 이용된다." 실제로 이에 미치지 못하면 환자가 대상으로 전락한다. 로저스가 말했듯이, "스스로를 사람답지 않게 만들고 상대방을 대상으로서 대하는 것은 도움이 될 가능성이 높지 않다."

대화

다음의 사례는 환자에 대한 공감적 반응의 관점에서 부적절한 경우(대화 1)와 적절한 경우(대화 2)를 보여주고 있다. 당신이 배려하는 의사소통의 형태로 환자를 대할 수 있도록, 이장의 내용이 도움이 되길 바란다.

앨리슨 부인은 약국의 일반적인 손님이다. 그녀는 62세로 1년 전쯤 관절염을 진단받았다. 그동안 당신은 그녀의 관절염을 관리하여 통증이 심해지지 않도록 노력해왔다. 그 일환으로 규칙적인 운동을 하게 했고, 부작용을 최소화하면서 관절통을 완화할 수 있는 비스테로이드성 항염증제 복용을 위해 그녀를 의약품 공급 알람 프로그램(refill reminder program)에 등록시켜 주었다. 그녀는 이제 1년 전 보다 훨씬 더 좋은 상태가 되었다. 그런 그녀가 어느 날 병색이 완연한 얼굴로 약국을 찾았다. 그녀가 건넨 것은 당뇨 치료약이 적혀 있는 처방전이었다.

대화 1

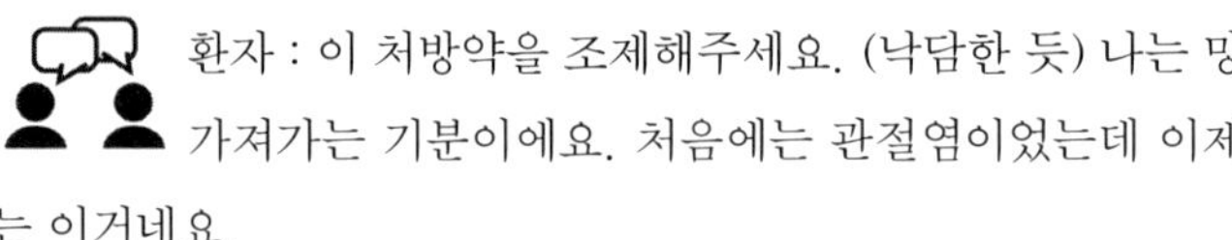

환자 : 이 처방약을 조제해주세요. (낙담한 듯) 나는 망가져가는 기분이에요. 처음에는 관절염이었는데 이제는 이거네요.

약사 : 왜 그러세요. 그렇게 나쁘지만은 않을 거예요.

환자 : 무슨 말이죠? 60세가 된 이후로 한 가지씩 나타나는 것처럼 느껴져요. 처음에는 관절염이었고 이제는 당뇨잖아요. 다음은 뭘까요? 난 그냥 망가져가는 기분이 들어요.

약사 : 괜찮을 거예요. 당뇨는 우리가 관리해 드릴게요. 걱정하지 마세요. 관절염에 대해서도 잘하고 계시잖아요, 안 그래요?

환자 : 음... 네, 하지만...

약사 : (끼어들며) 자, 어디 보자, 저희가 금세 해치울게요. 아무 것도 아니니 걱정 마세요. 괜찮을 거예요.

환자 : 아무 것도 아니라니, 무슨 말이죠? 관절염에 걸려 보셨나요? 당뇨는요? 약사님은 이 모든 약을 복용할 필요도, 식단을 조

심할 필요도, 이후에 일어날 일에 대해 걱정할 필요도 없잖아요.

약사 : 저는 단지 도움을 드리려고 했던 거예요.

환자 : 약이나 조제해 주세요. 이런 식의 도움은 필요 없어요.

논의

환자는 낙담하고 당황한 상태였다. 약사는 문제가 아주 심각하지 않고 관리가 가능한 것처럼 보이게 함으로써 '도움'을 주려고 했다. 이것은 합리적인 목표였으나 환자는 문제를 이런 식으로 볼 준비가 되어있지 않았다. 그녀는 무력감과 함께 다음에 일어날 일에 대해 걱정하고 있다. 그녀에게는 누군가 들어줄 사람이 필요하다. 누군가 그녀의 기분을 이해한다고 기꺼이 표현해 줄 사람이 필요한 것이다. 이 환자처럼 만성질환을 복합적으로 겪어보지 않은 약사로서는 이것이 어떤 경험인지 모르기 때문에 환자와 관계를 맺기가 쉽지 않다고 느낄 것이다. 그렇다면 공감하기란 경험이 아니라 정서적 요소를 통한 (또는 관련시켜) 동일시라는 점을 기억하자. 복합 만성 질환을 갖고 있지 않더라도, 우리는 모두 좌절감을 느껴본 적이 있다. 당황스럽거나 통제가 안 되는 기분 혹은 낙담한 기분에 대한 이해를 시도하고 그 이해를 바탕으로 반응하려는 것이다.

약사가 도우려고 노력했지만 환자에게는 분명히 도움이 되지 않았다. 이와 같은 상황에서 우리는 괴로워하는 사람을 보고 그들을 돕기 위해 무언가 옳은 말을 하거나 행동을 취하려 한다. 그들의 괴로움이

나 불편함은 우리를 걱정시킨다. 이런 걱정은 일반적인 것이지만 걱정되는 마음으로 우리가 하는 행동은 그들에게 도움이 될 수도 있고 아니면 소외감을 느끼게 할 수도 있다. 우리가 자신의 걱정을 덜기 위해 대화를 시도한다면, 이것은 자기중심적인 것(공감은 자기중심적인 것과는 정반대의 성격을 갖는다)이므로 대개 역효과를 낼 것이다. 필요한 것은 효과적으로 들어주기와 공감적 반응하기를 통해 걱정을 자극제로 이용하여 참여적이고 관심을 기울이며 배려할 수 있도록 하는 능력이다. 이로써 좀 더 생산적인 결과를 기대할 수 있다.

대화 2

환자 : 이 처방약을 조제해주세요. (낙담한 듯) 나는 망가져가는 기분이에요. 처음에는 관절염이었는데 이제는 이거네요.

약사 : 기분이 안 좋으신가 봐요.

환자 : 네. 60세가 된 이후 한 가지씩 나타나는 것처럼 느껴져요. 처음에는 관절염이었고 이제는 당뇨잖아요. 다음은 뭘까요? 난 그냥 망가져가는 기분이 들어요.

약사: 그래서 정말 많이 당황스러우시겠네요.

환자 : 음, 물론이죠. 관절염이 너무 심해지지 않도록 그 모든 노력들을 하고 있는데 이제는 당뇨라는 걸 알게 됐어요. 다음 달엔 나한테 고혈압이나 암, 아니면 다른 무슨 병이 있다는 얘길 듣게 되겠죠.

약사 : 지금부터 하나씩 계속해서 일어날 일에 대해 걱정하시는 것 같네요.

환자 : 약사님이라면 안 그렇겠어요?

약사 : 저는 잘 모릅니다만, 환자분이 당뇨를 관리하는데 도움이 되고 싶어요. 관절염에 대해 함께 노력했던 것처럼요. 한 번에 한 걸음씩 나아갈 거예요. 뭔가 다른 문제가 있을 거라고 생각할 이유가 없잖아요, 안 그래요?

환자 : 아뇨. 2년 전에는 이 모든 일이 일어날 거란 걸 몰랐어요.

약사: 이 일로 정말 놀라셨겠네요.

환자 : 네, 맞아요.

약사 : 제가 가서 약을 조제해 올게요. 그리고 함께 이 약에 대해서, 복용법은 어떻게 되는지 살펴보고 의사 선생님이 당뇨에 대해 뭐라고 말했는지 알아봐요. 괜찮죠?

환자 : (여전히 낙담한 듯) 물론이죠, 그렇게 하세요.

논의

이 약사는 환자의 말을 주의 깊게 듣고 그녀의 기분 대한 정서적 이해를 표현할 수 있었다. 그는 그녀가 보이는 반응에 맞춰 매우 알맞게 대응 하였다. 대화를 하는 내내 약사가 계속 공감을 표현하며 문제만 최소화하려는 시도는 하지 않았음에도 불구하고 환자는 여전히 낙담한 상태였다.

공감이 사람들을 치료하지는 못한다. 공감은 그들이 느끼는 것에 대처하게 해주고 편안한 기분으로 표현하게 해주며 그들이 느끼는 것과 그 이유에 대한 통찰력을 가져다준다. 이는 그 기분을 마법처럼 사라지게 한다는 의미가 아니다. 공감을 통해 사람들을 즉시 기분 좋게 만들 거라고 기대해선 안 된다. 공감은 사람들이 그 기분을 이겨내도록 노력하도록 도와주어, 그 기분을 인지하지 않거나 처리하지 않을 때보다 더 빨리 앞으로 나아갈 수 있도록 하는 것이다.

요약

들어주기와 공감적 이해하기를 통해 우리는 다른 사람들을 배려하고 존중하는 태도로 대할 수 있게 된다. 환자가 이해받고 있다는 느낌이 들게 하면 관계는 더욱 단단해지고 치료법에 대한 순응도도 향상될 것이다.

References

1. Squier RW. A model of empathic understanding and adherence to treatment regimens in practitioner–patient relationships. Soc Sci Med. 1990;30:325–39.
2. Peck MS. The Road Less Traveled. New York: Simon and Schuster; 1978.
3. Rogers CR. A Way of Being. Boston: Houghton Mifflin Co; 1980:150.
4. Basch MF. Empathic understanding: a review of the concept and some theoretical considerations. J Am Psychoanal Assoc. 1983;31:101–26.

생각해 볼 문제들

1. 들어주기와 공감하기, 문제 해결하기 사이의 관계에 대해 설명하여라.
2. 공감(empathy)과 동정(sympathy)의 차이점은 무엇인가? 처음에는 공감하는 방식의 대응, 다음은 동감하는 방식으로 대응 방법을 구성해보아라. 환자가 "오늘 병원에서 나에게 고혈압이 있다는 걸 알게 되었어요. 이런 일이 내게 벌어졌다는 걸 믿을 수가 없어요." 라고 말한다. 당신의 두 가지 대응법은 어떻게 다른가?
3. 의사가 약사에게 전화해서 말한다. "내 환자가 방금 전화를 해서 말하길, 당신이 그녀에게 내 처방약이 약 15가지 부작용을 일으킬 수 있다고 말했다던데요. 내 환자에게 겁주는 일은 그만해주길 바랍니다!" 이때 의사와의 관계를 좋게 하면서도 환자와 부작용에 대해 논의하는 것에 동의를 얻기 위한 대응방식을 생각해 보아라.
4. 심리학자들은 공감하기와 진심으로 들어주기를 위해서는 '잃어버리는 것' 이 필요하다고 말한다. 이것이 의미하는 바는 무엇인가?
5. 누군가에게 당신이 집중하는 것은 기술이라는 말이 갖는 의미는 무엇인가?

5. Book HE. Empathy: misconceptions and misuses in psychotherapy. Am J Psychiatry. 1988;145;4:420–4.

6. Gadow S. Existential advocacy: philosophical foundation of nursing. In: Spicker SF, Gadow S, eds. Nursing: Images and Ideals. New York: Springer Publishing Co; 1990:79–101.

7. Rogers CR. On Becoming a Person. Boston: Houghton Mifflin Co; 1961:47.

CHAPTER 5

환자 상담

PATIENT COUNSELING

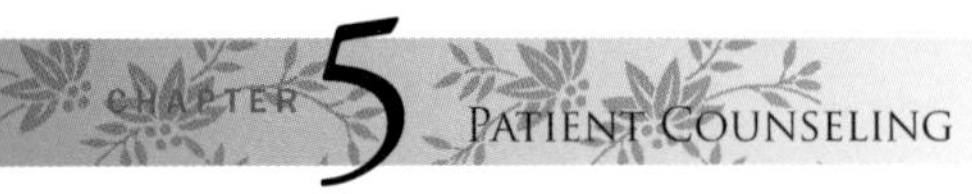

환자 상담

이 장에서는 효과적인 환자 상담에 대해 알아보기로 하자. 환자 상담 체크리스트를 작성하는 일은 환자에게 제공할 정보 -그리고 환자로부터 얻어야 할 정보- 를 정리하는데 도움이 된다. 단순한 정보 제공만으로는 효과적인 환자 상담이라 할 수 없다. 환자들이 계속해서 치료법에 따르려면 많은 정보가 필요하며 환자가 그것을 이해하고 기억하기 위해서는 적절한 시기와 메시지의 구성, 환자의 참여도 등이 중요하다. 상담 시간을 정보 교환의 기회로 활용해야 한다. 약사는 약물 치료의 전문가이지만 환자 또한 자신의 일상에 대한 전문가이므로 질병 및 치료에 대해 자신이 이해한 정도와 처방대로 약을 복용하는데 어떤 문제가 예상되는지 등에 대해 잘 알고 있다. 상담이 효과적으로 이루어지려면 이런 모든 내용들이 평가되어야 한다. 다음의 상담 체크리스트는 환자의 치료 순응 정도를 높이기 위한 정보 교환 요령을 설명하고 있다. 체크리스트의 각 항목에 대한 요점을 살펴보자. 이 리스트는 환자와 상담 전에 약물 치료의 적합도에 대한 평가를 이미 마친 상황을 전제로 작성된 것이다.

환자 상담 체크리스트

1. 약사가 자기소개를 한다.
2. 이야기하는 상대가 환자인지 아니면 환자의 보호자인지 확인한다.
3. 환자에게 약에 대해 이야기할 시간이 있는지 물어본다.
4. 상담의 목적과 중요성에 대해 설명한다.
5. 의사가 환자에게 약에 대해 무엇을 말했는지, 그리고 어떤 병이나 증상을 치료하고 있는지 물어본다. 그 질병에 대해 환자가 알고 있거나 이해한 사항이 무엇인지 물어본다. 사용가능한 환자 정보(가능하다면 알레르기에 대한 정보 포함)를 이용한다.
6. 정보 제공에 앞서 환자에게 어떤 걱정이 있는지 물어본다.
7. 적절히 공감하기와 들어주기, 걱정에 대한 주의 집중 등의 방법을 이용하여 환자와 대화한다. 상담 내내 이 기술들을 이용한다.
8. 환자에게 약의 이름과 적응증, 투약법 등을 말해준다.
9. 환자에게 복용량에 대해 설명한다.
10. 환자에게 처방받은 대로 약을 복용하는데 문제가 없는지 물어본다.
11. 약물 요법을 환자의 일상생활에 맞추어 조정한다.
12. 약의 복용 효과가 나타나려면 어느 정도의 시간이 걸리는지 환자에게 설명한다.
13. 환자가 얼마나 오랫동안 약을 복용하게 될지 말해준다.
14. 환자가 언제 약을 다시 받으러 와야 하는지와 약을 재공급 받는 횟수를 설명한다.

(다음 페이지에 이어서)

환자 상담 체크리스트 (앞에 이어서)

15. 약의 부작용이나 복용의 어려움을 설명하기 전에 그 약의 이점을 강조하고 이용을 독려한다.
16. 약의 주요 부작용과 그 부작용이 시간이 지난 후 사라지는 것인지에 대해 이야기한다. 부작용의 관리 방법에 대해 설명하고, 만약 부작용이 사라지지 않거나 심해질 경우 어떻게 해야 하는지 말해준다.
17. 설명서(상담이 끝나면 환자가 받게 될)에 추가로 드문(이 부분을 환자에게 강조한다) 부작용이 나와 있다고 알려준다. 그리고 그런 부작용들과 관련하여 걱정이 생기면 전화를 하도록 권한다.
18. 상담에 도움이 되도록 적절한 곳에 필요한 정보를 적어준다.
19. 예방법(예: 피해야 할 활동)에 대해 논의한다.
20. 도움이 될 활동들(예: 운동, 염분 섭취 줄이기, 식단, 자가 검사)에 대해 논의한다.
21. 약물-약물, 약물-음식, 약물-질병의 상호작용에 대해 논의한다.
22. 보관법을 말해주고 부가 설명(예: 잘 흔들어야 함, 냉장고 보관)을 한다.
23. 약을 제때 복용하지 않았을 때 어떻게 해야 하는지에 대해 환자에게 정확한 말로 설명한다.
24. 환자에게 주요 정보(예: 약의 이름, 부작용, 복용을 제 때 못했을 때 해야 할 일)를 다시 말하게 하면서 내용을 잘 이해했는지 확인한다.
25. 또 다른 걱정이나 질문이 있는지 다시 확인한다.
26. 환자에게 약국에서 나가기 전에 항상 약을 확인해야 한다고 조언한다.
27. 상담 내내 환자에게 알맞은 언어를 사용한다.
28. 상담 시 주도권을 갖도록 한다.
29. 알맞은 방법으로 정보를 정리한다.
30. 환자의 상태에 대해 추후에도 관리한다.

각 항목에 대한 논의

1. 약사가 자기소개를 한다.

환자가 자신의 대화 상대가 약사임을 아는 것이 중요하다. 약사가 아닌 보조원과 이야기하고 있다고 생각할 경우 질문을 꺼리거나 걱정을 표현하지 않으려 할 수도 있기 때문이다. 약사는 환자에게 인사를 하고 악수를 청하며 자신의 이름을 말한다. "안녕하세요. 약사인 ○○○입니다." 이것이 관계의 시작이다.

2. 이야기하는 상대가 환자인지 아니면 환자의 보호자인지 확인한다.

약사는 자신이 누구와 이야기하는지 알아야 한다. 환자와 직접 이야기할 경우 정보에 대한 혼란이나 왜곡이 일어날 가능성을 최소화할 수 있다. 다른 의료 기관과의 의사소통에서는 서면정보가 환자와의 직접 대화에서 나온 정보보다 훨씬 중요하다.

3. 환자에게 약에 대해 이야기할 시간이 있는지 물어본다.

환자에게 정보를 알려주려 해도 대화할 시간이 없다면 소용이 없을 것이다. 특히 약국을 처음 방문한 환자의 경우 향후 올바른 관리를 위해 환자에 대한 기본 데이터베이스를 작성할 시간이 필요하다. 환자에게 시간적 여유가 없다면 서면 정보를 이용하거나 환자가 편한 시간에 따로 연락을 해야 하며, 두 가지 방법 모두를 이용할 수도 있다.

4. 상담의 목적과 중요성에 대해 설명한다.

사람들에게 무언가를 요청할 때, 그 이유를 함께 설명하면 집중력과 순응도를 높일 수 있다. 예를 들어 테트라사이클린(tetracycline)을 음식이나 유제품과 함께 복용해선 안 되는 이유(흡수율을 감소시켜서 약의 효과를 떨어뜨린다)를 알게 된 환자들은 그렇게 하지 않으려 할 것이다. 환자에게 상담이 왜 중요한지를 설명하기 위해 상담을 통해 환자들이 얻을 수 있는 이익을 알려준다. 또 새로운 환자에게는 정보 수집이 필수적인 이유를 먼저 설명해야 한다.

5. 의사가 환자에게 약에 대해 무엇을 말했는지, 그리고 어떤 질병이나 증상을 치료하고 있는지 물어본다. 그 질병에 대해 환자가 알고 있거나 이해한 사항이 무엇인지 물어본다. 사용가능한 환자의 신상 정보(가능하다면 알레르기에 대한 정보 포함)를 이용한다.

일반적으로 상담이 효과적이려면 의료인보다는 환자가 더 많이 말을 해야 한다. 상담의 목적은 환자가 약국에서 나갈 때 약에 대해 올바른 이용 지식을 갖게 하는 것이기 때문이다. 약사든 의사든 그 정보를 누구에게서 얻었는지는 정말 중요하지 않다. 약사는 장황한 설명을 시작하기 전에 환자가 그 약과 질병에 대해 이미 알고 있는 것이 무엇인지 파악해야 한다. 환자가 이미 잘 알고 있는 정보를 약사가 반복해서 이야기할 이유는 전혀 없다. 환자가 정확한 정보를 알고 있다면 그에 대한 격려와 칭찬이 필요하다. 반면 부정확한 정보는 수정해야 하고, 빠트린 내용은 추가로 알려주어야 한다. 환자의 신상 정보가 포함되어 있는지, 알레르기에 대한 정보가 들어 있는지에 대해서도 확인한다.

6. 정보 제공에 앞서 환자에게 어떤 걱정이 있는지 물어본다.

많은 환자들은 자신이 먹게 될 약이나 치료 중인 질병에 대해 걱정을 하고 있다. 하지만 이에 대해 질문을 받기 전에는 걱정이 있다고 말하지 않는 경우가 많다. 그러니 환자의 이런 걱정들을 최대한 이해하는 마음으로 다루는 태도가 중요하다. 걱정에 대해 이야기하기 전까지 환자는 다른 정보를 귀담아 듣지 않을 것이다. 약사는 환자의 걱정을 이해하고 마땅한 주의를 기울여 문제를 다루기 위해 모든 노력을 다해야 한다. 환자가 걱정이라고 이야기하는 것은 그것이 그들에게 중요한 문제이기 때문이다. 환자의 걱정이 올바른 방법으로 다루어지지 않으면 이후의 어떤 정보도 내면화되지 못할 것이다.

7. 적절히 공감하기와 들어주기, 걱정에 대한 주의 집중 등의 방법을 이용하여 환자와 대화한다. 상담 내내 이 기술들을 이용한다.

이 기술들은 효과적인 상담을 위해 매우 중요한 요소들이다. 환자의 순응도에 대한 자료들에 의하면 약사와 환자의 관계는 치료에 대한 환자의 예상 순응도를 결정짓는 주요 변수이다. 환자에게 의료인은 능력 있고 신뢰가 가며 환자를 배려하는 사람으로 비춰져야 한다. 공감하기와 들어주기, 주의 집중 등의 기술은 배려하는 의사소통의 효과적인 도구들이다.

8. 환자에게 약의 이름과 적응증, 투약법 등을 말해준다.

이 과정은 일반적으로 약이 환자에게 적합하다는 결론 후 조제가 이루어진 뒤에 진행되는 단계이다. 환자에게 약의 이름을 말해줌으로써 그들이 약을 잘 인지하는 데 도움을 줄 수 있다. 약의 이름을 알면

특히 응급 상황(예: 과복용한 경우, 소아가 약을 복용한 경우)에서 적절한 대처가 가능하다. 적응증을 알려주는 것은 진단 내용을 다시 확인시키고 치료가 적합하다는 확신에 도움을 주는 행동이다. 투약 방법은 대부분 특별할 것이 없지만, 잘못된 방법으로 투약하여 문제가 된 사례들도 수없이 많다. 약포지에 인쇄된 설명만으로 이런 문제를 완벽하게 예방할 수 있다고 생각해선 금물이다. 아예 글을 모르거나 읽더라도 제대로 읽지 않는 환자가 많기 때문이다.

9. 환자에게 복용량에 대해 설명한다.

다시 말하지만, 생각보다 많은 환자들이 제대로 글을 읽지 못한다. 따라서 약사가 따로 복용량에 대해 말해주는 일은 매우 중요하다. 글을 읽을 수 있는 환자일지라도 약포지에 인쇄된 내용이나 의사의 설명만으로는 부족할 수 있으므로 내용을 보강하여 알려주어야 한다. 약의 용법, 용량은 대부분 간단하거나 뻔한 것처럼 보이지만 만약 "식후와 취침 시 한 알을 복용하시오." 라는 지시사항이 있다면 환자들은 하루에 몇 번이나 약을 복용하게 될까? 모든 사람들이 하루에 세 번씩 식사를 하는 것은 아니다. 당뇨가 있는 환자들은 하루에 여섯 번이나 일곱 번씩 식사를 한다.

10. 환자에게 처방받은 대로 약을 복용하는데 문제가 없는지 물어본다.

복용량에 대해 환자와 이야기한 후, 약사는 환자에게 처방대로 복약하는데 문제점은 없는지 물어보아야 한다. 이것은 중요한 질문인데 의료인들이 좀처럼 묻지 않는 질문이기도 하다. 연구에 따르면 복용의 복잡성이 순응도에 영향을 미치고, 따라서 치료 결과에도 영향을 미칠 수 있다고 한다. 일반적으로, 하루 4회씩 복용하는 경우에는 순응률이 40% 이하인데 비해, 하루 1회 복용일 때는 순응률이 80% 이상에 이른다. 이는 약사에게 중요한 의미가 된다. 단순히 약의 비용이 아니라 전체 비용을 고려해야 한다. 복잡한 복용법으로 인해 순응도가 심각하게 낮아지면 환자의 병이 악화되는 결과를 초래할 수도 있다. 약사는 복용법과 관련된 문제를 해결하기 위해 덜 복잡한 복용 일정을 만들도록 의사와 상의하는 등 모든 시도를 다 해보아야 한다.

11. 약물 요법을 환자의 일상생활에 맞추어 조정한다.

환자의 일상에 맞추어 약을 복용하도록 도와주는 일이라면 무엇이든 순응도를 높여주는 효과가 있다. 여기에는 환자의 기상 및 취침 시간, 식사 시간 등을 확인하는 일도 포함된다. 모든 환자가 하루에 세 번씩 식사할 것이라고 추측해선 안 된다. 효과를 가장 높이기 위해서는 환자에게 불편할지도 모를 생활 방식을 제안할 것이 아니라, 환자의 일상 습관을 파악해야 한다.

12. 약의 복용 효과가 나타나려면 어느 정도의 시간이 걸리는지 환자에게 설명한다.

환자는 약의 효과가 나타나기 까지 어느 정도의 시간이 걸리는지 알아야 한다. 약효가 나타나는 시간이 생각보다 길다는 사실을 듣지 못 했다면, 자신이 먹는 약이 효과가 없다고 생각하여 복용을 포기해 버릴 수도 때문이다. 또는 한 번의 복용만으론 효과가 없다는 생각에 약을 과다하게 복용할 위험도 있다.

13. 환자가 얼마나 오랫동안 약을 복용하게 될지 말해준다.

환자는 그 약을 얼마 동안 이용하게 될지에 대한 합리적 기대를 가질 필요가 있다. 이는 환자가 치료에 순응하려는 마음가짐을 갖도록 해주고, 비현실적인 기대를 없애는데 도움을 준다. 또한 치료 기간에 대한 환자의 걱정을 표현할 기회도 제공해준다.

14. 환자가 언제 약을 다시 받으러 와야 하는지와 약을 재공급 받는 횟수를 설명한다.

이런 정보는 환자가 계획을 세우고 목표를 설정하는데 도움이 된다. 환자는 약물 치료법을 따르기 위해 계획을 세워야 한다. 약사는 환자에게 "의사가 30일치 약을 처방했어요. 그러니까 6월 30일에 보게 되겠네요. 그럼 그때 뵙겠습니다."라고 말할 수 있다. 이를 통해 환자는 언제 다시 와야 할지 알게 되고, 만약 그 날 오기가 어렵다면 다른 방법은 없는지 약사와 상의하게 될 것이다.

15. 약의 부작용이나 복용의 어려움을 설명하기 전에 그 약의 이점을 강조하고 이용을 독려한다.

환자는 약을 복용함으로써 자신들이 얻게 될 이득에 대해 알 필요가 있다. 환자는 왜 약을 복용하는가? 약을 복용하면 더 나아진 기분이 들까? 의료인들이 저지르는 흔한 실수 중이 하나가 좋은 점을 말하기 전에 문제점을 먼저 언급하는 것이다. 이 경우 환자에게 동기를 부여하는 일이 어려워진다. 문제점이 아닌 이점을 먼저 말하는 편이 효과적이다. 만일 환자가 여러 이점들을 떠올리지 못한다면 이렇게 말하도록 한다. "여기, 다른 환자들이 언급한 이점들이 있어요. 어떻게 생각하세요?"

그리고 문제점과 함께 걱정에 대해 논의해 본다. 이런 문제들의 해결을 시도하기 전에, 문제 극복을 위한 환자의 생각을 물어본다. 무엇이든 환자가 올바른 해결책을 말하면 이를 격려하고 칭찬해 주어야 한다. 환자가 당황할 경우엔 이렇게 말하도록 한다. "여기, 다른 당뇨(예를 들면) 환자들이 문제를 극복하기 위해 떠올린 것들이에요. 이중에서 환자분께 맞는 방법이 있나요?" 어떤 환자들은 특히 처방대로 약을 복용하는 것을 거부하기도 한다. 9장에서 거부하는 환자에 대한 대처법을 논의할 예정이니 변화의 초이론적 모델에 대한 부분에서 숙고전 단계(Precontemplation)를 참고하기 바란다.

복용할 약의 주요 부작용에 대해 환자가 알고 있어야 하지만, 부작용에 대해 논의하기 전에 약사는 먼저 선택된 치료법에 지지를 표현하고 환자에게 그 치료법의 이점을 설명하는데 모든 노력을 기울여야 한다. 이것은 부작용의 고려에 도움이 될 뿐 아니라 치료에 대한 환자의 확신을 키우는데 도움이 된다. 선택된 치료법에 대한 확신이 부족하면 불순응의 비율이 높아진다는 것을 기억해야 한다.

16. 약의 주요 부작용과 그 부작용이 시간이 지난 후 사라지는 것인지에 대해 이야기한다. 부작용의 관리 방법에 대해 설명하고, 만약 부작용이 사라지지 않거나 심해질 경우 어떻게 해야 하는지 말해준다.

환자는 부작용에 대해 알고 있어야 한다. 그래야 부작용이 나타났을 때 제대로 대처할 수 있고 부작용의 치료를 위해 또 다른 의사를 찾아가는 일도 없을 것이다. 부작용에 대한 효과적인 상담을 통해 약사는 환자에게 사용할 약의 위험도를 잘 이해할 수 있게 해야 한다. 어떤 환자들은 가능한 모든 부작용에 대해 알기 원할 것이다. 약사들은 정보의 보급을 위해서 유연한 접근법을 개발해야 한다. 정보 책자는 환자에게 추가 정보를 제공할 수 있는 훌륭한 방법이다. 환자에게 시간이 지난 후 부작용이 사라지는지, 만약 사라진다면 그때까지 걸리는 평균 시간은 어떻게 되는지에 대해 설명해야 한다. 내용은 구체적일 수록 좋다. 환자가 부작용을 예방하거나 경감, 관리하기 위해 할 수 있는 일들이 있는가? 부작용이 사라지지 않으면 어떻게 해야 할까? 이 문제에 대한 해결책을 제시하자.

17. 설명서(상담이 끝나면 환자가 받게 될)에 추가로 드문(이 부분을 환자에게 강조한다) 부작용이 나와 있다고 알려준다. 그리고 그런 부작용들과 관련하여 걱정이 생기면 전화를 하도록 권한다.

18. 상담에 도움이 되도록 적절한 곳에 필요한 정보를 적어준다.

글을 읽을 수 있는 환자에게는 구두 설명과 함께 서면으로 된 정보를 함께 제공하면 좋다. 이렇게 하면 환자가 들은 내용을 잘 기억하지 못하는 경우 참고가 된다. 서면정보는 상담의 효과를 높이기 위해 이용될 수 있다. 환자가 약의 조제를 기다리는 동안 서면정보를 훑어보게 해도 좋다. 이 경우 환자는 더 적절한 질문을 하게 되고, 상담 시간도 절약된다. 대기시간을 이용해 서면정보를 훑어봄으로써 기다리는 지루함을 덜어주는 효과도 있을 것이다. 좀 더 참을 수 있도록 주의를 다른 곳으로 돌려준다는 점이다.

19. 예방법(예: 피해야 할 활동)에 대해 논의한다.

환자가 의사와 예방법에 대해 이야기를 나누었을 것으로 미루어 짐작해선 안 된다. 의사와 예방법에 대해 이야기를 나누었는지 환자에게 직접 물어보아야 한다.

20. 도움이 될 활동들(예: 운동, 염분 섭취 줄이기, 식단, 자가 검사)에 대해 논의한다.

19번과 같은 논리가 적용된다.

21. 약물-약물, 약물-음식, 약물-질병의 상호작용에 대해 논의한다.

환자들은 보통 자신이 복용하는 약이나 치료 중인 질병이 다른 약이나 음식, 질병 등에 의해 방해받을 수 있다는 점을 잘 인식하지 못한다. 약물 관련 정보를 예방하려면 이런 정보를 아는 것이 필수적이다. 예를 들어 고혈압 환자에게는 기침약이나 감기약을 복용하기 전에 약사에게 물어보아야 한다는 점을 알려야 한다. 이런 예방책들이 필수적인 이유도 설명해 주자.

22. 보관법을 말해주고 부가 설명(예: 잘 흔들어야 함, 냉장 보관)을 한다.

많은 환자들이 여전히 욕실에 있는 찬장에 약을 보관한다. 하지만 목욕탕은 열기와 습도로 인해 약을 보관하기에는 최악의 장소라 할 수 있다. 환자에게 모든 약에 대해 일반적으로 추천되는 보관법은 물론, 구체적 보관법(예: 냉장 보관)과 부가적인 지침들에 대해 확실히 알려주어야 한다.

23. 약을 제때 복용하지 않았을 때 어떻게 해야 하는지에 대해 환자에게 정확한 말로 설명한다.

환자가 약국 문을 나서기 전에 약을 제대로 복용하지 못했을 때 어떻게 해야 하는지 분명히 해야 한다. 지침은 가능한 한 구체적이어야 한다. 명확한 설명을 위해 실제 시간과 구체적인 예를 이용하라. 그러면 환자가 "정오에 먹어야 할 약을 깜빡 하고 오후 3시가 되어서야 깨달았다면 어떻게 해야 하나요?" 와 같이 되물을 것이다. 환자가 제대로 이해했는지 확인하려면 환자에게 들은 내용을 따라서 말해보게 하면 된다. 이해했냐고 물어보는 질문에는 보통 "네" 라고 답하지만 실제로는 이해하지 못했을 수도 있다.

24. 환자에게 주요 정보(예: 약의 이름, 부작용, 복용을 제 때 못했을 때 해야 할 일)를 다시 말하게 하면서 내용을 잘 이해했는지 확인한다.

환자가 복용법을 이해하고 있는지 충분히 평가하기 위해 약사는 다음과 같은 질문을 할 수 있다. "환자분, 제가 확인할 수 있도록 약의 복용법에 대해 설명해 드린 내용을 다시 한 번 말씀해 보시겠습니까?" 부작용, 복용을 건너 뛴 경우, 보관 상태 등에 대해서도 같은 방법으로 명확히 할 수 있다. 시간을 줄이고 싶다면 '빈 칸 채우기(fill-in-the-blnak)' 와 같은 방법을 사용하라. 예를 들어 "환자분, 첫 번째 복용은 몇 시에 하지요?" 라고 묻는 것이다. 이 때 환자가 옳은 대답을 하면 칭찬을 해주고, 잘못된 정보를 말할 경우엔 다시 고쳐주면 된다. 기억하자. 칭찬은 순응도를 높여주는 가장 좋은 방법 중 하나다.

25. 또 다른 걱정이나 질문이 있는지 다시 확인한다.

상담을 하는 도중 추가적인 질문이나 걱정이 생길 수도 있다. 특히 환자가 약사를 신뢰하는 경우 이런 질문 혹은 걱정들을 표현하게 되는데, 이 때 약사는 환자가 약국을 떠나기 전에 그 문제들을 다루어야 한다. 이전과 마찬가지로 환자에게 또 다른 질문이나 걱정이 있는지 묻고, 환자가 하는 말을 정중하고 주의 깊게 들어주는 것이 좋다.

26. 환자에게 약국에서 나가기 전에 항상 약을 확인해야 한다고 조언한다.

이는 환자가 약에 친숙해짐과 동시에 만약에 벌어질 어떤 문제에 대비해 복약 전 약을 직접 확인하도록 하는 절차이다. 약사는 다음과 같이 말할 수 있다. "가시기 전에 다시 한 번 약을 확인해 보시고 궁금한 내용이나 문제점이 있다면 저에게 알려주세요. 저도 실수를 하지 않으려고 노력하지만 조심하는 게 좋잖아요. 환자분이 최종 확인을 해 주시는 겁니다." 이렇게 함으로써, 이것이 파트너십을 요하는 일임을 명확히 하고, 환자 역시 책임을 지고 있다는 점을 다시 한 번 강조하는 것이다.

27. 상담 내내 환자에게 알맞은 언어를 사용한다.

이 부분은 따로 설명이 필요 없는 항목이다. 불필요하게 혼란스러운 단어를 사용하는 약사들이 있다.(예를 들면 위장[gastrointestinal] 혹은 위[stomach]를 GI라고 말한다). 이 경우 무슨 뜻인지 이해하지 못했더라고 그냥 넘어가는 환자들이 많을 것이다. 단순하고 이해할 수 있는 말로 설명하려고 노력하면 순응도가 높아질 것이다.

28. 상담 시 주도권을 갖도록 한다.

환자와의 효과적인 상담을 위해서는 많은 정보들에 대해 논의해야 한다. 걱정하는 바를 다루려면 시간이 오래 걸린다. 하지만 환자나 약사 사이에서 필요 없는 이야기는 최소화 하도록 노력해야 한다. 상담을 하는 동안 소소한 이야기를 하게 될 때도 있겠지만 이는 분위기 전환의 목적으로 짧고 단순하게 이루어져야 한다.

29. 알맞은 방법으로 정보를 정리한다.

이 체크리스트는 알맞은 방식으로 정보를 정리하기 위한 것이다. 일반적으로 대부분의 중요한 정보는 상담의 초반에 제공하고, 마지막에 한 번 더 반복해 주어야 한다. 또한 부작용을 논의하기에 앞 서 그 약에 대한 지지를 표현해야 한다.

30. 환자의 상태에 대해 추후에도 관리한다.

다시 약을 받으러 제때 오지 않거나 영영 오지 않는 환자들이 많다. 추후 관리는 당신의 서비스를 차별화할 수 있는 가장 좋은 방법이다. 환자들은 이를 통해 당신이 자신을 걱정한다는 사실을 알게 될 것이며 자연스럽게 재방문 확률도 높아질 것이다. 유지보수 약물을 복용하는 환자는 제때 약을 다시 받아가지 않으면 더 많은 문제가 생길 위험이 있으므로 특히 주의해야 한다. 환자에 따라 추후 관리를 원하지 않는 경우도 있으니 융통성 있게 대처하자. 추후 관리를 원하는 환자에게는 관리 프로그램에 등록하고 이를 어떻게 받을지에 대해 선택하도록 한다. 환자에게 가장 적합한 알림 방법 – 이메일, 문자나 음성 메시지, 팩스, 우편물 등 – 을 직접 정하게 하는 것이다. 단, 에이즈나 정신 질환과 같이 민감한 질병의 경우 우편물을 이용하는 방법은 부적절하다는 점을 잊지 말자. 더욱 융통성 있는 서비스를 제공할수록 효과는 커지게 된다.

상담 시나리오 샘플

다음 상담 샘플은 체크리스트의 사용을 보여주고 있다. 환자는 21세의 여대생으로 인두염 진단을 받은 상태다. 그녀는 페니실린 V 칼륨(penicillin V potassium) 500mg을 열흘 동안 하루 3회 복용하도록 처방 받았고 이후 다시 약을 받을 필요는 없다.

약사: (손을 내밀며) 안녕하세요. 저는 당신의 약을 조제해드릴 약사, 카렌 터너입니다. 셸리 잭슨씨 맞나요?

환자: 네, 맞습니다. 이 약이 효과가 있었으면 좋겠네요.

약사: 목이 따끔하시겠네요. 이 약은 잘 복용하면 인두염에 효과가 좋습니다. 약에 대해 이야기할 수 있도록 5분 정도 시간을 내실 수 있나요?

환자: 네, 하지만 목이 너무 아프네요.

약사: 정말 아프죠. 저는 환자분의 목이 빨리 나을 수 있도록 이 약에 대한 적절한 복용법을 설명해드리고자 합니다. 또한 이 약을

복용하는 동안 몇 가지 주의점에 대해서도 아셨으면 합니다. 설명이 끝나면 정보 책자를 드릴게요. 여기에 주요 내용이 요약되어 있고, 질문이 있을 때를 대비해 약국 전화번호도 적어 놓았습니다.

환자: 네. 알겠습니다.

약사: 이 약과 인두염에 대해 의사가 무슨 얘길 해주었나요?

환자: 전염성인 것 같은데, 약을 복용한 후 최소 48시간 동안에도 전염성이 유지될 수 있다고 했어요. 약은 모두 복용해야 하고 제가 페니실린을 받게 된다고 말했어요.

약사: 좋습니다. 정확히 말씀해 주셨네요. 이 약국에 처음 오셨기 때문에 페니실린에 대한 알레르기가 있는지 여쭤봐야겠는데요.

환자: 없어요, 예전에 페니실린을 이용해 본 적이 있어요. 아목시실린(amoxicillin)이 페니실린의 일종 아닌가요?

약사: 네, 맞아요. 그걸 이용하실 때 아무 문제도 없었나요? 발진이나 비슷한 것도?

환자: 없었어요.

약사: 잘됐네요. 이 질문도 해야겠네요. 피임약을 사용하시나요?

환자: 아뇨. 그건 왜 물어보시죠?

약사: 페니실린이 피임약의 효과를 감소시킬 수 있어서, 이 약을 복용하는 중에는 피임약 외에 다른 피임법을 이용하셔야 해요. 그

밖에 다른 질문이나 걱정되는 점이 있나요?

환자: 음, 네, 몇 가지 있어요. 인두염이 심장질환을 유발한다는 이야기랑 어떤 항생제들은 효과가 없다는 이야기를 들었어요.

약사: 중요한 문제들이네요. 인두염이 제대로 치료되지 않으면 심장질환을 유발할 수 있어요. 하지만 약을 모두 복용하시면 그런 일은 일어나지 않을 겁니다. 이 문제에 대해서는 더 이야기 하도록 하겠습니다. 그리고 일부 항생제가 효과를 나타내지 않는 것은 복용이 제대로 이루어지지 않았기 때문입니다. 이전에 인두염을 앓은 적이 있나요?

환자: 제가 알기로는 없어요.

약사: 이 부분에 대해서는 문제가 없겠네요. 요즘 돌고 있는 인두염은 페니실린에 저항성을 갖고 있지는 않으니, 환자분은 괜찮을 거예요.

환자: 잘됐네요.

약사: 네. 약 이름은 페니실린 V 칼륨 500mg이고 인두염에 아주 효과적인 약입니다. 한 알씩 하루 세 번 복용하고, 가능하면 복약 간격을 비슷하게 하라고 들으셨을 거예요. 관련 정보는 라벨에 나와 있어요.(환자에게 약병을 보여준다.) 처방전대로 약을 복용하는데 예상되는 문제점은 없나요?

환자: 없길 바래요. 이 병이 나았으면 좋겠네요.

약사: 분명히 나을 거예요. 약 먹는 걸 기억하는데 문제가 있으면 지금 알려주세요. 도움이 될 만한 기구들이 있어요. 자, 보통 몇 시에 일어나고 몇 시에 잠을 자죠?

환자: 오전 6시 30분에 일어나고 잠은 10시 30분이나 11시쯤 자요.

약사: 네. 이 약을 복용하는 동안에는 가능한 많은 휴식을 권해드려요. 첫 번째 복용은 기상 시에 하세요. 가능하다면 한 시간 정도 기다린 후 아침을 드시고요. 이 약은 식사하기 1시간 전이나 식후 2시간에 복용하는 것이 가장 효과적입니다. 이 약을 드시고 복통이 약간 있는 경우, 약을 음식과 함께 드세요. 그러니까, 첫 번째 복용은 아침 6시 30분이고 다음 복용은 가능하다면 오후 2시 30분쯤, 그리고 마지막은 취침 시에 복용하세요. 어떠세요? 하루 일과에 잘 맞나요?

환자: 음, 오후 2시부터 3시까지 수업이 있어요.

약사: 2시나 3시에 드셔도 괜찮을 거예요. 2~3일은 지나야 나아지는 기분이 들기 시작할 거고요. 기억하셔야 할 건, 이 기간 동안 아직은 전염성이 있다는 사실이에요. 나아진 기분이 든다 해도 약은 다 먹을 때 까지 하루에 세 번씩 복용하세요. 다 복용하는데 10일이 걸릴 거예요. 그렇게 하면 심장 질환이 나타날 위험도 없고 '병균' 도 분명히 제거될 거예요. 이 시기 동안 아픈 목에 대해서는 아세트아미노펜(타이레놀 Tylenol)을 복용하면 도움이 됩니다. 그리고 다시 말씀드리지만, 휴식을 가능한 많이 취하고 물을 많이 드세요.

환자: 알겠습니다.

약사: 이 처방전에 대한 약의 재조제는 없어요. 10일 후면 좋아질 겁니다. 말씀 드렸듯이 페니실린 V 칼륨은 인두염에 정말 효과가 좋으니까, 10일 후면 인두염이 깨끗이 나을 거라고 자신 있게 말

씀드릴 수 있어요. 페니실린 V 칼륨이 부작용이나 의도하지 않은 작용을 일으킬 수 있다는 말도 해드려야겠네요. 방금 말씀드린 것처럼 어떤 사람들은 이 약을 먹고 약간의 복통이나 설사를 겪기도 합니다. 이런 경우 음식과 함께 드셔보세요. 설사가 생겼는데 며칠 후에도 나아지지 않으면 저에게 전화를 주세요. 페니실린 알레르기가 있으면 더 심각한 반응이 일어날 수도 있어요. 말씀대로라면 환자분은 알레르기가 없으니 괜찮지요. 하지만 예방 차원에서, 이 종이에 나열된 주의사항들을 읽어 보세요. 이 약을 복용하는 동안 발진이 있거나 호흡이 짧아지는 경우, 혹은 천명이 발생하면 응급실로 가셔야 해요. 물론 이건 거의 일어나지 않는 일이므로 크게 걱정할 필요는 없습니다.

환자: 무섭네요.

약사: 괜찮아요. 예방 차원에서 말씀드린 겁니다. 약을 드시는 열흘 동안은 너무 무리하지 마시고요. 약은 욕실 말고 서늘하고 건조한 곳에 보관하세요. 욕실은 습기가 너무 많아요. 주방에 있는 식품 수납장이면 괜찮을 거예요.

환자: 찬장에 두면 되겠네요.

약사: 휴대를 위해 라벨이 붙어있는 작은 약병 하나를 더 드릴까요?

환자: 그거 좋네요!

약사: 복용 시간을 놓쳤을 때는 어떻게 해야 할지 말씀드릴게요. 흔히들 겪는 일이니까요. 만약 복용을 한 번 잊어버렸는데 다음 복용까지 2시간 이내의 시간만 남았다면 이전 것은 건너뛰고 다음 것만 복용하세요. 두 번 겹쳐서 복용하지 마세요.

환자: 네.

약사: 아침 6시 30분 복용을 잊었는데 지금 오전 10시 30분이라고 해봐요. 이런 경우 어떻게 해야 하죠?

환자: 음, 다음 복용 까지 아직 4시간이 남았으니까 잊어버리고 못 먹은 약을 먹을 수 있겠네요.

약사: 맞아요! 오후에 복용할 약을 잊었는데 밤 9시 30분에 기억이 났다면요?

환자: 건너뛰고 그냥 10시 30분 약만 복용 하면 되죠.

약사: 아주 좋습니다! 다 이해하셨네요. 자, 지금까지 여러 가지 이야기를 했는데요. 제가 헷갈린 게 없는지 확인하기 위해, 약 이름을 말해주시겠어요?

환자: 페니실린 V 칼륨 500mg이요.

약사: 좋아요. 복용은 어떻게 하죠?

환자: 아침 식사하기 한 시간 전, 오후 2시나 3시, 그리고 밤 10시 30분이요. 그리고 약이 다 없어질 때 까지, 즉 10일 동안 계속 약을 복용해야 하고요.

약사: 아주 좋아요! 부작용에 대해서는 뭐가 기억나세요?

환자: 복통이나 설사를 일으킬 수 있어요. 이런 경우 음식과 함께 먹으면 되고, 만약 부작용이 없어지지 않으면 약사님께 전화를 해요. 발진이 생기거나 호흡에 문제가 있으면 응급실로 가요.

약사: 잘 말씀하셨어요. 그리고 충분한 휴식과 수분 섭취가 중요

하고 필요 시 아픈 목을 위해 아세트아미노펜을 복용할 수 있다는 점도 기억하세요. 좋아요, 마지막 한 가지는 약이 어떻게 생겼는지에 대한 거예요.(약병을 열어 환자에게 보여준다.) 드시는 약 모양을 알아두세요. 다른 사람이 실수로 환자분의 약을 먹을 수도 있으니까요. 또 재조제(이번에는 아니지만)를 받을 때 본인이 먹던 약 모양과 다른 약이 나오면 약사에게 확인해 보세야 해요. 저희는 늘 실수를 하지 않으려고 노력하지만 가끔씩 실수할 수도 있으니까요. 환자분이 마지막으로 확인해 주시는 거죠.

환자: 좋은 조언이에요. 저희 할머니도 여러 가지 약을 복용하시는데 약들이 어떻게 생겼는지 알아두어야겠네요.

약사: 맞아요. 그 밖에 다른 질문이나 걱정되는 것들이 있나요?

환자: 아니요.

약사: 나중에 뭔가 떠오르면 바로 전화하세요. 저희 전화번호는 라벨과 여기 정보 책자에 나와 있어요. 말씀 드렸듯이, 제 이름은 카렌 터너고요, 도움이 된다면 좋겠습니다.

환자: 고마워요.

약사: 천만에요. 빨리 낫길 바랄게요. 괜찮다면 며칠 뒤 상태가 어떤지 알아보기 위해 전화를 드릴 수도 있어요.

환자: 물론이죠. 그렇게 하세요.

약사: 잘됐네요. 저희 직원이 계산을 도와드릴 겁니다. 안녕히 가세요.

환자: 안녕히 계세요.

체크리스트를 업무에 적용하기

바쁜 조제 업무에 시달리다 보면 이 체크리스트에서 제시한 모든 항목을 철저하게 수행하기는 어려울지도 모른다. 체크리스트는 효과적인 상담을 위한 지침서임을 기억하라. 시간적 여유나 병의 심각성, 약의 종류 등에 따라 이 체크리스트를 얼마나 많이 혹은 적게 이용하는지가 달라질 것이다. 되도록 철저하게 리스트를 적용하여 모든 환자가 약의 복용법을 마스터한 상태로 약국 문을 나설 수 있도록 하자.

생각해 볼 문제들

1. 환자 상담이 '끌어내기–제공하기–끌어내기' 를 포함한다는 말은 무슨 뜻일까?
2. 상담과 정보 제공의 차이점은 무엇인가?
3. 정보 제공의 방법으로는 왜 지속성을 기대하지 못하는 걸까? 왜 정보 제공은 치료 순응을 위한 충분조건이 아닌 필수조건인가?
4. 상담을 '전문가들의 만남(meeting of experts)' 이라고 부르기도 하는 이유는 무엇인가? 참여하는 사람 각각의 전문적 지식에 대해 정의 및 논의해보자.
5. 환자 상담과 약료의 차이점은 무엇인가?

화난 환자 대응하기

MANAGING THE ANGRY PATIENT

화난 환자 대응하기

약국에서 일어나는 다양한 상황들 중 약사들이 가장 두려워하는 순간은 아마도 '화난 손님'을 상대할 때가 아닐까 싶다. 분노는 인간의 일부이며 우리는 도처에서 사람들의 분노하는 모습을 보게된다. 분노는 또한 매우 어려운 감정이다. 증오나 무시, 경멸 등을 동반한다. 이 장의 후반에서 이 개념에 대해 좀 더 자세히 설명하기로 한다.

다른 사람의 분노는 물론 나 자신의 분노도 우리에게 문제를 일으킬 수 있다. 분노는 누군가에게 겁을 주거나, 또는 더 큰 분노를 유발하여 올바른 생각을 방해하고 문제 해결 능력을 손상시키는 결과를 낳는다.

분노를 더 효과적으로 다루는 방법을 빠르게 배울 수 있는 방법은 없다. 처음에는 자기 자신의 분노와 분노에 대한 반응을 이해하고, 이 반응이 다른 사람의 분노를 더욱 강하게 하는지 아니면 문제 해결에 초점을 두도록 하는지 알아야 한다. 이 장에서는 분노의 근원과 자신의 분노에 대응을 시작하는 방법, 그리고 환자들의 분노에 좀 더 효과적으로 대응하는 방법에 대해 알아볼 것이다.

분노란 무엇이며 어디에서 오는가?

분노는 느낌이다. 기쁨이나 상처, 두려움 등의 감정을 좋고 나쁨으로 구분 지을 수 없듯, 분노란 감정도 나쁜 것이 아니다. 분노를 느끼는 일 자체가 문제를 일으키지는 않는다는 뜻이다. 화가 날 때 화를 내는 행동은 생산적인 결과로 나타날 수도 있고, 그 반대일 수도 있다. 일반적으로 분노란 기분 나쁜 것으로 인식하고, 우리의 문화에서 쉽게 용인하지도 않지만 분노를 느끼는 것과 분노를 부적절하게 표현하는 것은 구분될 필요가 있다.

분노는 거의 부차적인 감정일 경우가 많다. 어떤 감정이 일어난 후 분노가 뒤따라 나타난다. 대표적으로 우리는 두려움이나 상처를 받은 후 분노를 느낀다. 이를 이해하는 것이 중요하다. 분노는 위협이나 어떤 형태의 부당함에 대한 반응으로, 신체적 혹은 감정적 통증을 막는 역할을 하곤 한다. 망치에 손을 찧었을 때 분노는 흔히 나타나는 반응이다. 누군가의 불친절한 말로 인해 무시를 당했다고 느끼거나 상처를 받았을 때, 상처를 덮기 위해 분노를 억누를 수도 있다. 상처보다는 분노가 더 괜찮은 기분 혹은 더 강한 기분이 들기 때문이다. 분노를 통해 상처나 두려움, 고통 등의 느낌을 어느 정도 차단하는 것이다.

분노는 또한 일상의 어려움과 일반적인 부당함에 대해 우리가 좌절감을 분출하게 해준다. 분노가 효과적인 분출구가 될 수 있긴 하지만 문제의 원인이 되기도 한다. 우리가 분노로 가리려 한 진짜 감정을 회피하게 될 수 있기 때문이다. 문제는 분노를 억누르거나 부적절한 방식으로 표현할 때 발생한다. 이런 각각의 상황들에 대해 살펴보자.

억제된 분노

억제된 혹은 억압된 분노는 쌓여서 결국 어떤 형태의 폭발로 분출된다. 또는 심각한 궤양이나 심장병, 기타 스트레스 관련 질환을 일으킬 수도 있다. 억압된 분노는 과거로부터 생긴 과거 사건의 잔재이다. 억압된 분노에는 세 가지 유형이 있는데 성인의 억압된 분노와 문화적으로 억압된 분노, 유아기의 억압된 분노가 있다.[1]

성인의 억압된 분노는 우리가 이미 자신을 돌보고 방어할 만큼 나이를 먹은 이후 일어난 부당함이나 어떤 사건으로 인한 것이다. 반면 유아기의 분노는 자신을 돌보고 방어할 만큼의 나이가 되지 않았을 때 일어난 부당함이나 사건으로 인해 나타난다.

문화적 분노는 문화적 규범이나 법칙 때문에 발생한 사건 혹은 부당함으로 인한 것이다. 일례로 여성의 객관화로 인해 아름다운 여성은 남성과 대등한 인물로 진지하게 받아들여지지 않는 현상 등이 포함된다.

이런 모든 유형의 억압된 분노들을 잘 다루지 못 하면 부적절한 반응으로 이어지게 된다. 예를 들어 15분 이상 약이 조제되길 기다린 환자는 조금 불편해 하고 말 수도 있지만, 환자의 억압된 분노가 분출되면 엄청난 반응으로 나타날지도 모른다. 이처럼 현재의 순간에서 오는 것이 아닌 분노는 위험할 수 있다. 만약 약사가 환자로부터 비정상적인 분노 반응을 보게 된다면, 그들의 억압된 분노에 대처하고 필요 시 보안 요원에게 연락을 하는 등 적절한 조치를 취할지에 대해 숙고해야 한다.

분노가 억제 혹은 억압되면 우리는 자신이 누구인지, 세상에 어떤 식으로 반응을 해야 하는지 잊어버린다. 그러면서 진짜 감정에 닿지 못 하게 되는데, 이는 우리가 얼마나 부정적인 삶을 살고 있는지 반영하는 것이다. 다시 한 번 강조하자면, 우리는 스스로가 언제 아픔, 두려움, 분노, 행복 등을 느끼는지, 이런 감정들의 원인은 무엇인지를 인지하여 성장하고 성숙할 수 있어야 한다.

분노의 부적절한 표현

격분, 수동-공격적 행동, 방어 등의 형태로 표현되는 분노는 일반적으로 진짜 문제를 해결하지 못하기 때문에 문제가 될 수 있다. 누군가가 소리를 지르거나 격분하고 있을 때 문제 해결적 태도를 유지하는 누구에게나 어려운 일이다. 또한 수동-공격적 방식으로 행동하는 사람이 있을 때에도 문제를 해결하기가 매우 어렵다.

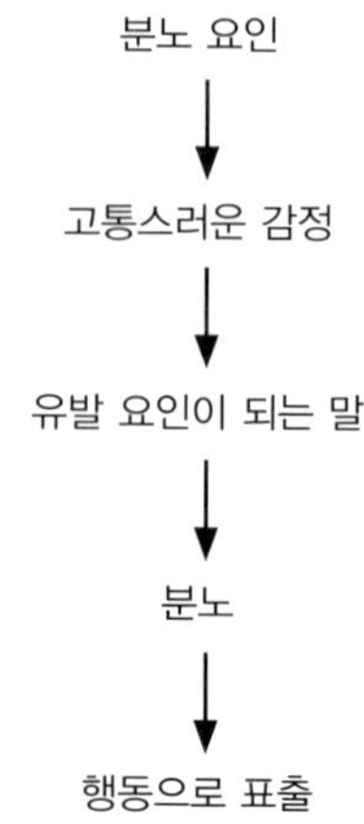

그림 6-1 **분노의 과정**

분노는 어떻게 나타나는가

그림 6-1은 분노의 과정을 보여준다. 이 과정은 무언가가 우리에게 육체적 혹은 정신적으로 스트레스를 줄 때 발생한다(스트레스 요인). 약국에 들어와서 항상 무엇인가에 대해 불평하는 환자를 예로 들어보자.(우리는 그를 PITA, 즉 Pain In The...* 라고 부른다).

약국에 와서 항상 불평불만을 쏟아내는 환자가 있다. 변화무쌍한

* 골칫덩어리를 의미함

날씨나 약의 가격, 긴 대기시간 등 많은 것들이 그의 불만의 원인이다. 어느 약국에나 이런 환자가 한두 명쯤은 있을 것이다. 그가 들어오면 약사는 절망과 탄식이 섞인 한숨을 내쉰다. 그리고는 약국보조원이나 접수원을 보내 그를 상대하도록 한다. "또 왔군 또 왔어! 가서 그를 상대해줘요. 정말 짜증나는 손님이야."

여기에서 스트레스 요인은 무엇인가? 스트레스 요인은 불평 많은 환자다. 고통스러운 진짜 감정은 무엇인가? 불안이다. 약사는 불안해하고 있다. 아마도 약사가 그 환자를 행복하게 해주어야 한다고 생각하기 때문일 것이다. 우리는 이 환자 같은 사람을 골칫덩어리, 혹은 어려운 고객이라고 부르지만 진짜 문제는 그런 사람을 대할 때 어떻게 해야 할지 모른다는 사실이다. 이렇게 생각해 보자. 그들의 행동은 매우 일관적이다. 항상 들어와서 불평을 한다. 그래서 어떻게 해야 할까? 우리는 종종 그 어려운 고객의 생각을 어떻게든 고쳐야 한다고 여긴다. 하지만 이것은 옳지 않다. 나 자신과 다른 사람들의 분노를 다루는 열쇠는 타인과 분리된 상태를 유지하는 능력, 즉 그 사람의 불평이나 분노, 좌절이 실제로 나 혹은 내가 누구인지와 관련이 없다고 여기는 능력이다. 그 어려운 고객은 단지 자신의 인생에 화가 난 상태이며 이것은 내가 고쳐줄 수 없는 부분이다.

그림 6-1의 다음 부분은 유발 요인이 되는 말이다. 스트레스 요인 및 고통스러운 진짜 감정에 대한 반응으로, 우리가 스스로에게(때로는 소리 내어) 말하는 것이다. 이 사례에서는 "또 왔군 또 왔어.", "정말 짜증나는 사람이야.", "그는 왜 항상 불평을 하는 걸까?", "저 사람은 왜 항상 내가 바쁠 때 들어오지?" 와 같은 말이 여기에 해당된다. 이 모

든 말들이 어떤 부당함이나 인생이 어떠해야 한다는 기대를 표현하고 있다는 점에 유의해보자. 이런 내부의 말들이 고통스러운 진짜 감정을 분노로 변형시킨다. 이 점을 이해해야 한다. 분노를 만들어내는 것은 고객이 한 말이나 행동이 아니다. 우리의 믿음과 기대, 가치관이 분노를 만들어내는 것이다.

다른 예를 들어보자. 지난 여름 필라델피아에서 애틀랜타로 비행을 하던 중, 조종사가 애틀랜타 지역의 뇌우로 인해 비행기가 공중에서 대기 중이라는 사실을 알렸다. 나는 뇌우 속에서 무리하게 착륙을 시도하는 것보다는 선회하는 편이 낫다고 생각했다. 하지만 내 옆 자리의 남자는 그렇게 생각하지 않는 모양이었다. 그는 매우 화가 난 상태로 승무원에게 언제 착륙하게 될지 물었고, 승무원은 모르겠다고 답했다. 그러자 그는 더욱 화를 내며 "이봐요, 난 착륙 후 45분 뒤에 회의에 참석해야 해요. 정말 중요한 회의라서 제시간에 가야 한단 말이에요!" 라고 외쳤다. 승무원은 자신이 할 수 없는 일이 없다며 남자에게 자리에 앉아 진정해주길 요구했다. 남자는 자리에 앉으며 화가 난 듯 나에게 말했다. "이게 말이 돼요? 자리에 앉아서 진정하라니? 말이야 쉽지, 자기가 회의에 늦는 건 아닐 테니까."

여기에서 스트레스 요인은 무엇일까? 비행기는 연착 중이고 그는 회의에 늦게 된 상황이었다. 여기에서 고통을 주는 진짜 감정은 무엇인가? 지각에 대해 비난을 들을 것이라는 불안이나 두려움이다. 유발요인이 되는 말은 무엇인가? 아마도, "이건 공평치 않아! 왜 이런 일이 나한테 일어나야 하는 거야?" 일 것이다. 이것은 분노로 이어지고 승무원에 대한 행동으로 표출된다. 이 남자(또는 이 전의 예에서 약사)

에게는 선택의 여지가 없다. 그에게는 분노를 느끼고 그것을 표출하는 일이 매우 당연하고 적절하며 할 수 있는 유일한 대응이었다. 물론, 그의 다른 선택은 불안의 원인과 일어날 수 있는 최악의 사태가 무엇인지 자기 자신에게 물어보는 것이었다. 이 상황에서 그가 늦은 이유를 정말 이해해주지 않는 회사에서 일을 하고 있다면, 분명 스트레스를 받을만한 이유가 있었던 셈이다.

불쾌감을 일으키는 감정

분노에 대한 다른 관점을 생각해 보자. 분노 반응이나 피해를 입은 것 같은 기분을 유발하는 과정에는 순서가 있다. 이 자료는 테리 워너(C. Terry Warner)와 아르빙거 컴퍼니(Arbinger Company)의 연구[2,3]를 바탕으로 한 것이다.

불쾌감을 일으키는 감정과 태도에는 분노, 증오, 경멸 등이 포함된다. 불쾌감을 보여주는 것은 분노의 대상에 대한 비판의 의미(다른 사람이 우리에게 잘 못하고 있다고 여기며)이다. 우리는 "그/그녀가 나한테 잘못했어... 나를 불공평하게 대했고... 내게 무례하게 말했어."라고 말한다. 그 다른 사람 자체 혹은 그의 행동에 대한 비판 혹은 비난이 이루어진다. 다른 이를 비난하려면 그에 의해 자신이 피해를 입었거나 화가 났음을 표현해야 한다. 우리는 자신이 비난한 사람으로 인해 분노하는 상태가 되었고, 자신은 그에 대한 피해자라고 주장한다. 마치 다른 사람이 우리에게 한 말이나 행동 때문에 우리가 화를 내거나 상처를 받은 것처럼 보인다. 우리는 또한 그 다른 사람이 우리의 감정 상태와 고통에 대한 책임이 있으므로 우리에게는 책임이 없다고 주장한다. 우리는 수동적이고 단지 대응만 하고 있을 뿐이다. 우리는 공격을 받는 피해자이다.

이는 기본적으로 부정직함, 즉 자기기만이다. 우리는 수동적이지 않다. 우리의 분노는 그 사건이나 행동에 대해 스스로 부여한 의미나 판단에 의해 발생한 것이다. 우리는 "내가 아니라 당신이 문제야!" 라고 말한다. "그녀는 나를 이런 식으로 대하면서 어떻게 나에게 동정이나 이해를 기대할 수 있죠?" 라고 말하기도 한다. 우리는 그 사람이 우리를 대하는 방식 때문에 더 이상 동정이나 배려를 받을 가치가 없다고 자기 자신을 설득한다. 그 사람의 무례함이 이제 우리의 무례함이 되어도 괜찮다고 합리화하는 것이다. 하지만 가장 먼저 문제를 일으킨 것은 전체 사건에 대해 바로 우리가 부여한 그 의미였다. 고객이 15분 동안 약을 기다려야 해서 화가 났다면 이 일은 당신과 어떤 관련이 있는가? 고객이 아닌 당신 자신의 마음이 관건이다. 당신의 소임이 환자를 배려하는 일임을 안다면, 고객의 기분 상태와 관계 없이 당신은 여전히 그를 배려와 연민으로 대할 수 있을 것이다.

분노 반응은 선택이고 그 자체로 부적절한 경우가 많다. 종종 부당하다고 느끼는 것에 대한 대응이기도 하지만 다르게 대응하는 편(예: 연민, 이해)이 더욱 적합할 수 있다.

분노의 올바른 표출

분노에 대해 이렇게 이해한 상태에서 화가 난 환자를 대하는 올바른 방법을 알아보기로 하자. 그리고 몇 가지 기본 원칙도 세워보자. 첫째, 당신이 좋은 약사가 되기로 결심했다면 동시에 환자나 고객에 대한 봉사의 의무를 갖게 됨을 이해해야 한다. 그 자체로 당신은 환자와 비상호적인 관계에 들어선 것이다.[4] 고객이 당신에게 화를 내고 소리를 질러도 당신을 비롯해 이 직업 공간에서 일하는 모든 이들에게는 함께 소리를 지를 권리가 없다. 당신이 자기 존중의 권리를 잃은 것이 아니라, 단지 소리를 지르며 답할 권리가 없을 뿐이다. 이에 대해서는 나중에 더 자세히 다루겠다.

두 번째, 약사가 선문 직업인으로서 효과적으로 일하기 위해서는 '고객은 항상 옳다' 는 방침을 버려야 한다. 약사가 정확히 조제를 했음에도 불구하고 약의 개수가 부족하다며 불평하는 고객이 있다. 만약 고객이 항상 옳다면 그럴 때 마다 약사는 고객의 주장대로 약을 더 주어야 할 것이다. '고객은 항상 옳다' 고 주장하는 사람들도 이런 경우에 대해서는 약사의 직업적 분별력이 필요하다고 말한다. 미안하지만, 두 가지 방식을 모두 취할 수는 없다. 약사에게 합리적인 결정을 내리도록 권한을 부여하든가, 아니면 잘못인 걸 알면서도 고객의 주장에 무조건 따르던가 해야만 한다. 고객이 항상 옳다는 믿음은 약사를 아무도 없는 땅에 비합리적이고 폭력적인 환자와 함께 있도록 하는 것이나 다름없다. 이는 약사의 권한을 빼앗고 모욕을 주는 일이 될 수 있다.

"고객은 항상 옳다" 대신 "고객은 존중 받아 마땅하다"라는 말로 대체해야 한다. 환자가 일반적으로 용인되지 않는 행동을 할지라도 그들은 정중한 대접을 받을 가치가 있다. 라이히(Reich)가 다음과 같이 설명했듯이 말이다.[5]

> 인간에 대한 존중은 인격(personhood)을 바탕으로 한다. 인간에서 신성한 것은 그들 개개인이 아니라, 그들 안에서 개인이 개입되지 않는 것들이다. 그들이 예술이든 과학이든, 다른 어떤 분야에서든 개인적으로 성취한 것과는 관련이 없다. 그들의 신성함은 가장 높이 이루어진 수준에 있고, 이런 것들은 기본적으로 익명이다. 따라서 사람을 존중하려면 인간의 모든 특성 위에 놓여 있는 개인의 이름 없는 중심에 주의를 기울여야 한다.

다시 말하면, 사람에 대한 존중은 그들의 성취에 따른 것이 아니며, 그들이 나쁜 행동을 한다고 줄어드는 것도 아니다. 같은 논문에서 라이히가 제안했듯이 인간에 대한 무례는 우리를 만든 존재를 무시하는 것이므로 우리는 마땅히 인간을 존중해야 한다. 사람들의 잘못된 행동을 좋아하거나 억지로 견딜 필요도 없지만, 그들의 잘못된 행동이 우리에게 무례함을 허용해주는 것도 아니다. 이렇게 말하긴 하지만, 약사 역시 무시당해 마땅한 존재가 아님을 사람들이 알아주었으면 좋겠다.

그렇다면 화를 내거나 폭력적이거나 무례한 손님에 대해 어떻게 하면 무례하지 않게 대처 할 수 있을까? 그 과정에는 들어주기와 공감하기, 타인에 대한 존중, 자신에 대한 존중, 다른 사람과 분리된 상태 유지하기, 적극적인 대화 등이 필요하다.

대화

먼저 화가 난 손님과 약사의 대화 두 가지를 살펴볼 텐데, 여기에서 약사는 위에서 언급한 과정을 이용하지 않는다. 첫 번째 담화 속 약사는 자기주장이 강하고, 두 번째는 그렇지 않다. 그런 뒤, 정해진 과정을 지키는 경우 같은 담화가 얼마나 더 생산적일 수 있는지 살펴보자.

처음 보는 45세의 여성 환자가 약국에 들어와 신경질적인 태도로 처방전을 내민다. 그녀는 분명히 화가 난 상태이다.

대화 1

환자: 여기요(처방전을 내려놓는다). 오래 걸리지 않겠죠, 그렇죠?(화난 듯이)

약사: 글쎄요, 손님 앞에 네 분이 기다리고 있으니, 20분 정도 걸릴 거예요(무신경하게).

환자: 20분이라니 말도 안 돼요! 병원에서도 1시간이 넘게 기다렸어요. 지금은 다음 약속 시간에 늦었고요. 기다리는 일이라면 지긋지긋하다구요. 빌어먹을 약 몇 알 조제하는데 무슨 시간이 그렇게 많이 걸리나요?(화를 내며, 그리고 꽤 큰 목소리로)

약사: 나는 빌어먹을 약 몇 알을 조제하는 것 보다 더 많은 일을 합니다! 이봐요, 아주머니, 당신 앞에 4명이 기다리고 있어서 20분이 걸리는 겁니다. 기다리세요, 아니면 그냥 가던지요. 의사를 오래 기다린 건 내 잘못이 아니잖아요.

환자: 처방전 그냥 다시 돌려줘요. 다른 데로 가겠어요!

약사: 마음대로 하세요!

논의

이 약사는 공격적이고 방어적이며 적대적이다. 이 환자의 말이 모욕적이고 무례한 것은 사실이지만 그렇다고 해서 약사까지 무례함으로 맞대응해서는 곤란하다. 약사는 이 상황을 환자를 도울 기회로 여기지 않았다. 물론 이 환자를 돕기 위해 먼저 온 환자들을 기다리게 해서는 안 될 것이다. 그들의 요구도 이 환자의 요구와 함께 고려되고 존중받아야 한다. 하지만 환자가 다른 제안을 했을 수도 있다. 이에 대해서는 나중에 더 자세히 다루겠다.

대화 2

환자: 여기요(처방전을 내려놓는다). 오래 걸리지 않겠죠, 그렇죠?(화난 듯이)

약사: 글쎄요, 손님 앞에 네 분이 기다리고 있으니, 20분 정도 걸

릴 거예요.

환자: 20분이라니 말도 안 돼요! 병원에서도 1시간이 넘게 기다렸어요. 지금은 다음 약속 시간에 늦었고요. 기다리는 일이라면 지긋지긋하다구요. 빌어먹을 약 몇 알 조제하는데 무슨 시간이 그렇게 많이 걸리나요?(화를 내며, 그리고 꽤 큰 목소리로)

약사: 죄송합니다.

환자: 죄송하다고요? 그게 다인가요? 한심하네요. 5분 안에 약이 안 나오면 다른 데로 가겠어요.

약사: 최선을 다하겠습니다.

환자: 아니, 이해를 못하시네요. 나는 내 약을 5분 내로 원한다고요. 대체 뭐가 문제인 거예요?

약사: 알겠습니다. 지금 당장 가져다 드릴게요. 죄송합니다.

환자: 당연히 죄송하겠죠. 약이나 갖다 주세요.

논의

이 약사의 태도는 단호하지 못하다. 폭력적인 환자를 달래는 과정에서 자기 자신을 존중하지 않고 있다. 이로 인해 앞으로 문제가 발생할 것으로 예상되는데, 이제 환자는 불평을 많이 하면 원하는 바를 이룰 수 있다는 사실을 알았기 때문이다. 또한 기다리고 있던 다른 환자들은 약사가 늦게 온 손님의 약을 먼저 처리한 것에 화를 낼 수도 있다. 약사는 새로 온 환자에게 이렇게 말했어야 했다. "환자분, 그렇게 급하시다면 먼저 약을 조제해 드릴게요. 하지만 이건 예외적인 일이라는 걸 아셔야 합니다. 앞으로는 그렇게 해드릴 수 없습니다." 또한 약사는 가능한 협조적이고 존중하는 태도로 임해야 하지만 이런 환자의 문제에 대해서는 사과를 할 필요가 없다. 약사가 문제를 발생시킨 것이 아니기 때문이다.

대화 3

환자: 여기요(처방전을 내려놓는다). 오래 걸리지 않겠죠, 그렇죠?(화난 듯이)

약사: 글쎄요, 손님 앞에 네 분이 기다리고 있으니, 20분 정도 걸릴 거예요.

환자: 20분이라니 말도 안 돼요! 병원에서도 1시간이 넘게 기다렸어요. 지금은 다음 약속 시간에 늦었고요. 기다리는 일이라면 지긋지긋하다구요. 빌어먹을 약 몇 알 조제하는데 무슨 시간이 그렇게 많이 걸리나요?(화를 내며, 그리고 꽤 큰 목소리로)

약사: 손님, 화나는 일이 많으셨나 봐요. 바쁠 때 사람들이 시간을 안 지키면 짜증이 나죠. 하지만 다시 말씀드리는데, 손님 앞에 네 분이 기다리고 계셔서 20분이 걸릴 겁니다. 저는 오신 순서대로 정확히 약을 조제하고 있습니다.

환자: 어이가 없네요! 의사나 약사나 똑같네. 왜 다들 나를 기다리게 하는 거야!

약사: (처방전을 보며) 손님, 속상하시다는 거 압니다. 저도 될 수 있으면 빨리 약을 지어드리고 싶습니다. 하지만 제게 심한 말을 하거나 소리를 지르는 건 듣고 싶지 않습니다. 만약 계속해서 말을 막하고 소리를 지르신다면 이곳에서 나가달라고 말씀드릴 겁니다. 자, 손님이 더 오래 기다리지 않도록 저는 이제 가서 일을 시작할게요(침착하게).

환자: 처방전이나 줘요. 5분 안에 약을 못 받으면 다른 데로 가겠어요. 더는 못 기다려요.(여전히 화가 났지만 다소 차분해짐).

약사: 그렇게 하길 원하시면 그렇게 하셔야죠. 이해합니다. 가시려는 다른 약국이 있나요? 제가 미리 전화라도 해드릴까요? 아니면 다음 약속한 분께 전화를 하셔서 늦게 간다고 알리시겠어요?

환자: 모르겠어요(매우 속상한 말투, 하지만 더 자분해심). 그냥 처방전이나 주세요.

약사: (처방전을 건네주며) 여기 있습니다. 다음 약속에는 늦지 않으시길 빌게요.

환자: 뭐, 늦지는 않을 것 같네요.

논의

이 상황에서 약사는 환자의 '나쁜 날'이 자신의 날까지 망치는 것을 허용하지 않는다. 그는 환자와 환자의 문제로부터 분리된 상태를 유지함으로써 자기 자신과 환자 모두를 존중하고 배려할 수 있었다. 그는 환자의 속상함을 이해한다고 말하면서도 심한 말이나 소리를 지르는 행동에 대해서는 분명한 선을 그었다. 하지만 그녀에 대한 태도만은 끝까지 정중하다. 그의 명확한 의사소통(assertive communication)은 자기 자신과 상대방을 모두 존중하도록 해준다.

이 환자에겐 어떤 말이나 행동도 효과가 없을 것 같지만 약사는 여전히 이 사실을 개인적으로 받아들이지 않는다. 그는 논쟁에서 좋은 태도를 유지하며 그녀에게 다른 약국에 전화를 하거나 약속시간을 늦추면 어떻겠냐고 제안한다. 그녀가 아무리 대하기 어려운 손님일지라도 그의 관심은 그녀를 돕는 데 있음을 표현한 것이다. 이는 강력한 메시지로, 그 환자는 물론 지켜보던 다른 환자들에게도 매우 긍정적인 충격을 줄 수 있다. 약사는 환자를 돕는데 중점을 두면서도 자신에 대한 존중을 잃지 않았다.

요약

화가 난 손님들을 통해 당신은 어려운 상황에서의 배려와 존중, 공손함을 보여줄 기회를 얻게 된다. 이런 식의 행동이 손님을 진정시키지 못한다고 해도 대부분의 사람들은 자신이 얼마나 정중한 대우를 받았는지 나중에 깨닫게 될 것이다(그리고 자신의 행동에 대해 다소 부끄럽게 여길 것이다). 당신은 무모하게 행동하지도 않았고 다른 환자들에게 부정적인 인상을 주는 방식으로 반응하지도 않았다. 하루를 끝내고 당신은 자신이 보여준 대응에 만족스러워하며 집으로 갈 수 있을 것이다.

생각해 볼 문제들

1. 분노를 왜 부차적 감정이라고 부르는가?
2. 무엇이 분노를 유발하는가?
3. 현재-순간 분노(present-moment anger)와 억제된 분노(suppressed anger) 사이의 차이점은 무엇인가?
4. 우리가 누군가에게 화를 낼 때 자기기만과 관련된 경우가 많은 이유는 무엇인가?
5. 분노는 왜 불쾌감을 일으키는 감정(offense-taking emotion)인가?

References

1. Lee JH. Facing the Fire. Experiencing and Expressing Anger Appropriately. New York: Bantam Books; 1993.
2. Warner CT. Feelings, Self-Deception, and Change. San Francisco, Calif: The Arbinger Co; 1999.
3. The Arbinger Institute. Leadership and Self-Deception. San Francisco, Calif: Berrett-Koehler Publishers, Inc; 2000.
4. Berger BA. Building effective relationships with your patients. US Pharm. 1998;23(Aug):52–64.
5. Reich WR. What "care" can mean for pharmaceutical ethics. J Pharm Teach. 1996;5:1–17. S3Chpt6.

CHAPTER 7

자기표현 제대로 하기

ASSERTIVENESS

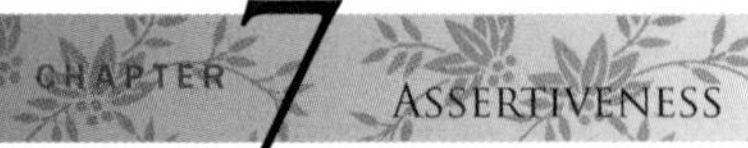

자기표현 제대로 하기

우리는 이미 들어주기와 공감적 반응하기, 화내는 혹은 까다로운 환자에 대응하는 법 등에 대해 논의하였다. 들어주기와 공감하기, 화난 환자 다루기와 밀접한 관계를 갖는 개념이 바로 자기표현이다. 공감적 반응은 확실히 표현되어야 한다. 가끔은 다른 사람의 비현실적 혹은 부적절한 요구를 만족시키지 않겠다는 표현도 명확히 할 필요가 있다. 예를 들어, 환자가 약사에게 의사의 허가 없이 약을 재조제 해달라고 요구하는 경우를 생각해 보자. 의사의 승인이 없다면 이런 요구는 결코 들어줘서는 안 된다. 자기표현은 개인의 권리를 옹호하고 자신의 생각, 느낌, 믿음 등을 직접적으로 정직하게 드러내는 것이다. 자기표현은 또한 다른 사람의 권리를 해하지 않는 적절한 방식으로 이루어져야 한다.

"이것이 내가 생각하는 것이고 이것이 내가 느끼는 것이며, 이것이 내가 상황을 보는 방식이다" 가 자기표현에서의 기본 메시지다. 이런 메시지는 약사로서 자신이 누구인지를 표현하는 것으로 다른 사람을 지배하거나 모욕 또는 비하 하지 않으면서 전해진다.

자기표현은 존중(respect)과 관련이 있지만 복종(deference)은 아니다. 복종은 굽실거리는 태도로 행동하는 것인데 상대가 나이가 많거나 권력을 갖고 있을 때, 경험이나 지식이 더 많을 때, 다른 성이나 인종일 때 등의 이유로 상대방이 옳고 더 낫다고 생각하게 된다. 이 때 몰아적 자세나 애원, 혹은 과하게 사과하는 방식으로 자신을 표현할 때 복종이 나타난다.

존중, 자기표현, 권리, 경계선

자기표현을 이해하기 위해, 먼저 인간에게는 권리가 있다는 사실을 이해하고 받아들일 필요가 있다.(자기표현 권리에 대해서는 이 장의 마지막 참고) 인간은 모두 존중과 함께 공평하게 대접받아야 한다. 또한 다른 사람들과 감정적, 정신적, 육체적으로 분리될 권리가 있다. 이 마지막 내용이 매우 중요하다. 각각의 인간은 다른 이들과 분리되어 있는 존재다. 우리의 생각과 느낌은 다른 사람들의 것과 조화를 이룰 필요가 없고, 이는 그 다른 사람이 우리를 깊게 생각해주는 경우에도 마찬가지다. 다른 사람이 느끼는 바에 대해 책임질 필요가 없으며 그들의 행동 또한 우리의 책임이 아니다. 우리는 단지 자신의 감정과 행동에 대해서만 책임을 갖고 있다. 자기표현적인 사람들은 자신의 생각과 느낌, 행동에 대해 책임을 진다. 그들은 다른 사람들의 권리를 존중하고, 자신의 기분과 행동에 대해 다른 사람에게 책임을 물으려 하지 않는다. 자기표현적 사람들은 분명한 경계선을 갖는다. 그들은 자신이 누구이고 어떻게 느끼는지, 또 자신의 권리가 언제 침해당하는지 확실히 알고 있다. 그들은 어린 시절에 우리가 배웠던 '지켜야 할' 많은 일들이 어른에게는 별로 효과가 없다는 사실도 분명히 알 것이다. (사실은 아이들에게도 효과가 그렇게 좋지는 않다). 지켜야 할 덕목의 끝없는 목록에는 "불평하지 마라", "상처 주지 마라", "사람이나 상황에 대해 질문하지 마라", "항상 타인을 도와라" 등이 포함된다. 어른이 되면 자기표현적 사람들은 이 같은 규칙이나 방침에 대해 질문을 하고 무엇이 자기 자신에게 최선인지 결정하는 방법을 배우게 된다.

자기표현과 관련된 존중에는 두 가지 유형이 존재한다. 자기 자신에 대한 존중, 즉 자신의 욕구를 표현하고 권리를 지키는 존중, 그리고 다른 사람에 대한 존중이 그것이다. 약사로서 당신의 의사소통은 비자기표현적인 경우, 공격적인 경우, 자기표현적인 경우로 나눌 수 있다. 존중과 관련하여 세 가지 의사소통 방식의 차이점은 무엇인지 알아보겠다.

비자기표현적인 사람은 자기 자신을 존중하지 않는다. 이런 사람은 때때로 솔직하지 않을 수 있는데, 스스로의 생각과 느낌을 표현할 권리가 없다고 생각하기 때문이다. 자기 자신에 대한 존중이 부족하므로 수동-공격적이거나 교활할 수 있다. 비자기표편적 행동은 반대되는 의견을 표현하기 때문에 상대방의 부적합한 행동을 부추길 위험이 있다.

공격적인 사람은 다른 사람을 존중하지 않는다. 이런 사람은 자신의 욕구를 채우기 위해 다른 사람의 권리를 쉽게 침해한다. 목소리가 크고 다른 사람의 얘기에 잘 끼어들며 일반적으로 대화를 지배하려 한다. 이들은 옳음을 지향하지만 의견이나 가치관, 생각이 다를수 있다는 점을 인정하지 않는 경우가 많다. 공격적인 사람은 다른 사람에게 종종 비난, 비판, 냉소, 협박, 욕 등을 한다.

자기표현적인 사람은 자기 자신과 다른 사람을 존중한다. 이들은 용감하다. 그리고 이들은 '나' 화법(아래에서 더 자세히 다룰 예정)을 사용한다. 자신의 느낌과 생각, 관점을 갖고 있다. 다른 사람들을 존중하지만 또한 자신이 존중 받아야 한다고 생각한다. 자신의 느낌과 의견, 욕구 등을 개방적이고 솔직한 마음으로 전하고자 한다. 또한 자신이 존중 받고 있지 않거나 자신의 경계를 침해받았다고 생각하면 이에 대해 이야기한다. 자기표현적인 사람이 의사소통에 솔직하다 해도 이들 또한 진실과 지혜는 다른 것임을 알고 있다는 사실을 인지해야 한다. 그들은 때때로 진실이 적절하지 않은 순간도 있다는 사실을 알고 있다. 자기표현적인 사람은 공격적인 상사를 좋아하지 않더라도, 이를 표현하지는 않을 것이다. 아직 다른 일을 찾지 않았기 때문이다. 자기표현적인 약사가 자기가 대하고 있는 손님이 정신적으로 병이 든 사람이라는 것을 깨달을 수도 있다. 이런 환자와 의사소통을 하는 동안 침착하고 이성적인 방식을 취하기란 매우 어려운 일이다. 환자에게 "당신은 내가 다루기에는 너무 아픈 사람이군요." 라고 말하는 대신, "당신이 지금 무엇을 원하는지 이해하기가 매우 어렵네요." 라고 말하는 것이 더 좋은 응답이 될 것이다.

'나' 화법으로 말하기

자기표현을 실천하는 특징적인 방법으로 '나' 화법이 있다. '나' 화법은 우리가 스스로의 느낌과 생각, 욕구에 대해 책임을 지도록 해준다. 우리의 내면을 들여다보자. 우리는 왜 다른 사람에게 화를 낼까? 우리는 무슨 일이 일어나길 원하는가? 제안하고자 하는 해결책은 무엇인가? 다시 말해, '나' 화법은 자신에 대한 책임을 의미한다. 우리가 다른 사람의 행동은 바꿀 수 없음을 깨닫게 된다는 의미이기도 하다. 우리는 단지 우리의 반응에 변화를 주고, 우리에게 필요한 것을 전하는 데에만 영향을 줄 수 있다. 이 장에서 자기표현적 의사소통과 '나' 화법의 장점을 강조하고 있지만, 자기표현적 인간이 된다고 해서 원하는 것을 항상 얻을 수 있다는 잘못된 믿음은 갖지 말기 바란다. 그것은 당신의 욕구를 충족시켜줄 사람이 어떤 사람이냐에 따라 달라진다.(만약 상대가 그렇게 하고자 한다면 더 할 나위 없이 좋은 일이다.) 당신이 스스로의 욕구를 알리지 않으면 상대방도 그렇게 해줄 수 없다는 사실을 알아야 한다. 자기표현적인 사람이 됨으로써 당신은 더 존중 받고 진지한 대우를 받으며, 원하는 바를 이루는 데 한 걸음 다가서

게 될 것이다.

다음과 같은 목적으로 '나' 화법을 사용할 수 있다[1].

- 갈등을 완화할 방식으로 대응하기 위해
- 갈등을 고조시킬 '너' 화법의 이용을 피하기 위해
- 감정을 알아내기 위해
- 갈등을 유발하는 행동을 알아내기 위해
- 개인이 현재 겪는 문제를 해결하고 미래의 갈등을 예방하는데 도움을 주기 위해

표 7-1 '나' 화법의 이용

환자의 말	부적절한 반응	적절한 '나' 화법
빌어먹을 약 몇 알 조제하는데 무슨 시간이 그렇게 많이 걸리나요?	손님 같은 사람들 때문에 화가 나요! 무슨 불만이 그렇게 많습니까?	손님의 요청을 들어드리고 싶지만 저에게 소리를 지르지는 말아주셨으면 합니다. 저에겐 매우 불편한 일입니다.
난 담배를 끊고 싶은 생각이 전혀 없으니, 나 좀 그만 괴롭히세요.	손님을 위한 일이에요. 그걸 모르세요?	손님을 괴롭히려는 것이 아니에요. 흡연 때문에 고혈압이 악화되고 더 심각한 문제가 발생할까봐 걱정이 됩니다.
내가 고혈압이라니 믿을 수가 없어요.	왜 그러세요, 손님. 그렇게 나쁜 일은 아니에요.	정말 많이 놀라셨다는 게 느껴지네요, 손님.
당신들은 돈 버는 것만 알지, 우리에게 신경 쓰지 않아요.	좀 봐줘요. 내가 얼마나 노력하는지 안다면 그렇게 말하지 못할 거예요!	저는 환자들에 대해 신경을 씁니다. 무엇 때문에 그렇지 않다고 생각하시는지 잘 모르겠네요.

표 7-1에서 '나' 화법의 적절한 예를 보여주고 있다. 환자와 상담하는 동안 효과적으로 의사소통을 하기 위해서는 자기표현적인 방법을 유지해야 한다. 솔직하고 자신 있게 자신의 관점을 표현하는 것이 좋다. 비자기표현적인 경우 사람들은 보통 자신감 있게 얘기하지 못하고 거꾸로 다른 사람들의 공격에 기분이 상하게 된다. 자기표현에 대해서 몇 가지 오해들이 있다. 자기표현적인 사람들은 버릇없고 무례하며 배려할 줄 모른다는 것이다. 하지만 그런 행동을 하는 사람들은 진정 자기표현적인 의사소통을 하는 사람들이 아니다. 이어서 나오는 상황별 사례들을 보자. 각각의 상황에서 이용되는 대응 방식을 구분할 수 있는가?

자기표현의 유형

개인의 자기표현 기술을 살펴보기 전에 자신에게 가능한 자기표현적 화법의 유형을 알아내는 것이 중요하다. 자기표현의 유형은 다음과 같다.

단순한 자기표현

"이 물건에 대해서 환불해 드릴 수 없습니다."

"다 먹을 때 까지 매일, 하루에 네 번씩 복용하세요."

공감적 자기표현

"이 일로 정말 놀라셨다는 걸 알아요. 이런 일에 준비가 될 방법

상황 1

남편이 무슨 생각을 갖고 있는지 말하는 대신 침묵을 지킨다. 아내가 다음과 같이 말한다. "당신이 괴로워하는 이유가 무엇인지 말하기가 어려운가 봐요. 무엇이 문제인지 말해준다면 우리가 그 문제를 해결할 수 있다고 생각해요." 답: 자기표현적

상황 2

월급 인상을 원하는 근로자가 고용주에게 다음과 같이 말한다. "저, 당신은 제 월급을 올려줄 확실한 방법이 있다고 생각하세요?" 답: 비자기표현적

상황 3

당신은 친구와 한동안 이야기를 하고 있다. 그만 대화를 끝내고 싶어서 다음과 같이 말한다. "정말 미안한데, 요리를 하는 중이라서 전화를 끊어야 할 것 같아. 기분 나쁘지 않았으면 좋겠다." 답: 비자기표현적-정말 요리를 하는 중이 아니므로

상황 4

회의에서 당신이 말을 하고 있는데 한 사람이 계속 끼어든다. 당신은 조용히 다음과 같이 말한다. "실례지만, 제가 말하던 것을 마무리하고 싶습니다." 답: 자기표현적

상황 5

시각장애인이 다가와서 당신에게 뭔가를 팔려고 한다. 당신이 다음과 같이 답한다. "당신들이 시각장애인이기 때문에 사람들이 물건을 사줄 거라고 생각하지요. 글쎄요, 난 절대 그렇게 하지 않을 겁니다." 답: 공격적

상황 6

남자가 여자에게 데이트를 신청한다. 그녀는 전에 그와 한 번 데이트를 해봤는데 다시 데이트를 하고 싶은 생각이 들지 않았다. 그녀가 다음과 같이 답한다. "음, 이번 주에는 너무 바빠서 토요일 저녁에는 만나지 못할 것 같아요." 답: 비자기표현적-이유를 솔직하게 말하지 않았으므로

상황 7

아내가 자신의 생각을 말하는 대신 침묵을 지킨다. 남편이 다음과 같이 말한다. "또 이러네, 완전 침묵하기. 한 마디 내뱉으면 죽기라도 해?" 답: 공격적

은 없어요."
"서로 다른 세 가지 약을 복용하는 것이 지금 당장 환자분께 얼마나 힘겨운 일인지 압니다."

직설적 자기표현
"제가 설명해 드린 내용을 진지하게 받아들이고 있으신지 잘 모르겠네요."
"정말 바쁜 분인 건 알지만 이 약에 대해서 꼭 말씀을 드려야 해요."

부정적 느낌의 자기표현
"약의 올바른 복용법을 설명하는데 어려움을 느낄 때면 정말 속상합니다. 환자분은 이것에 대해 자신보다 부인의 책임이 더 크다고 느끼는 것 같아요. 제가 다시 한 번 시도를 할게요. 개인적으로 꼭 노력하겠다는 말을 듣기 전 까지는 약국에서 못 나가시게 할 겁니다."

긍정적 느낌의 자기표현
"만나서 반갑습니다."
"약을 다시 타기로 되어 있는 날짜에 정확히 오시다니 정말 기쁘네요."

자기표현 기술

다음의 기술들은 적절하게 이용한다면 환자들과 자기표현적 소통을 하는데 도움이 될 수 있다. 이런 자기표현 기술들은 'When I Say No, I Feel Guilty[2](아니라고 말할 때 죄책감을 느낀다)' 라는 책에서 발췌하였다.

고장난 레코드(Broken Record) 원하는 것을 반복해서 말하는 '침착하게 반복하기' 를 이용하여 먼저 논쟁이나 불쾌한 감정을 되풀이할 필요 없이 전하고자 하는 바를 지속적으로 전할 수 있다.

"제 전문적 소견에 따르면, 이 약을 복용하는 동안 음주를 하는 것은 바람직한 일이 아닙니다." (반복적으로 말한다)

"제 양심에 따라, 이 처방전에 쓰인 대로 약을 조제할 수는 없습니다." (다시, 반복해서)

안개화(fogging) 교묘한 비판을 침착하게 받아들이면, 자신의 판단을 유지한 채로 비판하는 사람의 말에 있을 수도 있는 어떤 진실을 인지할 가능성이 생긴다.

환자: "어리석은 일이네요. 내가 그걸 왜 하루에 세 번씩 음식과 함께 먹어야 합니까?"
약사: "복잡하게 들릴 거라는 걸 압니다."
환자: "댁은 그저 약사일 뿐이에요. 내 담당 의사가 나에게 필요한 게 무엇인지 다 알고 있어요."
약사: "맞아요, 저는 약사입니다. 그래서 환자분께 약을 바르게

복용하는 방법을 확실히 알려 드리려고 담당 의사와 함께 노력하는 겁니다."

부정적 질문(Negative Inquiry) 비판을 하는 상대가 더욱 자기표현을 하고 교묘한 술책은 덜 쓰도록 하면서 비판을 적극적으로 유도하여, 그 정보를 이용(도움이 된다면)하거나 그 주제를 고갈시켜 버린다(속이려 하는 것이라면).

환자: "말도 안돼요. 하루에 네 번씩 이 약을 복용할 수 없습니다."

약사: "무엇 때문에 하루에 네 번씩 복용하지 못하는 건가요?"

유효한 협상(Workable Compromise) 질문에서 당신에 대한 자기 존중이 느껴지지 않을 때마다 상대방에게 유효한 협상을 제안하면 실용적이다. 그 협상이 자기 존중이라는 개인적인 감정에 영향을 주지 않는다면 물질적 목표에 대해서는 항상 홍정이 가능하다. 그러나 만약 최종 목표가 당신의 자아존중감에 대한 문제라면 협상은 있을 수 없다.

"이 약은 통증약이니까, 처방된 양의 반만 만들어 드릴 수 있을 겁니다."

문제 분류하기(Sorting Issues) 때때로 상호작용 과정에서 몇 가지 문제들이 함께 발생한다. 이런 문제 혹은 메시지들이 분류되어 따로 다뤄지지 않으면 혼란과 분노, 죄책감을 느끼게 될 수도 있다. 결과적으로 이 기술은 표현하는 사람과 그 상대방을 위해 서로 다른 문제들을 분리시켜 다루는 것을 말한다.

> 환자: "나는 네가 내 친구라고 믿었어. 그런데 내 딸이 피임약을 복용한다는 사실을 왜 말해주지 않았지?"
> 약사: "나는 네 친구가 맞지만, 또한 약사이기도 해. 이 문제에 대해서는 약사로서 이야기를 해야겠어. 약사로서 나는 네 딸의 비밀을 보장해주어야 해."
> 환자: "이 약을 받으려고 여기에 왔는데 약을 다시 받기에는 너무 이르다고 말하는군요. 제가 여기에서 거래를 얼마나 많이 하는네요."
> 약사: "이 약국에서 거래를 많이 해주시다니 정말 감사드립니다. 하지만 이 처방약을 다시 받으시기엔 시기가 너무 일러요."

분노 해제하기(Disarming anger) 분노 해제하기는 매우 유용한 방어 기술이 될 수 있다. 이 방법은 화를 많이 내고 실제로 당신에게 신체적 폭력을 가할 수도 있는 사람들에게 제안하는 정직한 계약과 같은 것이다. 상대방이 말하고자 하는 바가 무엇이든 그의 분노가 잦아든 후에 그 문제에 대해 이야기해야 한다. 화내는 사람이 말하는 것을 받아 적으면 그들의 분노를 완화하거나 진정시키는데 도움이 된다. 기록이 되고 있을 때 사람은 말을 더 조심히 하기 위해 단어를 고르게 되는 경우가 많다.

“이 문제에 대해서 정말 도움을 드리고 싶습니다. 하지만 사람들이 소리를 지를 때 저는 너무 긴장을 하거든요. 그러니 제가 당신을 위해 아무 일도 하지 못하기 전에, 차분한 목소리로 말해주시기 바랍니다.”

“아! 그런 실수를 했는지 몰랐네요. 펜이랑 종이를 가져올게요. 이 문제에 대해서 말씀하시는 것을 모두 상세하게 알아야 겠어요.”

선택적 무시(Selective ignoring) 선택적 무시는 다른 사람이 말하는 구체적 내용에 대해 분별적으로 주의를 기울이거나 혹은 주의를 기울이지 않는 것이다. 즉, 불공정하거나 폭력적으로 소통하려는 경우 이에 답하지 않고, 단지 파괴적이지 않고 죄책감을 유발하지 않으며 편견에 따른 것이 아닌, 혹은 불공정하지 않은 말에 대해서만 답하는 것이다.

환자: “어이, 자기, 내 약은 다 만들어졌어?”
약사: (성차별적인 발언에는 답하지 않고 사실에 대한 것만) “확인해 드릴게요, 손님.”

환자: “이 지시사항들은 정말 헷갈려요. 우리 집에 와서 설명해주시면 안돼요?”
약사: “이곳에서라면 기꺼이 설명해드릴게요. 뭣 때문에 헷갈리신 거죠?”

자기표현의 권리

자기표현을 많이 하려면 연습이 필요하다. 또한 자신의 자기표현 권리를 인지, 이해, 실천하기 위해 노력해야 한다. 권리들은 다음과 같다.

- 자신의 행동과 생각, 감정에 대해 판단할 권리와 이런 것들의 시작과 결과에 대해 책임질 권리
- 자신의 행동을 합리화하기 위해 이유나 변명을 하지 않을 권리
- 타인이 가진 문제에 대한 해결책을 찾는 것이 자신의 책임인지 아닌지 판단할 권리
- 자신의 생각을 바꿀 권리
- 실수할 권리-그리고 실수에 대해 책임질 권리
- "모른다" 고 말 할 권리
- 다른 사람들을 대하기 전에 그들의 선의로부터 독립할 권리
- 결정을 내릴 때 비논리적일 권리
- "이해가 안 된다" 라고 말 할 권리
- "나는 관심이 없다" 라고 말 할 권리
- 죄책감을 느끼지 않고 아니라고 말 할 권리

요약

위와 같은 권리들을 제대로 행사하지 못 하면 당신의 의사소통은

비자기표현적이거나 공격적으로 변하게 된다. 자기표현을 통해 항상 원하는 바를 이루거나 다른 사람의 부적절한 반응을 변화시킬 수 있는 것은 아니다. 그러나 당신 자신에 대해 좋은 생각을 갖게 만드는 계기임은 분명하다.

생각해 볼 문제들

1. 왜 많은 사람들은 자기표현과 공격성을 서로 혼동하는가? 이 두 가지를 어떻게 구분할 것인가?
2. 다음 중 어떤 말이 자기표현적인가? 그렇지 않은 것은 어느 것인가? 자기표현적이지 않은 말을 찾아 자기표현적으로 고쳐 써본다. 자신의 답에 대해 동료와 논의해본다.

   "이 수업은 지루해요."

   "당신과 데이트하고 싶지만 저는 이미 다른 사람을 만나고 있어요."

   "제가 열심히 일했으니 임금이 인상될만하다고 생각해요."

   "당신은 우리가 할 수 있는 일이라곤 약이 다 만들어질 때까지 앉아서 기다리는 것뿐이라고 생각하는군요!"

   "그 말들로 인해 불쾌함을 느끼니, 그만해주시길 바랍니다."

   "저는 당신이 이 셔츠를 입는 게 정말 좋아요. 당신의 눈이 더 파랗게 보이게 해주거든요."

   "환자분, 혈압을 관리하기 위해 이 약을 꼭 매일 복용해주시길 바랍니다."

3. 왜 어떤 사람들에게는 자기표현적 의사소통이 어려운 걸까?
4. 자기표현을 더 많이 하려면 어떻게 해야 할까? 더욱 자기표현적이 될 수 있는데 그러지 못 했던 사례 한 두 가지에 대해 이야기해 본다. 더욱 자기표현적인 의사소통을 하기 위해 당신에게 필요한 것은 무엇인가? 걸림돌은 무엇인가?
5. 다음의 말에 대해 논의해본다: "자기표현적이란 자신이 원하는 것을 더 많이 얻는 것을 의미한다."

References

1. Ohio Commission on Dispute Resolution & Conflict Management. Rethinking "I" statements. September 2000. Available at: http://www.state.oh.us/cdr/schools/contentpages/Istate21.htm. Accessed June 16, 2002.
2. Smith MJ. When I Say No, I Feel Guilty. New York: Bantam Books; 1975.

CHAPTER 8

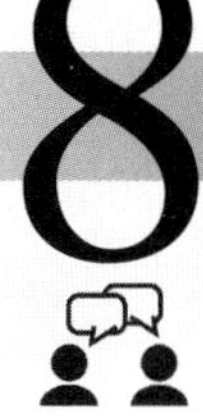

갈등 관리하기

CONFLICT MANAGEMENT

갈등 관리하기

인생은 피하거나 풀어야 할 문제 혹은 갈등의 연속이다. 어떤 이들은 문제를 성장의 기회로 여기지만, 또 어떤 이들은 문제를 해결할 수 없는 짐으로 느낀다. 당신은 어떠한가? 문제에 직면했을 때 불평이나 회피를 하는 편인가? 아니면 해결하려고 노력하는 편인가? 심리학자인 칼 융(Carl Jung)은 신경증을 적당한 고통에 대한 대체물이라고 말했다. 그는 우리가 인생이 일으킨 적당한 고통을 피하려고 할 때마다 더 많은 고통이 발생한다는 사실을 일깨웠다. 회피를 한다고 해서 문제나 갈등이 사라지지 않다. 게다가 덤으로 스스로 무능하거나 비겁하다는 생각까지 갖게 된다.

'아직도 가야 할 길(The Road Less Travel)' 에서 스콧 펙(Scott Peck)은 다음과 같이 말했다.[1]

인생을 어렵게 만드는 것은 문제에 직면하고 해결하는 과정이 고통스럽다는 사실이다. 문제는 그 본질에 따라 우리 안에서 좌절이나 비탄, 슬픔, 외로움, 죄책감, 후회, 분노, 두려움, 걱정, 괴로움, 절망 등을 일으킨다. 이것들은 매우 불편한 감정들로 다른 신체적 아픔만큼이나 고통스러운 경우도 많다. 그리고 인생은 문제들의 끝없는 연속이다. 인생은 항상 어렵고 기쁨만큼이나 고통으로도 가득 차 있다.

우리가 인생에서 겪는 기쁨은 문제의 해결에서 비롯되는 경우가 많다. 새로움을 일깨우고 자신의 능력을 재발견할 기회가 되기 때문이다. 타인과 상호작용을 하다 보면 갈등이나 문제 또한 발생하기 마련인데, 불행하게도 세상의 많은 사람들이 갈등이 일어나는 것 자체를 좋지 않게 생각한다. 단지 불편하다는 이유로 말이다. 하지만 기억하자. 현실에서 그것은 배우고 성장할 수 있는 절호의 기회이다. 다양한 갈등을 경험함으로써 우리는 자신에 대해 완전히 이해하게 된다. 반면 경험으로부터 단절된 사람은 점점 방어와 법칙, 경직성이 있는 곳으로 후퇴하게 될 것이다.

인간관계에서의 갈등은 창의적인 생각을 자극하고, 피드백을 제공하며, 촉매 작용을 일으킨다. 우리는 갈등을 문제 해결의 기회로 생각할 수 있다. 펙(Peck)은 다음과 같이 말했다.[1]

문제를 만나고 해결하는 모든 과정 속에 인생의 의미가 있다. 문제는 성공과 실패 사이를 구분하는 가장자리를 자르는 것이다. 문제를 통해 우리는 용기와 지혜를 얻게 되거나 만들어낼 수 있

> 다. 우리의 정신 혹은 영혼이 성장하는 것은 오직 문제 때문이다. 인간의 영혼을 성장시키고자 할 때, 우리는 문제에 도전하고 해결하도록 격려한다. 마치 학교에서 아이들이 풀어야 할 문제를 의도적으로 정해주는 것처럼 말이다. 우리의 배움은 문제에 직면하고 해결하는 고통을 통해 이루어진다. 벤자민 프랭클린(Benjamin Franklin)이 "아픈 만큼 가르침을 얻게 된다."라고 이야기한 것처럼 말이다. 현명한 사람들이 기꺼이 갈등이나 고통을 받아들이는 것도 바로 이런 이유 때문이다.

하지만 평범한 대부분의 사람들은 고통을 두려워하고 문제를 회피하려는 경향이 있다. 문제가 스스로 사라지길 바라면서 해결을 슬슬 미룬다. 애써 무시하거나, 아예 처음부터 없었던 것처럼 외면해 버리는 사람도 있다. 그것을 견디고 나아가기보다는 그로부터 빠져나오려고만 한다. 펙은 갈등이나 문제는 실제로 우리의 용기와 지혜를 만들어낸다고 말한다. 갈등이나 문제가 없으면 용기나 지혜도 없을 것이다.

환자가 약사인 당신을 애정이 있는 지지자로 인식할 때, 치료법에 대한 환자 순응도 또한 높아지게 된다. 그러나 환자를 대할 때 어떤 형태의 갈등 혹은 문제가 발생할 가능성을 완전히 배재할 수는 없다. 이 경우 갈등이나 문제에 대한 약사의 태도가 환자와의 관계를 다르게 만들 것이다. 지금부터 갈등을 다루는 방법에 대해 함께 알아보자.

갈등의 원인

약국에서 일어나는 주요 갈등의 원인은 다음과 같다.

인식의 부족 (Lack of awareness) 알고 있는 것은 물론, 알고자하는 의지도 인식의 범주에 포함된다. 누군가가 당신에게 사실 혹은 문제에 대해 인식시키려 하지만 당신이 그것을 무시하거나 회피하는 선택을 할 수도 있다. 환자가 올바른 복용법을 인지하지 않았다면 약효가 없거나 환자의 상태가 악화됐을 때 갈등이 발생할 가능성이 높다.

목표의 불일치 (Incompatible goals) 서로 목표가 다를 때 한 쪽의 목표만을 강조하면 문제가 일어난다. 약사의 목표는 정확한 조제와 함께 환자에게 질병과 약물 치료에 대한 정보를 제공하는 것이지만 환자는 오직 약을 빨리 받기만을 원한다면 목표의 불일치로 인한 갈등이 발생할 가능성이 있다.

자원의 부족 (Scarce resources) 사람들은 자원(보상)을 위해 싸운다. 이 자원은 눈에 보이는 것(임금 인상, 승진)이나 보이지 않는 것(존중, 힘, 신뢰)일 수도 있다. 환자에게 부족한 자원은 약에 대한 정보이지만, 약사에게 부족한 자원은 정보 제공에 필요한 시간이다.

의존 (Dependence) 서로 독립적으로 기능하지 못하는 경우 둘 사이에서 갈등이 발생한다. 양 쪽 모두 서로를 얼마나 필요로 하는지에 대해 인식해야 한다. 우리가 누군가에게 의지할 때, 그가 나의 생각대로 움직여주지 않으면 갈등이 발생할 가능성이 높다.

가치관 (Values) 사람들은 다양한 가치관을 갖고 있다. 살아오면서 몸에 밴 이런 가치관들로 인해 사람들은 종종 '다름' 을 '틀림' 으로 오해하곤 한다. 그러다 보니 나와 반대되는 가치관에 직면하면 갈등이 일어나게 된다. 반대의 가치관과 믿음은 우리의 생각에 의문을 던지며, 우리는 이로 인해 불편함을 느낀다. 자신의 인생 대부분을 지배해 온 가치관이 틀렸을 수도 있다는 사실에 당황하게 되는 것이다. 이 때 절망하기보다는 자신이 학습해 온 가치관에 의문을 던지고, 새로운 진실을 배울 기회로 여겨야 한다. 많은 사람들은 갈등 앞에 섰을 때 자신의 믿음으로 방어하려고만 한다. 실제로는 그 믿음이 맞지 않는 것일지라도 말이다. 변화에 저항하기만 하면 발전 또한 기대할 수 없음을 잊지 말자.

변화에 대한 저항 극복하기

변화에 대한 저항을 극복하는 데 도움이 되는 전략들을 소개한다.[2]

교육(Education) 교육은 부족할 수도 있는 정보를 제공해주고 변화에 대한 부정확한 인식을 확실히 하는데 도움이 된다. 올바른 약 이용에 대한 환자 상담은 잘못된 믿음이나 부적절한 이용을 피하게 해줄 것이다.

의사소통(Communication) 변화에 적응 중인 사람에게는 지지와 격려가 필요하다. 적극적인 들어주기와 공감하기는 변화를 받아들이기 어려워하는 사람들에게 도움이 될 것이다.

참여 (Participation) 변화의 결정에 사람들이 직접 참여한 경우, 그 과정은 훨씬 더 순탄해질 수 있다. 자신의 건강과 삶에 영향을 미치는 결정에 직접 참여하는 것은 사람들에게 기분 좋은 경험이다.

문제 해결 (Problem solving) 문제 해결 기술은 사람들이 바람직한 변화를 받아들이고 인정할 수 있도록 도와준다. 우리가 갈등이나 문제를 회피하려 할 때 세 가지 일이 발생할 수 있는데, 그 세 가지 모두 우리의 성장을 지체시킨다는 사실을 이해해야 한다. 그 세 가지 중 첫 번째는, 우리가 처음에 갖고 있던 문제가 여전히 존재한다는 사실이다. 패배감을 느끼지 않기 위해 문제의 존재 자체를 부인하고, 이에 따라 현실을 왜곡하다 보면 새로운 문제가 발생하게 된다. 우리가 우리 자신을 부정하고 성장할 수 있는 기회를 스스로 저버린 것이다.

문제를 해결하는 언어

갈등에 빠진 사람들은 특정한 유형의 의사소통이나 언어를 사용한다. 갈등의 언어는 사람을 공격 대상으로 삼는 것이 특징이다. "당신 때문에 화가 나!", "당신은 너무 예민해!", "당신이 아니었다면..." 과 같은 말들이 대표적이다. 만약 "당신은 항상 그러지!" 라는 말에 상대방이 "내가 항상 그러는 것은 아니야. 내가 언제 그랬는지 얘기해 봐!" 라는 식으로 받아쳐 버리면 양쪽 모두 화가 나서 다툼이 일어나고, 나중에는 애초에 무엇이 문제였는지조차 생각나지 않게 될 것이다. 애초의 문제가 해결되지 않음은 물론 새로운 문제까지 생겨나게 된다.

반면 문제 해결의 언어는 문제에 초점을 맞추므로, 그 문제가 공격의 대상이 된다. 양쪽이 서로 용인하고 원하는 것을 이루고자 하는 바람을 언어로 표현한다. 문제 해결의 언어를 통해 솔직한 느낌과 사실, 의견들을 교환하는 것이다. 서로 질문을 하고 문제를 분명히 하기 위한 책임을 공유하는 과정도 필요하다. 여기서 빠져서는 안 되는 것이 피드백의 역할이다.

피드백의 규칙

피드백의 과정에는 다음과 같이 몇 가지 일반적인 규칙이 있다.

1. 비판적이기보다는 서술적이어야 한다. 서술적인 말은 문제 해결에 효과가 있다. “환자분, 7일 전에 약을 다시 받기로 되어 있었네요. 혹시 치료법이 바뀌었나요?”
2. 일반적이기보다는 구체적이어야 한다. 구체적인 상황과 행동이 서술될 때 피드백은 더 효율적이다. “약을 다시 타러 제 시간에 오시다니 기쁘네요.”
3. 변할 가능성이 있는 것들을 다룬다. 피드백의 목적은 피드백의 수용자를 돕기 위한 것이므로, 그 사람이 통제할 수 있는 것에 피드백의 초점을 맞추어야 한다. “약 복용을 기억하도록 도와줄 여러 가지 방법들이 있어요. 들어보시겠어요?”

4. 상대가 피드백을 바랄 때, 즉 그 사람이 듣고자 할 때 피드백을 준다. 효과적인 피드백이 되려면 수용자와 송신자 양쪽 모두의 노력이 필요하다. 수용자가 그 정보를 원하지 않으면 피드백은 나중에 이루어져야 한다.

5. 피드백을 주고받는 목적에 대해 숙고한다. 생산적인 피드백 과정이 되려면, 수용자는 전해진 피드백에 대해 진심으로 고민해야 하고, 송신자는 수용자가 자신의 행동에 통찰력을 갖도록 도움을 주는 것에 적절한 관심을 가져야 한다. "혈압에 대해 걱정하시는 것이 이해가 됩니다."

6. 행동이 일어났을 때 수용자가 그것을 잘 다루지 못한다면 바로 피드백을 주도록 한다. 대부분의 경우, 행동이 일어난 직후 피드백을 주는 것이 가장 적절하다. 이는 수용자가 자신의 인식과 대비하여 피드백을 점검하고 행동의 변화에 대한 판단을 내리게 해준다.

7. 정확성에 대해 다른 사람들과 함께 확인할 수 있을 때 피드백을 준다. 피드백은 다른 사람들과 있을 때 주어지는 것이 유용한데, 특히 수용자가 피드백을 받아들이려 하지 않을 때 더욱 그렇다. 다른 사람들이 있으면 그들이 송신자의 생각을 확인해주고, 수용자에게 그것이 정확한 것임을 보여줄 수 있다.

갈등 관리를 위한 전략

이제 구체적인 갈등 관리 전략에 대해 논의해 보자. 이 전략들은 win-lose 전략, lose-lose 전략, win-win 전략, 이렇게 세 가지로 구분된다. 먼저 효과가 없는, 즉 문제를 해결하지 못하는 전략을 살펴볼 것이다. win–lose 전략과 lose–lose 전략이 왜 효과가 없는지를 이해하는 것이 중요하다. 그렇게 되면 효과적인 win–win 전략에 초점을 맞출 수 있다.

Win–lose 전략

여기에는 승자와 패자가 있다. win–lose 전략에는 경쟁형, 수용형, 지배형의 세 가지 유형이 있다. 모든 유형의 참가자들은 갈등 속에서 누군가는 이기고 누군가는 반드시 져야 한다고 믿는다. 그리고 최소한 한 명의 참가자는 "맹세컨대, 나는 절대 패자가 되지 않을 것이다!" 라고 생각한다.

경쟁(competing)은 자신의 관심사를 충족시키려는 욕구는 강하고 갈등 관계에 있는 다른 이들의 관심사 충족에 대한 욕구는 낮은 상태이다. 경쟁 전략은 갈등이나 문제가 아닌 사람에 초점을 맞추는 전략이다. 바라는 바를 얻기 위해 그 사람의 힘이 이용되고, 이를 통해 한 쪽은 다른 한 쪽을 희생시켜 만족을 얻는다.

환자가 새로운 약의 부작용을 참지 못하고 그 약을 약국에 다시 가져 왔다면 이를 경쟁의 상황이라 볼 수 있다. 약사는 환자가 그것을 환불하도록 할 수도 있고 아니면 처방약을 환불할 수 없는 법 조항에 대해 말해줄 수도 있다. 후자의 경우는 경쟁적 전략을 이용한 것이다. 약사가 약값을 지불하는 것은 아니므로 결국 약사는 이기고, 환자는 지게 되는 셈이다.

수용(accommodation)은 자신의 관심사에 대해서는 충족 욕구가 낮고 갈등 관계에 있는 다른 이의 관심사에 대해서는 충족 욕구가 높은 것이다. 이 전략을 이용하는 사람은 어떤 희생을 치러서라도 조화로운 관계를 보존해야 한다고 생각한다. 이 경우 타인에게 받아들여지길 바라는 마음에, 자신이 가진 욕구와 충돌하는 순간에도 다른 이의 욕구에 굴복할 정도로 수용하는 모습을 보이게 된다. 이들은 맞서는 것을 파괴적이고 고통스러운 과정으로 여긴다. 높은 정도의 수용을 보여주는 사람은 대개 낮은 자존감을 갖고 있다. 그들은 스스로 믿음이나 생각, 가치관에 대한 권리를 갖고 있다고 생각하지 않는다. 또한 다른 사람이 느끼는 것에 대해 책임을 느끼기도 한다. 그들은 너무 많은 책임감을 갖고 있다.

이쯤에서 책임감에 대해 짧게 이야기를 해보아야겠다. 우리가 무엇에 대해 책임을 지고 있는 지 정의하는 것은 우리가 내려야 할 가장 어려운 결정 중 하나이다. 예를 들어, 대기시간이 길어져 짜증을 내는 환자가 있다면 불평하지 않는 다른 사람들을 뒤로 하고 그가 원하는 대로 해주는 것이 우리의 책임일까? 아니면 공평하게 다른 사람들의 문제를 해결해주는 것이 우리의 책임일까? 이런 질문에 대한 답은 복잡하다. 어떤 식으로든 해답을 내놓아야 한다면 먼저 스스로에게 질문해보자. 이 상황에서 당신은 어떻게 행동해야 하는가? 그리고 당신의 행동은 문제 해결에 도움이 되는 행동인가? 아니면 더 큰 문제를 야기할 수 있는 행동인가?

수용의 예는 다음과 같은 상황에서 확인할 수 있다. 뒤늦게 들어온 환자가 미리 줄을 서 있는 다른 환자들을 제치고 자신의 약을 먼저 조제해달라고 요구했을 때 약사는 어떻게 행동해야 할까? 약사가 그의 요구대로 한다면, 다른 환자들은 무시하고 그 환자의 분노에 굴복하는 셈이 된다. 그러면 이번엔 먼저 온 다른 환자들이 화를 낼 것이다. 이 경우 약사는 문제를 해결했다기보다는 한 가지 문제를 다른 문제로 대체했을 뿐이다.

지배(Dominating)는 낮은 정도의 협력과 높은 정도의 공격성으로 특징지어진다. 당장의 문제가 아닌 다른 사람에 대한 개인적인 공격이 나타난다. 이 전략을 이용하는 사람은 타인의 행동을 통제하려는 욕구에 쫓기는 사람이다. 이들은 이기기 위해 힘이나 위협을 이용한다.

다음의 상황을 통해 약국에서 발생할 수 있는 지배의 예를 확인해 보자. 한 시간 후면 업무시간이 끝나는 약국보조원에게 관리자가 추가 근무를 요청한다. 퇴근 후 데이트 약속이 잡혀 있는 약국보조원은 갑작스런 추가 근무 요청이 달갑지 않다. 관리자는 그에 대해 이해심을 갖고 도움을 요청하기보다는 추가 근무를 제대로 하지 않으면 앞으로 약국에서 일하기가 고달파질 거라고 말한다.

Lose-lose 전략

이 결과는 모두 패자가 된다. Lose-lose 전략에는 회피와 협상 두 가지 유형이 있다.

회피(Avoidance)는 협력과 자기표현의 정도가 모두 낮은 특징을 갖고 있다. 회피는 갈등으로부터 정신적(감정적), 신체적으로 모두 자기 자신을 떼어내는 것이며, 갈등을 쓸모없고 고통스러운 경험으로 여긴다.

회피의 예로 다음과 같은 상황이 있을 수 있다. 항상 불쾌한 표정으로 약국에 오며, 상스러운 말도 서슴지 않는 환자가 있다. 약사는 그녀와 얼굴을 마주하는 것조차 싫어 항상 약국보조원에게 그녀를 상대하도록 시킨다. 그러는 동안 약사는 바쁘게 움직이거나 다른 일에 관심을 두면서 그 환자와 절대 눈을 마주치지 않는다.

협상(compromise)은 널리 이용되는 전략으로, 자신의 관심사를 충족시키려는 중간 정도의 욕구와 다른 사람의 관심사를 충족시키려는 중간 정도의 욕구를 특징으로 갖는다. 불행히도, 결과에 대해서는 양쪽 모두 완전히 만족하지 않는다. 선택된 해결책(종종 서둘러 선택됨)은 최고의 혹은 가장 효율적인 방법이 아니다. 여기에서는 문제와 목표에 직접적으로 대면하지 않는다. 대부분의 사람들은 협상이 lose lose 제의라고 생각하지 않는다.

협상이 lose-lose 전략이라면 사람들은 왜 이 방법을 그렇게 자주 이용하는 걸까? 그리고 사람들은 왜 해결책을 당장 떠올려야 할 것처럼 급박한 느낌을 갖는 걸까? 기본적으로, 양쪽 모두에게 수용될만한 해결책을 찾거나 상대방의 요구사항을 제대로 알려면 질문을 하거나 서로의 기분을 파악해야 한다. 이런 일은 많은 노력과 객관성을 요할 뿐 아니라 위험 요소도 갖고 있다. 따라서 대부분의 사람들을 이런 과정을 되도록 피하려 애쓴다. 또 이 과정에서 자기 자신의 욕구가 변하게 되지는 않을까 두려워한다. 비록 그 변화가 긍정적인 것일지라도 말이다.

협상의 예는 다음과 같다. 한 부부가 외식이나 영화 중 한 가지만

할 수 있는 돈을 갖고 있다. 양 쪽 모두 두 가지를 다 좋아한다. 여자는 외식으로 해산물을 먹고 싶어 한다. 남자는 외식은 즐기지만 해산물은 싫어한다. 그는 우디 알렌(Woody Allen)의 새 영화를 보러 가자고 제안한다. 여자는 영화는 좋지만 우디 알렌은 싫어한다. 그들은 협상을 한다. 결국 남자는 여자가 다음 주에 우디 알렌의 영화를 보러 함께 간다면 이번 주에는 그녀와 해산물 레스토랑에 가겠다고 약속한다.

두 사람은 함께 좋아할 수 있는 음식이나 영화를 찾는 대신, 자신이 사랑하는 사람을 협상의 실험대에 놓았다. 협상의 결과로, 남자는 해산물을 싫어하지만 해산물 레스토랑에 가야하며 우디 알렌을 싫어하는 여자는 다음 주에 그의 영화를 보러 가야 한다. 두 사람이 모두 해산물과 우디 알렌을 좋아하지만 매주 두 가지를 동시에 할 수 없는 상황이었다면 위의 협상은 win-win이 되었을 것이다.

Win- win 전략

지금까지 효과적이지 않은 전략들에 대해 이야기해 보았으니, 이제는 양쪽이 모두 이기는 전략을 소개할까 한다. win-win 전략에는 문제 해결이라는 한 가지 유형만 존재한다.

문제 해결의 단계

문제 해결은 수용할만한 결과에 대해 양쪽이 모두 동의하는 것을

브레인스토밍의 규칙 (Rules or Brainstorming)

1. 관련된 개인이 문제가 무엇인지 밝힌다.
2. 즐겁고 편안한 분위기를 유지한다.
3. 관련된 모든 사람들이 가능한 한 많은 아이디어를 생각해 낸다.
4. 남의 아이디어를 비판하거나 무시해서는 안 된다.
5. 아이디어가 잊혀지거나 간과되지 않도록 모든 아이디어를 기록한다.
6. 참여자들은 질이 아닌 양을 위해 노력한다.
7. 참여자들은 아이디어를 마음껏 조합 혹은 강화할 수 있다.

특징으로 한다. 문제 해결의 과정에는 다섯 가지 단계가 있다.

1. 문제 확인(Identify the problem) 정확한 문제와 그 본실을 확인하는 일만큼이나 그것이 '누구의' 문제인지, 그 문제가 누구의 책임인지에 대한 확인도 중요하다. 우리는 다른 사람의 문제 해결에는 책임이 없다. 약사는 환자에게 약의 복용 방법과 기타 관련 건강 문제에 대해 조언해 줄 의무가 있다. 그러나 당신이 최선을 다했는데 상대가 그 말을 듣지 않으면 어떻게 해야 할까? 환자가 계속해서 조언을 받아들이지 않을 때는 어떻게 해야 할까?

2. 가능한 모든 해결방법 확인(Identify all psossible solutions) 이를 위해서는 다른 사람들과 함께 하는 브레인스토밍(brain storming)이 필요할 것이다. 더 많은 해결책이 나올수록 문제 해결을 위한 최고의 방법을 찾을 가능성도 높아진다. 브레인스토밍을 통해 사람들은 중요한 결정 혹은 해결법을 찾는 데

시간이 오래 걸릴 수도 있다는 점을 이해하고, 모든 가능한 아이디어를 이야기해야 한다. 브레인스토밍은 두 명 이상의 사람들이 가능성 있는 여러 해결책을 떠올릴 수 있도록 해준다.

3. 최선의 해결책 선택(Decide which solution is the best) 모든 방법에 대해 확인한 후 당장의 문제에 대한 가장 좋은 해결책을 선택한다. 이 방법이 관련자 모두에게 매력적인 방법인가?

4. 해결책의 실행 방법 결정(Determine how to implement the solution) 해결 방법이 선택된 후, 그 방법을 실행할 행동에 대해 계획을 세워야 한다. 이것은 문제의 유형에 따라 매우 다양해질 수 있다.

5. 해결의 결과 평가하기(Assess the outcome of your solution) 그것은 win-win 해결책이었나? 양쪽 모두가 결과에 만족하였나? 이 문제를 애초에 예방할 수 있는 방법은 없었나?

이런 단계들은 순차적이지만, 상황에 따라 그 중 일부는 중복되거나 생략될 수 있다.

요약

문제와 갈등은 불가피한 것들이다. 문제를 해결하고 갈등을 풀기 위해서는 용기와 자기 성찰 이 필요하다. 고통스럽다는 이유로 우리는 종종 문제를 피하거나 빠른 해결책을 찾으려 하지만, 이것으로 해결되

생각해 볼 문제들

1. 다음의 말에 대해 논의해보자: "문제나 갈등이 없으면 용기도 필요해지지 않는다. 실제로, 문제나 갈등이 우리의 용기를 만들어낸다."
2. 협상은 왜 lose-lose 전략인가?
3. 누군가에게 피드백을 주기 전에 자신의 동기(motives)에 대해 주의 깊게 생각해봐야 하는 이유는 무엇인가?
4. 브레인스토밍의 규칙에 대해 논의해보자. 가장 자주 지켜지지 않는 규칙은 무엇이라고 생각하는가?
5. 브레인스토밍과 문제 해결 사이에는 어떤 관계가 있는가?
6. 환자와 약사 사이에서 가장 널리 퍼져있는 갈등 영역은 무엇인가? 이런 문제들을 완화 혹은 해결하기 위해 어떤 일을 할 수 있을까?

는 경우는 거의 없다. 이 장에서는 문제-해결 접근법과 사람보다는 문제의 공격에 초점을 맞춘 언어를 지지하였다. 이 방법을 실천하면 당신의 직업과 사적인 생활 모두에 유익할 것이다.

References

1. Peck MS. The Road Less Traveled. New York: Simon and Schuster; 1978:16.
2. Daft RL, Steers RM. Organizations: A Micro/Macro Approach. Glenview, Ill: Scott, Foresman and Co; 1986:575−80.
3. Filley AC. Interpersonal Conflict Resolution. Glenview, Ill: Scott, Foresman and Co; 1975:41−3.

CHAPTER 9

환자의 변화 돕기

HELPING PATIENTS WITH CHANGE

CHAPTER 9 HELPING PATIENTS WITH CHANGE

환자의 변화 돕기

변화란 우리 인생에서 피할 수 없는 대표적인 것들 중 하나이다. 하지만 대부분의 사람들이 변화를 완전히 반기지 못한다. 변화에 대해 느끼는 감정이나 반응이 사람마다 다르기 때문이다. 현재의 스트레스(변화)와 그 대응의 정도에 따라, 사람들은 자신의 욕구를 충족시키기 위해 최선의 문제 해결 전략을 이용한다. 그 전략들이 역기능을 낼지라도 말이다. 사람들은 뭔가 새로운 것을 배우기 전까지는 자신들이 아는 대로 행동하는 경향이 있다. 변화에 직면할 때 사람들의 행동은 종종 비이성적으로 보이기도 한다. 하지만 그 사람의 입장이 되어 생각해 보면 욕구를 충족시키기 위해 자신이 아는 것을 이용하고 있음을 알 수 있다. 예를 들어 어떤 환자들은 의도적으로 아픈 상태를 유지하려 하는데, 그렇게 함으로써 자신에게 필요한 관심을 얻을 수 있기 때문이다. 약사가 이 사실을 알고 있다면 이 환자에게 좀 더 신경을 써주게 될 것이다.

건강에 문제가 생긴 환자들에게 변화는 필수적이다. 적절한 질병 관리를 위해 우선 생활습관부터 바꾸어야 한다. 당뇨 진단을 받은 환자는 약을 올바르게 복용하고, 정기적으로 혈당을 체크해야 하며, 식습관을 바꾸고, 충분한 운동을 해야 한다. 이런 변화들, 특히 생활 방식에 변화를 주는 일은 말처럼 쉽지 않다. 그런 변화에 직면할 때 사람들은 해야 할 중요한 선택을 종종 피하기도 한다.

변화가 실제로 자신에게 좋은 것임을 믿기 전까지 사람들이 변화에 저항하는 것은 일반적인 일이다. 우리들 각자의 내부에는 변화에 대해 찬반의 무게를 재는 결정의 저울이 있다. 우리는 이에 대해 양과 질을 모두 따지는데, 변화에 찬성하거나 반대하는 결정을 내릴 때 단지 찬성과 반대의 개수만을 이용하는 것은 아니다. 예를 들어 특정 약물을 복용할 경우 고혈압에 큰 효과를 볼 수 있지만, 너무 비싼 약값이 부담된다면 환자는 그 약의 복용을 포기할 수 있다. 약의 이용에 대해 환자와 논의할 때, 우리는 그들이 약의 이점(찬성)과 문제점(반대), 그리고 그 극복 방법까지 확실히 이해하도록 해야 한다. 그렇지 않을 경우 결정의 무게추는 약을 복용하지 않는 쪽으로 기울 가능성이 높다. 주사를 왜 맞아야 하는지 모른다면 어느 누가 주사 바늘의 고통을 견디려 하겠는가? 변화의 장점이 단점보다 크지 않거나 단점이 장점보다 명확히 큰 경우에는 변화에 대한 저항과 갈등이 발생할 수도 있다. 이에 대한 자세한 내용은 이 장의 후반부에서 다루기로 한다.

우리 사회에서 약국을 비롯한 건강 분야의 패러다임은 엄청난 속도로 변화를 거듭 하고 있다. 그렇기 때문에 변화를 주제로 하는 이 장은 유독 긴 내용들을 담게 될 것이다. 변화에 대한 감정 및 행동적 반응, 사람들이 변화를 위해 이용하는 내부의 과정, 사람들이 겪는 변화의 단계, 변화를 겪는 사람들을 돕는 방법, 변화에 대한 그 사람의 준비성을 평가하는 방법, 변화에 대한 준비 정도에 따라 그 사람에 맞는 적절한 기술과 개입 전략을 선택하는 방법, 그리고 마지막으로 환자의 질병 관리에 대한 준비성을 향상시키는 과정에 대해 소개할까 한다.

변화에 대한 감정적 반응

표 9-1은 변화에 대한 다양한 감정적 반응들을 나열하고 있다. 표 9-2에는 변화가 감정적으로 어려운 이유들이 나와 있다. 각각의 반응과 이유, 그리고 여기에 효과적으로 대응할 수 있는 방법들을 살펴보자. 이 장에서는 이후 변화에 대한 저항을 다루는 방법에 대해 더 자세히 알아볼 것이다.

두려움, 걱정, 상반된 감정

변화의 필요성에 직면할 때 우리는 걱정이나 두려움을 느낀다. 변화에 대한 수용력과 자기 효용성에 대해 의문을 가질 수도 있다. 우리는 필요한 기술을 갖고 있는가? 우리에게 필요한 것이 무엇인지 알고 있는가? 변화는 우리에게 정말 이로울까? 필요하다면 훈련을 받는 것도 가능한가? 우리가 처음에 어려워하면 다른 사람들이 우리를 어리

표 9-1 변화에 대한 감정적 반응

두려움, 걱정, 상반된 감정
분노, 비난, 희생양 찾기
무감각해지기 또는 회피
흥분, 기쁨, 안도
좌절
우울, 실존적이고 임상적
통제 불가능한 기분
수치심 혹은 죄책감
세상에 혼자 있는 느낌

표 9-2 변화가 어려운 이유

전환하는 능력에 대한 자신감 부족
(나에게 능력이 있을까? 내가 정말 이것을 할 수 있을까?)
필요한 것에 대한 이해(시야) 부족
몰입의 부족
변화에 대해 사적인 혹은 공적인 장점을 보지 못함
변화만큼 지금의 상황도 좋다고 생각함
'뭔가 잘못 해왔는지' 아닌지 확신하지 못함
'이것을 하기엔 나는 너무 늙었다' 라는 생각

석다고(혹은 무능하다고) 생각하진 않을까? 질병과 치료에 대해 약사로서 알아야 할 모든 것을 알고 있는가? 이 모든 문제들이 우리에게 두려움이나 걱정을 일으킬 수 있다. 만약 이런 질문들에 충분히 답하지 못한다면 변화에 대해 느끼는 상반된 감정이 그 원인일 것이다. 사람들이 상반된 감정을 느낄 때 그들은 익숙함 때문에 종종 오랫동안 취해온 태도를 유지한다. 재미있는 사실은 상반된 감정이 좀 더 적극적으로 표현된 형태가 '저항' 이라는 점이다.

변화의 과정에 있는 사람을 돕기 위해 이런 문제들이 해결되어야 한다. 여기에서는 들어주기와 공감적 반응하기(4장에서 논의됨)가 매우 중요하다. 사람들의 두려움과 걱정을 진지하게 받아들이고 정중하게 대응해야 한다. 두려움이나 걱정에 대해 폄하가 아닌 존중의 태도를 보여주자.(예: "그러니까 당신은 변화에 필요한 모든 자원을 갖지 못할까봐 걱정하고 있군요.") 두려움을 최소화하려는 시도(예: "아, 그만해요. 그렇게 나쁘진 않아요.")는 신뢰를 얻기에 좋은 방법이 아니다. 다른 사람과의 비교(예: "다른 환자들은 이 문제를 어려워하지 않았어요.") 또한 전혀 효과적이지 않다.

분노, 비난, 희생양 만들기

사람들이 변화에 직면할 때, 특히 자신에게 직접적으로 영향을 미칠 수 있는 변화의 과정 혹은 결정에 참여하지 못했다고 느낄 때, 그들은 화를 내거나 방어적인 태도를 취하게 된다. 따라서 변화를 경험하는 직원이나 환자를 도우려면 참여와 피드백이 매우 중요한 요소이다.

6장에서 논의했듯이 분노는 흔히 두려움이나 걱정, 좌절과 같은 감정을 숨기는 데 이용된다. 변화의 결과로 두려움을 느낀다는 사실을 인정하기보다는 그것을 분노로 전환시키는 경우가 많은데, 이는 분노가 훨씬 강력하고 덜 '약한' 느낌이 들기 때문이다. 이런 분노의 반응에는 때때로 비난이나 희생양 찾기, 아니면 어떤 형태의 깎아내리기가 뒤따른다. 사람들은 누군가 혹은 무엇인가를 비난하기 시작하고, 변화에 대해 어리석고 불필요하다고 말하며 그들이 왜 변화할 수 없는지 혹은 왜 효과가 없는지에 대해 설명한다. 그들은 변화의 중요성을 깎아 내려 자신이 아무 일도 할 필요가 없도록 만들 것이다. 변화가 결국 중요하지 않다면 우리가 그것에 힘을 쏟을 이유가 무엇이겠는가?

이런 종류의 반응들이 변화에 대해 느끼는 위협과 걱정을 표현하고 있음을 우선 기억하자. 위협이라고 인지되는 것을 애써 축소하는 대신 좀 더 자세히 알아보기 위해 노력해야 한다.

"지금 말씀은 변화가 꼭 필요한 것은 아니라는 의미로 들리는데요. 이유를 말해주세요. 좀 더 설명을 듣고 싶습니다." 나 "이 상황에서 당신이라면 대신 어떤 제안을 하시겠어요?" 와 같은 말과 함께 정중한 태도로 상대를 대하는 것이 좋다. 상대를 불쾌하거나 수치스럽지 않게 하면서도 그 사람이 자신의 말과 행동에 책임을 지도록 만드는 방법이다.

무감각해지기, 회피

변화에 대한 한 가지 반응은 완전히 외면하고 회피하기, 즉 아무 변화도 일어나지 않은 듯이 행동하는 것이다. 머릿속에서 지워버림으로써 변화에 대한 고민 또한 사라지길 바라는 마음에서다. 이 방법이 그다지 바람직하지 않다고 생각하는 사람들조차 막상 변화를 느끼면 이 방법을 취하게 되는 경우가 적지 않다.

무감각해지기는 역시 변화와 관련해 아무런 행동도 하지 않는 것과 관련이 있다. 심지어 어떤 사람들은 자신 혹은 타인에게 해로울 수 있다는 사실을 알면서도 변화에 무감각해지는 행동을 취하곤 한다. 환자와 상담하기를 게을리 하는 약사들이 대표적인 예이다. 그들은 상담을 생략하는 일이 환자에게 위험할 수 있음을 알지만, 그렇게 하지 않는다. 오히려 자신들의 행동을 합리화하기 위해 다른 약사들도 마찬가지로 행동한다며 핑계를 댄다. 당연히 해야 할 일을 하지 않으면서 시간이 없거나 돈이 되지 않는다는 변명으로 직업인이기를 스스로 포기하는 것이다. 이런 태도는 비겁하다. 어떻게 시간과 돈이 인간의 생명보다 소중할 수 있단 말인가.

흥분, 기쁨, 안도

역설적으로 들릴 수 있으나 실제로 어떤 환자들은 질병을 진단받는 순간 이런 감정을 경험한다. 예를 들어 당뇨 진단을 방금 받은 환자는 자신이 오랜 시간 동안 아팠던 이유를 마침내 알게 되어 안도감을 경험할 수 있다. 병명을 앎으로써 앞으로 관리 또한 가능하게 되어 그 환자는 안도감과 함께 다시 한 번 자신의 인생에 대한 책임감을 느끼게 될 것이다. 이처럼 변화는 사람들에게 긍정적인 방향으로 작용할 수 있다.

변화에 대해 긍정적인 반응을 보이는 환자에게는 격려의 말이 큰 힘이 된다. 환자가 자신의 질병 관리를 특히 잘하고 있다면 이에 대해 언급하며(예: "약의 재조제도 제 때 받으시고 혈압도 정기적으로 체크하고 계신다니 저도 기쁘네요.") 앞으로도 계속 그렇게 할 수 있도록 해야 한다. 사람들은 자신의 성취가 인정받는 것을 좋아한다. 그들의 바람직한 행동이 계속되기를 바란다면 격려와 칭찬의 말을 아끼지 않도록 하자.

좌절

이것은 변화에 대한 일반적인 반응이다. 분노와 마찬가지로 사람들은 자신이 과정에 참여하지 않았던 변화로 인해 영향을 받게 될 때, 다시 말해 피드백에 대한 요청이 없을 때 엄청난 좌절을 느낄 수 있다. 좌절의 이유를 최소화하기보다는 탐구하려는 노력이 필요하다.

실존적, 그리고 임상적인 우울함

변화에 직면한 사람은 그 변화의 이점을 잘 알고 있다하더라도 때때로 우울함을 겪는다. 자신이 생명의 위협이 될 질병을 갖고 있다는 사실을 알게 된다면 더욱 그럴 것이다. 만성질환은 자신이 불사의 존재가 아니며, 점점 늙어가고 있음을 알려주는 가혹한 알람 역할을 하기도 한다. 이런 기분은 금방 받아들이기가 어렵다. 사실은 건강한 반응인 이런 상실감을 환자들이 표현할 때, 의료인들은 감정적으로 다가가는 대신 문제를 고치려 하는 실수를 흔히 범한다. 예를 들면 "기운내요. 최소한 병명이 뭔지는 알았잖아요.", "그렇게 나쁜 건 아니에요. 수 백 만 명의 사람들이 당뇨병을 앓고 있고(아니면 고혈압이나 천식, 무엇이든), 이건 치료도 가능해요." 와 같은 말이다. 이런 말들은 환자가 느끼는 것, 즉 현재 그 사람이 아프다는 사실의 중요성을 축소하려는 의도를 담고 있다. 이보다는 그저 환자의 말을 들어주고, 환자의 입장을 이해한다는 반응을 보여주는 편이 훨씬 효과적일 것이다.

실존하는 우울함과 임상적 우울함을 구분할 필요가 있다. 실존적이란 의미는 그 느낌이 환자를 공격하는 것으로, 이로 인해 존재가 부각된다. 우리가 변화를 맞게 되면 그 변화가 긍정적일지라도 새로운 무언가를 위해 우리가 해오던 방식의 일부를 포기해야 한다. 이는 상실감을 일으켜서 우울증으로 나타날 수 있다. 만약 당신이 하루나 이틀 동안 실의에 빠져 있다면, 그리고 그 이유를 설명할 수 없다면 인생에서 무언가 중요한 변화가 일어났을 가능성이 높다. 한편 임상적 우울은 인생의 거대한 변화로 인해 나타날 수 있다. 이 경우 의료인은 진지한 태도를 이를 다루어야 하며, 치료를 위해 다양한 노력을 기울여야 한다.

통제 불가능한 느낌

변화를 맞이할 때, 특히 갑작스럽거나 혼란스러운 변화인 경우 사람들은 통제할 수 없다는 기분을 느끼게 된다. 이 느낌에서 벗어나기 위해 그들은 오래 되고 익숙한 행동으로 돌아가거나, 아예 무감각한 태도를 보이거나, 누군가를 비난하거나 혹은 변화에 대해 폄하하기 시작한다. 따라서 변화를 격려하기 위해서는 어떻게 하면 그 사람이 상황을 통제할 수 있다는 기분을 느낄 수 있을지 고민해 보아야 한다.

수치심이나 죄책감

변화가 만성 질환이나 직무 내용의 변화와 같은 위협적인 경우라면, 어떤 사람들은 그 변화가 과거의 잘못된 행동의 결과라고 생각한다. 과거에 죄를 지었기 때문에 벌을 받는 것이 당연하다고 믿는다. 이것은 유감스러운 일이다. 이런 비이성적인 생각들은 이성적인 방법으로는 해결할 수가 없다. 들어주기와 공감하기가 중요하다. 예를 들어, 환자가 "지금 막 제가 당뇨에 걸렸다는 걸 알게 됐는데, 이건 어렸을 때 사탕을 너무 많이 먹었기 때문이에요."라고 말한다면, 약사는 "환자분, 그래서 당뇨에 걸린 건 아니에요."라고 말하기보다는 "잘만 관리하면 오래오래 건강하게 살 수 있어요. 그 방법에 대해 함께 이야기해 봅시다."라고 답하는 것이 좋다.

세상에 혼자라는 느낌

변화의 필요성을 깨달은 경우에도 매우 외로운 기분이 들 수 있다. 마치 세상에 자기 혼자만 있는 것 같은 쓸쓸함 말이다. 이 때 변화를 긍정적으로 받아들일 수 있도록 돕는 효과적인 방법은 환자에게 감정적으로 접근하여 그들에 대한 이해를 표현하는 것이다. 문제를 이해하면 해결도 가능해 진다. 이것은 희망의 실마리이며 희망은 변화의 에너지를 제공한다.

감정적 반응에 대한 요약

변화는 어려울 수 있다. 변화를 받아들일지 회피할지 결정하는 것은 우리의 감정적 반응에 달려 있다. 사람들은 각자의 능력, 통찰력, 믿음, 가치관, 인식에 따라 같은 변화에도 다르게 반응한다. 각각의 반응을 존중하는 것이 중요한데, 이는 결국 변화가 이루어진 경우라 할지라도 마찬가지이다. 필요한 변화에 대해 환자가 어떻게 반응할지 미리 안다고 생각해선 안 된다. 대신 환자의 기분에 대해 깊게 생각하고 공감하며 환자가 문제를 표현하도록 도와야 한다. 이 때 환자가 이해할 수 있는 생산적인 방법을 동원하는 것이 중요하다.

변화에 대한 준비

이 장의 초반에서 우리는 변화에 대한 사람들의 감정적 반응들이 각각 다르게 나타나는 이유에 대해 논의하였다. 이제는 질병, 특히 만성 질병에 걸린 환자에게 필요한 변화의 이모저모를 알아 볼 차례이다. 질병의 관리를 위해서는 다양한 행동에서 변화를 요하는 경우가 많다. 예를 들어 당뇨 환자는 약을 정확히 복용하고, 운동을 해야 하며, 식단을 바꾸고, 정기적으로 혈당을 확인해야 한다. 이런 각각의 행동에 대해 모두 일정한 수준으로 동기화되고, 동일한 노력을 기울이기는 어려운 일이다. 약사나 다른 의료인들이 환자의 질병 관리에 어떤 도움을 줄 수 있는지 변화라는 주제를 중심으로 구체적으로 논의해 보자.

변화의 초이론적 모형

1970~1980년대까지, 프로차스카(Prochaska)와 그 동료들은 변화에 대한 문헌들을 철저히 조사하였다.[1,2] 그들의 연구는 치료를 하는 동안 사람들이 왜, 어떻게 변하는지, 혹은 왜 변하지 않는지, 그리고 치료 외의 상황에서 변하는 이유와 형태는 무엇인지에 초점을 맞추었다. 이를 위해 2백 개 이상의 서로 다른 심리치료 사례에 나타난 변화들을 관찰했다. 목적은 변화를 맞이하는 개인의 준비과정과 이를 돕기 위해 개입하는 방법에 대한 광범위한 모형을 개발하는 것이었다.

이 연구를 통해 변화의 초이론적 모형이 만들어졌다. 프로차스카와 동료들은 변화의 준비에 대한 다섯 가지 단계(표 9-3)와 사람들이 한 단계에서 다음으로 가기 위해 이용하는 변화의 열 가지 과정(표 9-4)을 밝혀냈다.[3,4] 다시 말하면, 변화는 어느 한 과정의 문제가 아니라는 것이다. 변화가 내면화되고 습관화되기 전에 사람들은 종종 변화(준비성)의 다섯 단계를 되풀이한다. 처음 세 단계는 인지적 단계이다.[3,4] 사람들이 변화를 생각하고 그에 대한 장단점을 비교하는 것이다. 그들은 또한 변화를 위해 필요한 기술 및 자원을 스스로 갖고 있는지에 대해 판단한다(자기 효용성). 준비성의 각 단계에 있는 동안 사람들은 다음 단계로 넘어가기 위해 각기 다른 내면의 과정(표 9-4)을 이용한다.

목표가 되는 행동을 이루기 위한 환자의 준비성을 평가하는 것은 의료인이 해야 할 일이다. 그리고 환자가 다음 준비성의 단계로 옮겨가도록 돕고 변화를 동기화하는 내면의 과정들을 자극하기 위해, 단계별로 구체적인 기술과 전략을 이용하는 것도 의료인의 일이다. 이 일이 반드시 환자를 직접적인 행동으로 옮기기 위한 것은 아니라는 점을 알아야 한다. 환자가 다음 단계로 갈 수 있도록 돕기 위한 의도가 우선이어야 한다.

예를 들어, 어떤 내면의 과정은 의식을 일으키는 것이다. 이 과정은 변화의 과정에서 가장 많이 이용된다. 환자에게 이용 가능한 정보를 많이 주면 환자는 더 좋은 선택을 할 수가 있다. 당뇨 환자의 성공적인 질병 관리를 위해서는 가장 먼저 이 질병에 대해 충분히 알아야 한다.

질병과 그 치료에 대한 환자의 이해도를 확인하고, 필요한 정보를 적절하게 전달하는 것이 중요하다. 교육으로 치료의 지속성을 예측하기는 어렵지만 환자가 정확한 정보를 완전 인지하고, 자신의 상황에

표 9-3 변화의 단계와 약사의 지원

단계	특징	약사에 의해 이루어지는 기술/개입
숙고 전단계	인지하지 못하고 의지도 없음. 매우 낙담한 상태. 아무 것도 시도하지 않았음. 찬성보다 반대 입장으로 기울어 있음. 다음 6개월 동안 무언가를 할 준비가 되어 있지 않음	들어주기와 공감적 반응하기. 효과적으로 질문하기. 변화에 대한 장애물 인식. 비판하지 않는 방식으로 접근. 설득적 전략인 보통 효과가 없음. 모든 단계에서 논쟁은 피해야 함
숙고단계	정보와 교육에 대해 마음이 열림. 6개월 이내에 시도할 일에 대해 생각함. 자기효용성이 낮음. 같은 상태로 유지하려는 유혹이 높음	들어주기와 공감적 반응하기. 교육적 개입. 감정적 지원. 사회적 지원. 효과적인 질문. 장애물 제거를 위한 전략 논의. 갈등 키우기
준비단계	다음 달에 이루어질 행동에 대해 준비함. 그 전에 최소한 한 가지는 시도한 상태. 목표를 정하기 시작하고 '정신적' 자아가 높아짐	들어주기와 공감적 반응하기. 질병 관리에 대한 준비를 칭찬. 목표 설정 돕기. 계획과 실천에 대한 논의, 위험 요소 확인. 다른 사람들에게 응원 요청하기
실행단계	실행에 옮김. '강압적 강요'에 대해 저항함. 의지력이 부여되어 자주성이 발달. 자기효용성이 향상됐지만 죄책감, 실패, 자유에 대한 한계 경험. 스트레스가 매우 심한 단계	들어주기와 공감하기. 자기 효용성을 위한 행동 강화. 격려, 정서적 지원 계속하기. 특히 재발이 일어난다면 그 이유 확인하기. 대립은 필요할 수 있으나 논쟁은 피하기
유지단계	새로운 행동을 최소 6개월 동안 지속, '점점 내가 원하는 사람이 되고 있다.' 고 생각함. 재발을 일으키는 상황과 자멸적 행동에 대해 더욱 분명히 구별할 수 있음	들어주기와 공감하기. 재발이 일어날 것 같은 상황에 대한 공개 평가. 역조건 형성과 자극 통제의 지속적 이용. 지속적 응원과 긍정적 강화

표 9-4 변화의 과정과 가장 두드러지게 나타나는 단계

과정	최고조 단계
사회적 해방: 그들이 있는 환경에서 자신과 비슷한 증상을 가진 사람들이 행동에 변화를 주고 있음에 주목하기	숙고단계, 준비단계
극적 방식의 안정화: 변하지 않을 때 나타날 위험과 관련한 정보에 대해 화를 내거나 감정적으로 반응하는 것	숙고 전단계, 숙고단계
조력 관계: 변화의 노력에 지원을 제공하는 의미 있는 혹은 두드러지는 타인이 존재	준비단계, 실행단계, 유지단계
의식 키우기: 건강 관리 행동과 관련된 정보를 얻고 이에 대해 생각하기	숙고 전단계, 숙고단계
환경의 재평가: 물리적 및 사회적 환경에서 자신을 돌보지 않는 것으로 인한 해로움을 인식	숙고단계
강화 관리: 건강한 행동에 대해서 스스로 보상 혹은 타인에 의해 보상 받기	실행단계, 유지단계
자기 재평가: 건강한 행동과 건강하지 못한 행동에 대한 자신의 태도를 인지적으로 평가	숙고단계
자극 통제: 행동의 재발을 유발할 요인들을 제거하기 위해 환경을 바꾸거나 조작하기, 건강한 행동을 촉진하는 힌트 소개하기	실행단계, 유지단계
역조건 형성: 과식과 같은 행동을 대신하기 위해 새로운 행동을 만들어 실행하기	실행단계, 유지단계
자기 해방: 자신이 선택을 했다면 건강한 행동의 실행에 성공할 수 있음을 인지	준비단계

맞게 잘 이해할수록 치료 성공에 대한 기대감을 높일 수 있다. 그러므로 교육은 내부 과정에 자극을 주어 의식을 일깨우는 환자 내부에 관한 개입인 셈이다.

이 모형은 매우 효과적이지만 때때로 자신이 환자의 질병을 책임지고 믿거나 통제에 대한 강력한 욕구를 가진 의료인들에게는 어려울 수 있다. 현실에서 환자를 통제하거나 동기화 하기 어렵다는 사실을 인정해야 한다. 의료인들 역시 질병을 책임지지 못한다. 질병을 관리하거나 하지 않는 주체는 바로 환자들이다. 우리가 할 일은 환자가 질병을 관리할 때 잘된 일과 잘못된 일에 대해 편하게 털어놓을 수 있도록 애정과 신뢰의 상황을 만들고, 그 속에서 환자에게 이해 가능한 정보를 충분히 제공하는 것뿐이다. 우리는 또한 환자 중심의 기술과 전략을 이용하여 환자가 건강한 태도를 향해 나아가도록 도울 수 있다. 환자의 상황을 지레 짐작하는 대신 이야기를 진심으로 들어주고 그들의 관심과 문제, 걱정에 직접적으로 관련된 정보만 제공할 필요가 있다.

표 9-5는 생명의학적(온정주의적) 관리 모형과 사회-행동학적 관리 모형을 비교하고 있다. 생명의학적 모형에서는 의료인이 통제권을 쥐고 있다. 사회-행동학적 모형에서는 환자와 의료인이 치료에 대해 협상을 하는 파트너이다. 생명의학적 모형은 병원과 요양원 등의 통제된 환경에 잘 맞는다. 하지만 외래 환자의 경우나 환자가 치료법을 지킬지 안 지킬지 선택할 수 있는 경우에는 전혀 맞지 않으므로, 이때는 사회-행동학적 모형(초이론적 모형과 같은)이 가장 적합하다.

표 9-5 관리에 대한 전통적 모형 대 역량강화 모형

생명의학적 모형(온정주의적)	사회-행동적 모형
의료인 중심	환자 중심
정보를 주는 것	정보 교환(전문가들의 만남)
의료인이 환자를 '구해야' 한다	환자가 자기 자신을 구해야 한다
행동을 지시	행동을 협상
요법에 순응함(Compliance)	요법을 잘 지킴(Adherence)
권위적(부모-아이) 관계	안내원
환자에게 동기 부여	환자의 동기화 평가
설득, 조종	이해, 수용
저항은 나쁘다	저항은 정보이다
논쟁	대립
존중을 기대한다	상호존중을 상정한다

주요 비교 사항

변화 단계에 대해 더 자세히 논하기 전에 몇 가지 중요한 비교 사항을 살펴보자(표 9-6). 사람들이 변화를 맞이할 때 처음에는 그 변화가 낯설게 느껴질 것이다. 특히 자신이 만성질환에 걸렸다는 말을 들었을 때는 더욱 그럴 수밖에 없다. 그들은 아마도 "나한테 일어난 일이 아니야." 또는 "그렇게 심각한 일은 아니야."라고 말할 것이다. 다시 말해, 그들은 실제로 자신들에게 일어난 일을 받아들이려 하지 않게 된다. 변화나 질병이 내면화, 통합화 혹은 그 사람의 일부가 되기 전까

표 9-6 중요한 대조점

외부	⟶	내면화
상반된 감정	⟶	불협화음
강제성	⟶	의사결정
온정주의적	⟶	조력 관계

지, 그 변화는 일어나지 않은 것처럼 느껴진다. 내면화 과정에는 공감, 이해, 교육 등이 도움이 될 수 있다.

사람들이 쉽게 변하지 않는 원인 중 하나는 상반된 감정 때문이다. 무엇을 해야 할지 혹은 어떻게 해야 할지 모르거나 그만큼의 능력과 자원이 자신에게 부족하다고 믿는다면 변화를 이뤄낼 수 없을 것이다. 변화의 필요성과 그로 인해 얻을 수 있는 이점에 주목해야 한다. 누군가 개입하여 변화의 의지를 가로막는 장애물을 최소화하거나 극복할 수 있도록 구체적인 도움을 준다면 매우 효과적일 것이다. 한편 변하지 않는 것과의 불협화음 또한 촉진제 역할을 할 수 있다. 변하지 않고 같은 상태로 있는 경우, 변화했을 때보다 더 큰 문제가 될 수 있음을 상기하는 것이다. 불협화음은 자기 재평가를 촉진한다. 변화를 통해 오히려 더욱 자기 자신다움을 되찾을 수 있음을 간과해서는 안 된다. 불협화음에 대한 내용은 이후에 더 자세하게 다룰 예정이다.

변화를 강요당하거나 이로 인해 자신의 자유가 침해당했다는 생각이 들면 당연히 변화가 이루어지기 어려울 것이다. 변화에 대한 결정 또한 스스로 내렸다고 생각할 때 변화의 가능성이 높아진다. 이 때 바람직한 의사 결정이 이루어지려면 정확하고 중립적인 정보, 공감적 이해, 변화의 이점에 대한 강조 등의 협조가 필요하다.

마지막으로, 변화로 향하게 하려면 온정주의(환자를 아이처럼 대하는 것)보다는 협력적 관계를 유지하는 편이 훨씬 효과적이다. 협력적 관계는 환자를 의사 결정에 참여시키고, 이 변화가 환자의 인생에서 일어나는 일 중 일부분일 뿐임을 알려주며, 환자가 두려움이나 의심, 걱정을 표현할 수 있도록 해주는 것이다. 협력적 관계는 자기 해방을 촉진한다. 그리하여 환자가 마음껏 자신에게 더 좋은 선택을 할 수 있도록 도와준다. 물론 자신이 언제 무엇을 해야 할지 구체적으로 알려주길 원하는 환자들도 많이 있다. 하지만 명심하라. 이 조차도 의료인이 아닌 환자가 선택하는 것이다.

변화의 단계

다음으로 우리가 논의할 주제는 환자가 행동으로 참여할 준비를 마쳤는지에 대한 평가 과정과 변화에 대해 인지되는 문제점, 기대되는 혜택에 대한 확인 과정이다. 변화의 단계와 약사가 각 단계에서 행하는 개입, 기술 등은 표 9-3에 요약되어 있다.

숙고 전단계(Precontemplation) 이것은 준비성 단계의 첫 단계이다. 이 단계의 사람들은 변화에 대해 잘 모르거나 의지가 없는 경우, 혹은 변화를 하기에는 너무 낙담해 있는 상황이다. 인지를 못한 경우일 때는 교육이 가장 좋은 전략이 된다. 당뇨병 환자들이 자신의 질병이나 치료법에 대해 제대로 이해하지 못 하면 당뇨를 효과적으로 관리할 수 없게 된다.

인지는 하고 있으나 의지가 없는 경우에는 다른 접근법이 필요하다. 많은 흡연자들이 흡연의 위험을 알고 있지만 계속해서 담배를 피운다. 한 가지 전략은, 그들에게 흡연의 어떤 점이 좋은지 물어보는 것이다. 흡연자가 "긴장을 풀어줍니다." 라고 말한다면 이때 도움이 되는 답변은 "긴장을 풀어주는 뭔가를 포기하기란 어려운 일일 겁니다." 이다. 이런 반응은 환자를 방어적으로 만들지 않으며, 실제로 중립적 이해를 표현하고 있다. 그 흡연자에게 흡연 외에 무엇을 좋아하는지, 흡연의 안 좋은 면은 무엇이라고 생각하는지 물어본다. 그리고는 상대가 언급한 모든 내용을 요약하여 이렇게 말한다. "그러니까, 한 편으로는 ○○○ 때문에 흡연을 좋아하지만 다른 한편으로는 ○○○와 같은 흡연의 안 좋은 면도 알고 계시군요." 이것을 갈등 키우기(developing discrepancies)라고 부른다. 장점과 단점을 소리 내어 말하면 불협화음이 나타나고 불협화음은 변화에 대한 동기를 일으킨다.

환자가 변화에 어떻게 저항하는지 평가하기 위해서는 '봉투' 방법을 추천한다. 흡연의 예에서 당신은 이렇게 말할 수 있다. "제가 만약 환자분께 어떤 메시지가 들어 있는 봉투를 드리면 금연을 결심하는 데 도움이 될까요? " 숙고 전단계에 있으면서 과격한 환자라면 "내가 금연을 하도록 만들 수 있는 메시지는 없습니다." 라고 말할 것이다. 이처럼 전혀 변하려는 의지가 없는 환자들을 우리가 구해줄 수는 없다. 우리는 그냥 이렇게 말할 것이다. "아직 금연을 할 준비가 안 되셨나

봅니다. 지금 고혈압이 있으니 흡연으로 인해 뇌출혈과 심장마비의 가능성이 높아질까 걱정되지만, 금연을 원하느냐 아니냐는 완전히 환자분께 달린 문제이지요. 심각하게 금연을 고려하게 된다면 그 때 제게 알려주세요. 기꺼이 도움을 드리겠습니다." 반면, 봉투 질문에 대해 어떤 환자들은 이렇게 말할 것이다. "내 건강 상태에 대한 초기 경고의 메시지가 들어있다면 혹시 모르겠네요." 이제 당신은 환자에게 폐 검사를 권유하고, 환자들은 금연을 결심해야 할지에 대한 고민에서 더 나은 선택을 할 수 있게 된다.

저항형 환자에게 이용하는 비슷한 방법으로 '준비도 측정 자(readiness rulers)' 라는 것이 있다. 이것은 환자들이 질병 관리를 얼마나 중요한 것으로 인식하고 있는지와 질병관리에 대해 그들이 느끼는 자기-효용성이 어느 정도인지를 모두 평가하기 위한 것이다. 중요성을 측정하는 준비도 측정 자는 다음과 같은 형식이 될 수 있다. "눈금이 1부터 7까지 있고 1은 전혀 중요하지 않은 것, 7은 매우 중요한 것이라면, 환자분이 당뇨병을 적절히 관리하기 위해 약을 먹는 일은 몇에 해당할까요?" 환자가 "3" 이라고 답했다고 생각해 보자. 이 때 의료인들이 흔히 저지르는 실수는 "왜 7이 아니고 3이지요?" 라고 물어보는 것이다. 이런 반응은 환자에게 부정적으로 반응을 유도할 뿐이다. 좀 더 생산적인 반응은 "왜 1이 아니고 3이죠?" 라고 묻는 것이다. 환자에게 변화에 대한 이야기를 이끌어낼 수 있는 질문이다. 만약 환자가 "1" 이라고 말한다면 알다시피 환자는 준비가 되지 않은 상황이므로, "처방전대로 약을 복용할 준비가 되어 있지 않은 것 같네요. 준비가 되려면 어떻게 해야 할까요?" 라고 말할 수 있다. "왜 1이 아니고

3이죠?" 라는 질문에 대한 환자의 대답을 주의 깊게 들은 후에는 "어떤 일이 일어나면 4로 옮겨가게 될까요?" 라고 물어보는 것이 유용하다. 이로 인해 환자는 변화에 대해 생각하게 되지만 이 과정은 점진적인 방식으로 진행된다. 이 시점에서 6이나 7에 대해 물어보는 것은 너무 지나쳐서 환자로부터 저항을 일으킬 수 있다.

변화할 용기가 없는 환자들에게는 그들이 과거에 시도했던 변화 중 성공한 사례를 무엇이든 말하게 하는 것이 도움이 된다. 단기간이라도, 효과가 있었던 일들을 말하게 함으로써 환자가 그 행동을 더 오랜 기간 동안 반복하도록 만들 수 있다.

숙고단계(Contemplation) 이 단계에서 환자는 정보에 대해 좀 더 개방적인 태도를 가지며 많은 것을 알고 싶어 한다. 그들은 6개월 후의 변화에 대해 생각하고 있다. 이 단계에서는 객관적이고 중립적인 정보의 제공이 매우 중요하다. 준비성의 단계가 변화하고 있음을 표현하는 환자의 말을 알아차리는 것 또한 중요하다. 환자에게 예상되는 가장 큰 장애물은 무엇인지, 변화로 인한 혜택은 무엇이라고 생각하는지 질문하면 매우 도움이 된다.

준비단계(Preparation) 환자는 30일 후에 무언가를 시도할 준비를 하고 있다. 이 단계가 되어서야 어떤 행위-지향적인 전략들이 고려되기 시작한다. 이 단계에서는 작은 목표를 정하고 변화에 대한 장애물을 없애야 한다. 행동을 위한 계획에 대해 논의하고 환자의 준비성을 칭찬하는 것 또한 매우 중요하다.

행동단계(action) 결정적인 단계이다. 많은 노력이 경주되고 있다. 이제 환자는 행동으로 참여하고 있지만 이렇게 한지 아직 6개월이 넘지 않은 상황이다. 우리는 이 시점에서 자신의 일이 끝났다고 생각하기 쉽지만 실제로는 단지 시작일 뿐이다. 환자들에게는 관심이 필요하다. 새로운 행동은 강화되어야 한다. '격려하기' 와 사회적 지지가 필수적이다. 환자의 '엄청난 발전' 은 어찌 보면 당연히 해야 하는 일이지만, 여기에는 의료인이나 가족들의 격려와 칭찬이 필수적이다. 그 환자가 앞으로도 계속 그렇게 하기를 바란다면 말이다. 환자에게 "이번 달에는 때 맞춰 혈압약을 받으러 오셨네요. 잘하고 계세요. 손님처럼 열심히 약을 드시는 환자들이 더 많아졌으면 좋겠어요. 이렇게 관리를 잘하시는 비결이 뭐에요? 다른 환자들한테 말해주고 싶네요." 와 같이 말해주면, 그에게 매우 큰 기쁨이 될 것이다.

유지단계(Maintenance) 이 단계에서 환자는 최소 6개월 동안 목표 행동을 취하고 있다. 다시 말하지만, 긍정적인 변화에 주목하는 것이 매우 중요하다. 이 단계에서는 재발의 예방에 초점을 맞춘다. 환자가 예전의 행동을 다시 하게 될 수도 있다. 흡연자가 다시 담배를 피우거나 당뇨 환자가 식이요법을 지키지 않는 등의 행동 말이다. 이 때 주의할 점은 사람이 아닌 문제 자체를 공격하는 데 계속 초점을 맞춰야 한다는 사실이다. 다음의 예를 보자.

약사 : 무슨 일로 혈당이 올라갔나요?

환자 : 요즘 회사 동료들의 생일파티가 많았어요. 아시잖아요. 케이크, 아이스크림... 너무 멋대로 먹었어요.

약사 : 알겠어요. 가끔 그럴 때가 있죠. 지금까지 당뇨 관리를 잘 해오고 계셨으니까, 다시 제 자리로 돌아가시리라 믿어요. 앞으론 어떻게 하실 건가요?

환자 : 케이크는 적게 먹고, 아이스크림은 전혀 먹지 않을 거예요.

여기에서 약사의 소통 방식은 격려하고 지지하며 비난하지 않는 것이 특징이다.

초이론적 모형에 대한 요약

변화의 초이론적 모형을 통해, 환자의 변화에 효과적으로 협력하려면 과정의 각 단계에서 다른 기술 및 전략을 적용해야 한다는 점을 살펴보았다. 이 모형은 정보의 제공이 필수적이며 중요하지만 그것만으론 충분하지 않음을 알게 해준다. 만약 정보만으로 충분하다면 여전히 담배를 못 끊는 사람이 존재하는 이유를 설명할 수가 없다. 우선 변화에 대한 상반된 감정이나 저항이 어디에서 나오는지부터 확인해야 하는 것이다.

동기 면담 (Motivational Interviewing)

이제 우리는 변화에 대해 학습한 내용들을 동기 면담이라는 과정에서 구현하게 된다. 환자의 준비성과 이해를 확인할 때는 단계별 접근이 유용하다. 모두가 환자와 상담할 때 효율적인 기술과 개념들이다.

동기면담은 원래 밀러(Miller)와 롤닉(Rollnick)[5]이 변화의 초이론적 모형에 대한 상호보완적 과정으로서 개발한 것이다. 처음에는 중독적 행동을 하는 사람들을 대상으로 했지만 간단 동기면담의 발달과 함께 현재는 의료인들이 다른 질병을 가진 환자의 관리를 돕는 데 널리 활용되고 있다.[6] 동기면담(motivational interviewing)과 간단 동기면담(brief motivational interviewing)의 목적은 환자 혹은 고객과 행동 변화에 대한 협상을 하는 것이다.

밀러와 롤닉이 개발한대로, 동기면담은 환자가 변화를 위해 노력하도록 도와주는 것으로 환자에 대한 방식이자 전략에 대한 방식이기도 하다. 동기면담의 방식(혹은 정신)에서 정의하는 환자는 다음과 같다. 환자는 변화에 대한 찬반 혹은 혜택과 장애물을 비교하고 그 결과 행동을 취하기로(약의 복용이나 체중 감량과 같은) 결심하거나 아니면 장점이 단점보다 더 많을 때까지 행동하지 않기로 결정하는 사람이다. 이것이 결정적 균형(decisional balance)이라고 불리는 개념이다. 동기면담의 방식에서 바라보는 환자는 게으르거나 의욕이 없는 존재가 아니다. 흡연자가 계속 담배를 피우는 이유는 단순히 흡연의 장점이 그 위험을 넘어선다고 생각하기 때문이라고 분석한다. 흡연의 장점에 대해서는 비현실적으로 이해하고, 흡연의 위험은 축소하는 것, 이것이 바로 그들의 상황이다. 동기면담은 환자와 함께 비판적 태도를 배제한 채 이득과 위험에 대해 탐구하는 것이다.

동기면담은 사람들의 변화를 돕기 위해, 치료에 대한 로저스의 고객 중심 접근법[7]과 좀 더 직접적 혹은 유도적인 접근법을 결합한다. 동기면담의 배경이 되는 기본적인 생각은, 여러 가지 이유들로 인해 환자들이 종종 변화에 대해 상반된 감정이나 저항을 갖게 된다는 것이다. 그들은 변화가 정말로 필요하다는 사실을 인식하지 못하고 있을 수도 있다. 심각한 상태에 대해 잘못 해석하고 있을 가능성도 높다. 치료 방법을 이해는 하지만 실천하기가 어렵다고 생각할지도 모른다. 결과적으로, 그들은 자신이 질병 관리에 필요한 능력을 갖고 있는지 확신하지 못 한다. 또는 단순히 변화를 위한 행동을 실천하기 싫은 것일 수도 있는데, 그들이 생각하기에 변화로 인한 혜택이 그 위험보다 크지 않기 때문이다.

환자가 상반된 감정을 느낄 때는 변화에 대한 찬성과 반대 이유가 동등한 경우이다. 그들이 저항의 감정을 느낀다면 반대가 찬성을 넘어선 것이다. 상반된 감정은 변화의 준비도에 영향을 미치고, 변화를 위한 전략이 채택되지 못 하게 한다. 동기면담은 변화에 대한 환자의 준비도 혹은 그들이 생각하는 찬성과 반대에 대한 평가로 시작된다. 동기면담이 준비성의 단계를 평가하지 않더라도, 환자가 상반된 감정이나 저항을 갖고 있는지, 변화에 대해 준비가 되어 있는지 등은 평가한다.

동기면담은 의료인에게 환자의 이해 정도와 걱정하는 바를 조사할 수 있도록 해준다. 저항에 대처하고 환자가 준비가 되도록 돕는 일에 초점을 맞춘다. 동기면담에서 의료인은 저항을 일종의 정보로, 즉 의료인과 환자 사이의 신뢰관계에 문제가 있음을 보여주는 신호로 여긴다. 의료인은 환자를 설득하거나 조종하려 하지 말고, 저항이나 상반된 감정에 대해 분석해야 한다.

예를 들어 환자가 "난 단지 금연을 할 준비가 되어 있지 않아요."라고 말한다면, 그는 저항의 감정을 표현하고 있는 것이다. 전형적인 대응으로 환자에게 "흡연이 당신에게 나쁘다는 사실을 알아야 해요. 금연을 해야만 해요."라며 금연하도록 설득할 수 있다. 그러면 환자는 이렇게 말할 것이다. "난 스트레스를 너무 많이 받고 있는데, 담배를 피우면 긴장이 풀려요. 나는 단지 담배를 끊을 준비가 되어 있지 않은 것뿐이에요." 이 상황에서는 의료인이 환자의 판단에 대해 창피를 주고("흡연이 나쁘다는 걸 알아야 해요.") 환자의 자주성을 손상시킴("금연을 해야만 해요.")으로써 그의 체면을 떨어뜨리고 있다. 자연스레, 환자는 변화가 불가능한 이유를 단언함으로써 체면을 지킬 방법을 찾게 된다. 실제로 의료인이 환자에게 변화를 유도하는 과정에서 환자의 체면이 손상을 입고, 이 때문에 변화에 대한 저항감만 커진 사례를 흔히 찾아볼 수 있다.

동기 면담과 '체면'

동기면담에서는 환자의 체면을 손상시키지 않도록 주의해야 한다. 자신을 방어할 필요가 없을 때 환자들은 변화를 위한 대화에 더 적극성을 띠게 되기 때문이다.

누구나 체면을 잃게 됐을 때의 수치스럽고 당황스러운 기분에 대해 알고 있을 것이다. 사람들이 체면을 유지하기 위해 얼마나 많은 관리를 하는지 처음 지적한 사람은 고프만(Goffman)[8]이었다. 이미 물이 엎질러진 후 구겨진 체면을 바로잡으려 노력하기보다는 먼저 그런 일을 피하는 편이 효과적이다. 하지만 불행히도 '전문가' 역할을 하는 의료인의 상당수는 체면을 지키고 싶은 환자의 바람을 무시해도 괜찮다고 생각한다. 그들은 환자를 위한다는 명목으로 비하와 비판의 말을 함으로써 그들의 체면을 땅에 떨어지게 만든다. 환자가 그런 가혹한 경험을 통해 변화에 더욱 저항적으로 변한다면 이보다 슬픈 일은 없을 것이다. 이를 이해하기 위해 우리는 체면의 개념에 대해 좀 더 자세히 알아볼 필요가 있다.

이 개념은 다른 사람들에게 잘 보이고 싶은 인간의 기본 욕구에 대한 것이다. 우리 모두는 가능성 있고 유능하며 독립적인 개인으로 대접 받길 원한다. 따라서 타인과 소통할 때 행간의 의미를 읽음으로써 그들이 우리를 어떻게 바라보는지 측정하기도 한다. 그들의 말에 우리의 판단과 행동에 대한 존중이 담겨 있다면 우리의 '체면' 은 유지되며 덩달아 긴장이 풀리고 기분도 좋아질 것이다. 이런 상황에서는 기꺼이 사생활과 건강 관련 선택, 변화에 대한 결정 등에 대해 열린 마음으로 대화에 임하게 된다. 하지만 누군가 우리를 부족하고 무능한 사람으로 보고 있다고 느끼면 우리의 체면은 손상되어 그것을 다시 복구하기 위한 행동을 취하게 된다. 이런 상호작용을 방어적 체면 유지라고 부른다. 여기에는 타인의 관심이 갖는 중요성을 최소화하는 것에서부터 그들의 능력을 부인하거나 상호작용에서 물러나는 등의 행동이 포함된다. 여기서 잊지 말아야 할 점은 의료인이 환자의 체면을 떨어뜨릴 때

마다 환자는 방어적으로 변하고, 의료인과 환자의 신뢰관계는 무너지게 된다는 사실이다. 이 경우 환자는 자신의 인생이나 건강에 대한 선택, 변화에 대한 결정 등에 대한 실질적 대화들을 사실상 거부해버린다. "환자분 건강에 대해서는 약사인 제가 제일 잘 알아요. 제 말대로 하지 않는다면 당신은 어리석고 무능한 거예요." 이런 말을 듣고도 순응할 환자가 어디 있겠는가?

최근의 연구에서 체면이 여섯 가지 다른 측면을 갖고 있다는 주장이 제기된 바 있다. 하지만 전통적 의미의 '체면을 잃는다'는 표현이란 능력을 의심받거나 자주성을 위협받았을 때를 가리킨다. 여기서 능력의 측면은 우리의 지식수준 또는 유능함의 정도와 관련이 있다. 다음의 말들은 지식 부족이나 의사결정의 무능을 의미하는 것으로 환자의 능력적 체면을 무시하는 결과를 낳고 있다.

"파스타를 많이 먹으면 혈당 수치가 올라간다는 사실을 몰랐나요?"
"보세요, 흡연은 폐암을 일으켜요."
"환자분이 제대로 약을 챙겨먹는 날이 오기는 올까요?"

반대로, 다음의 말들은 환자의 능력적 체면에 대한 위협을 줄여준다.

"어떤 종류의 음식이 혈당을 높인다고 생각하세요?"
"흡연과 폐암의 관계에 대해 어떻게 생각하세요?"
"이 약을 처방 받은 대로 복용하는 게 얼마나 중요할까요?"

자주성 체면(Autonomy face)은 환자의 독립성을 존중하는 것과 관련이 있다. 환자에게 무엇을 해야 할지 말하는 것은 어떤 말이든 환자의 자주성 체면에 위협이 된다. 다음은 그런 말들의 예이다.

"도너츠를 절대 먹으면 안돼요."

"매일 혈당을 측정하고 운동을 해야 해요."

"담배를 끊어야 해요."

반대로, 다음의 말들은 환자의 자주성과 스스로 결정할 권리를 존중하고 있다.

"도너츠를 그만 먹거나 줄일 준비가 얼마나 됐나요?"

"혈당 측정과 운동은 더 나아가 혈당을 낮추기 위한 두 가지 방법이에요. 두 가지 중 어느 것이 가장 도움이 될까요?"

"무엇이 담배를 끊도록 도울 수 있을까요?"

환자에게 하는 말을 위와 같이 바꾸면 환자들의 능력과 자주성의 체면을 위협하는 일이 상당히 줄어들 것이다. 동기 면담에서는 우리가 환자 상담에서 이용하는 기본 전략들을 일부 바꾸어 적용해볼 수 있다.

환자를 잘 알수록 그들을 위한 최선의 치료법까지 자신이 판단해야 한다고 믿는 의료인들이 많다. 예를 들어 환자가 약을 제때 복용하지 못한다고 말하면 의료인은 이를 기억력에 문제가 있는 것으로 여기고 즉시 그녀의 약 복용을 기억하게 해줄 약통의 종류에 대해 논의하려 할지 모른다. 그런데 만약 환자가 매일 약을 복용할 필요성을 못 느끼거나 시간적 여유가 없어 그런 것이라면 위와 같은 접근은 상당한 모욕이 될 수도 있다. 의료인은 그 환자의 문제를 안다고 간주함으로써 환자에게 필요하지도 않은 약통에 대한 이야기로 시간을 낭비한 셈이다. 동기 면담은 환자들의 문제에 대해 넘겨짚는 대신 진짜 문제가 무엇인지 자세히 살펴볼 것을 강조한다. 환자가 복용 시간을 자꾸 놓친다고 하소연할 경우 동기 면담에서는 이런 식으로 말할 수 있다. "어쩌다가 약 복용을 놓치게 되는지 자세히 이야기 해주세요." 다음으로 의료인은 환자의 관점에서 문제를 요약해 본다. "그러니까 복용 시간을 까먹는 게 아니라 매일 복용의 필요성을 느끼지 않는 것의 문제가 크군요." 라며 말이다. 이런 접근은 의료인이 환자의 말을 매우 유심히 듣고 있으며 환자와 한 팀으로서 문제를 풀기 위해 노력한다는 점을 확인시켜 준다. 이렇게 하면 환자의 능력이나 자주성에 대한 체면을 위협하는 일이 상당히 줄어들게 된다.

동기 면담과 일관되는 또 하나의 미묘한 전략적 변화는 환자 교육이 제공되는 방식과 관련이 있다. 의료인이 환자에게 필요한 정보의 설명을 직접적으로 시작할 때 환자의 능력적 체면이 위협받을 가능성이 있기 때문이다. 이런 위협을 줄이기 위해 환자에게 정보 공유에 대한 허가를 요청할 수 있는데 예를 들면 "운동이 골다공증에 어떤 영향을 주는지에 대해 제가 추가 정보를 나눠 드려도 될까요?" 라고 물어보는 식이다. 이런 경우 대부분의 환자는 자신이 존중받고 있다는 기분을 느끼고, 기꺼이 정보 제공을 허락할 것이다. 정보 공유에 대한 허가를 요청함으로써 환자의 능력적 체면을 확인시켜 주는 효과를 얻게 된 셈이다.

환자와 새로운 정보에 대해 이야기 할 때, 의료인이 결론을 내듯 말하면 체면에 대한 또 다른 위협이 발생할 수 있다. 예를 들면 "그러니까, 이게 바로 골다공증 관리를 하고 싶다면 운동을 더 많이 해야 하는 이유입니다." 라고 말하는 경우이다. 여기서는 두 가지 측면에서 환자의 체면이 위협받고 있다. 먼저, 이 말에는 환자가 그 정보에 대해 스스로 평가할 수 없을 것이라는 전제가 내포되어 있다. 두 번째로, 환자가 정보를 정말 이해한 경우 어떤 결론을 내릴지에 대해 선택권이 없음을 의미한다. 동기 면담에서는 새 정보로부터 올바른 결론을 내려 구체화하는 대신, "그러니까, 이 정보가 당신의 상황과 어떤 관련이 있다고 생각하세요?" 라고 물어볼 수 있다.

환자의 자주성 체면에 위협을 주지 않기 위한 마지막 전략은 환자에게 선택권을 주는 것이다. 예를 들어 환자의 콜레스테롤 수치가 상대적으로 높은 경우, 스타틴을 복용하게 한 후 의료인은 이렇게 말할 수 있다.

"콜레스테롤 수치를 더 많이 낮추기 위해서는 크게 세 가지 방법이 있습니다. 한 가지는 처방받은 대로 매일 스타틴을 복용하는 것입니다. 다른 하나는 식단에서 지방을 줄이는 것입니다. 마지막 방법은 운동을 더 많이 하는 것입니다. 이 중에서 어떤 게 제일 좋다고 생각하십니까?"

환자에게 선택권을 주면 그의 자주성 체면이 지켜지고, 환자로부터 말로서 약속을 얻어내는 기회가 되기도 한다.

상반된 감정에 대한 탐구

동기 면담에서는 능력과 자주성에 대한 환자의 체면을 확인시켜 주려 한다. 변화에 대한 상반된 감정 혹은 저항의 감정을 갖고 있는 환자를 설득하려 한다면, 우리는 그들의 체면을 위협하여 변화를 거부하는 이유를 옹호하게 만들고 있는 것이다. 환자는 변화에 대한 찬성과 반대의 입장을 갖고 있는데, 아직 준비되지 않은 환자에게 의료인이 찬성 입장을 말할수록 이것은 그들에게 반대의 입장을 말하도록 강요하는 셈이 된다. 좀 더 좋은 방법은 환자에게 개방형 질문, 예를 들면 "금연의 장점은 무엇이라고 생각하세요?" 라든가 "무엇이 환자분께 금연을 결심하도록 도움을 줄 수 있을까요?", "담배를 끊은 일이 환자분께 왜 중요할까요?" 와 같은 질문을 함으로써, 환자의 상반된 감정 혹은 저항의 감정에 대해 연구해보는 방법이다. 그런 모든 질문들은 환자의 상반된 감정이나 저항을 파고들어, 환자가 금연을 하지 않는 이유를 표현하게 해준다. 그들은 환자에게 체면을 지키도록 강요하지 않는다. 원칙은 이렇다. 상반된 감정 혹은 저항에 부딪칠 때는, 설명하려 하지 말고 탐구하라.

환자는 저항이나 상반된 감정을 분노나 논쟁, 무시, 방해 등의 형태로 드러낸다. 이런 모습들이 의료인에게 주는 의미는 환자를 수치스럽게 하거나 비난하지 말고, 그들에게 일어나고 있는 일에 대해 고민하라는 것이다. 예를 들어 체중을 줄여야 하는 이유에 대해 논의하는 동안, 환자가 세 번이나 끼어들며 자신은 그렇게 할 수 없다고 항변한다. 의료인은 짜증이 나서 이렇게 말한다. "내 말을 세 번이나 자르셨네요. 체중을 줄이고 방법을 알고 싶기는 한건가요?" 이 의료인은 신뢰관계에 문제가 생기는 것을 깨닫지 못했다. 환자의 상반된 감정에 대해 알아보기는커녕, 오히려 생산적인 소통의 기회를 차단해버렸다. 저항에 대해서는 마주보고 탐구해가는 방법이 더 유용했을 것이다. 다음과 같이 말하면 어떨까. "환자분, 제가 체중 감량에 대해 이야기하는 동안 세 번이나 그렇게 할 수 없다고 말하셨잖아요. 혹시 제가 불편한 이야기를 한 건 아닌지 궁금하네요. 무슨 문제가 있었다면 자세히 말씀해주세요." 이 의료인은 그 개입을 무시하지 않는다. 그는 책임감을 갖고 있고, 환자를 비난하지 않으며 저항의 출처가 어디인지 알아보려 한다. 또 다른 예를 보자. 환자가 화난 말투로 "이 약을 다 먹으라구요? 말이 쉽네요. 약사님이 이 약을 먹는 건 아니니까요!" 라고 말한다. 동기 면담에서는 이렇게 대응할 것이다. "이 모든 약을 복용하는 것에 대해 얼마나 속상해하시는지 알겠습니다. 맞아요, 말로는 쉽죠. 실제로는 어렵지만요. 어떻게 하면 좀 더 편하게 약을 드실 수 있을까요?" 여기에서도 의료인은 환자의 좌절을 인지하지만 공감적 반응을 보이고 환자의 걱정에 대해 알아보려고 한다. 만약 환자가 그 질문에 대해 "어떻게 하면 더 편해지는지는 나도 모르죠." 라고 답한다면 어떻게 해야 할까. 이런 경우, 의료인은 환자에게 조언을 해도 되는지 허락을 받아야 하는데, "다른 환자들이 시도한 방법에 대해 이야기해 드릴까요?" 라는 식으로 말할 수 있다. 환자가 그렇게 하라고 하면 필요한 제안을 한 뒤, 이렇게 물어본다. "이 중에서 시도해 보고 싶은 방법이 있나요?" 환자의 자주성을 존중하고, 환자의 시각에서 문제를 연구하는 것이 이 같은 동기 면담의 포인트이다.

동기 면담의 예

동기 면담의 주요 목적은 우리가 환자를 이해하고 있음을 표현하고(특히 환자가 표현하는 감정들), 그 사람의 행동(약의 복용이나 체중 감량과 같은)을 강화하거나, 변화의 의지를 가로막는 장애물을 제거하는 등 동기 관련 문제들을 밝히는 것이다. 다음 예에서 약사의 반응은 두 가지 중요한 목적을 나타낸다.

환자는 57세의 여성이며 골다공증을 진단 받았다. 그녀의 DEXA 골밀도는 –2.8(–2.5이하는 골다공증을 의미함)이다. 그녀는 골다공증 치료를 위해 일주일에 한 번씩 비스포스포네이트(bisphosphonate)를 처방 받고 있다. 비스포스포네이트는 아침 식사를 하기 최소 30분 전 공복 상태에서 물 한 잔과 함께 복용해야 한다. 이 약을 음식과 함께 복용하는 경우 심각한 속쓰림과 역류가 발생할 수 있다. 약을 복용한 직후에는 식도의 부식을 예방하기 위해 꼿꼿한 자세를 유지해야 한다.

환자는 원래보다 3주가 지나서 처방약(한 달 치 제공)을 다시 받으러 왔다. 약사는 약 복용을 자꾸 건너뛰는 이유를 묻는다.

환자: 나는 DEXA 수치가 뭔지도 몰라요. 병원에선 무슨 뼈에 이상이 있다고 하던데, 난 그냥 괜찮다고 느껴요. 게다가 약을 먹으면 속이 쓰려서 그냥 먹고 싶지가 않네요.

약사: 제가 정확히 이해한 거라면, 환자분은 약을 먹으면 속이 쓰려서 "내 뼈에 문제가 있는지 확신하지도 못 하는데 도대체 왜 나

를 아프게 하는 약을 먹어야 하지?" 라고 생각하시는군요.(이해에 대한 표현)

환자: 네, 바로 그거예요!

약사: 저한테 환자분의 DEXA 골밀도 기록이 있어요. 가능하다면 환자분의 뼈 문제가 무슨 뜻인지 설명하고 속이 쓰리지 않도록 약을 먹을 수 있는 법도 알려드리고 싶은데, 괜찮을까요?(동기와 관련한 환자의 두 가지 문제를 해결하기 위해 교육에 대한 허락 구하기. 여기에서 두 가지 문제란 "내 뼈에 문제가 있나?" 와 "속을 쓰리게 하는 불필요한 약은 먹고 싶지 않아." 이다.)

환자: 물론이죠. 좋아요.

이제 약사는 환자에게 필요한 정보를 제공하고, 환자의 질병 관리와 약 복용에 대해 재평가하게 된다. 환자가 기꺼이 추가 정보를 받겠다고 한 것은 약사의 공감과 이해 덕분임을 알아야 한다. 환자의 입장을 이해한다는 점을 먼저 확실히 하지 않고 곧바로 뛰어들어 정보를 주려 하는 의료인들이 너무 많다. 의료인들이 자주 하는 또 다른 실수 중 하나는 환자의 불평에 대해 "약을 제대로 복용하는 방법에 대해 누군가 말해주지 않았나요?" 라거나 "이 약을 제대로 복용하지 않으셨죠?" 라는 식으로 대응하는 것이다. 이는 아무런 도움이 되지 않는 부적절한 반응들이다. 환자가 약의 제대로 된 복용법을 들었는지, 듣지 않았는지는 중요하지 않다. 그녀의 말을 통해 약을 제대로 복용하지 않고 있다는 사실은 분명히 알 수 있다. 위와 같은 반응은 환자를 당황하게 하거나 방어적 태도를 취하게 만들 뿐이다.

동기 면담을 위한 전략

동기면담에서 환자의 목표 행동에 대한 준비성을 확인하고 변화를 돕기 위한 인터뷰 전략 목록과 다섯 가지 보조 원칙을 소개할까 한다. 다섯 가지 원칙이란 공감 표현하기, 갈등 키우기, 논쟁 피하기, 저항 줄이기, 자기효용성에 대한 옹호이다. 전략 목록은 롤닉(Rollnick)과 동료들의 작업을 수정한 것이다. 환자가 새로운 진단과 약을 받았을 때, 숙련된 의료인은 5~15분 이내에 전체 인터뷰 전략을 이용할 수 있다. 이후의 방문에서는 모든 전략이 필요하지 않으므로 3~5분만 걸릴 것이다. 환자 개개인이 어떤 과정에 있느냐에 따라 목록에 있는 전략이 모두 필요하거나 일부만 필요할 수 있다. 환자가 나타날 때마다 일부 혹은 모든 전략이 이용될 것이다. 동기 면담에서 이용되는 모든 기술과 전략들은 다음 세 가지 중 한 가지를 위해 구성된 것이다. (1) 환자를 이해하기(공감과 이해를 표현한다.) (2) 환자에게 정보 주기(골다공증의 예에서 보듯이 허락을 구하면서) (3) 환자를 인도하기(선택을 강조하며, 예를 들면 "혈압을 낮추려면 세 가지 방법이 있어요. 처방전대로 약을 복용하고 운동을 하고, 식단에 변화를 주는 것이 그 세 가지에요. 어느 것을 먼저 하고 싶으세요?")[10] 이런 전략들을 이용하는 방법은 다음에서 논의하기로 하겠다.

1. 들어가는 전략(Opening Strategy) : 이 전략은 환자의 입장에서 환자의 전반적인 생활 방식에 대해 이야기하는 것이다. 환자가 자신의 생활방식을 건강하다고 생각하는가, 건강하지 못하다고 생각하는가?

생활방식에서 좋아하는 것은 무엇이고 싫어하는 것은 무엇인가? 변화가 필요한 측면이 있는가? 자신의 생활이 활동적이라고 보는가 아니면 정적이라고 보는가? 그는 운동을 하는가? 운동을 한다면 얼마나 하는가? 그의 식습관은 어떤가? 이런 식의 들어가는 전략은 약사가 환자의 건강 관련 습관(또는 건강 관련 습관이 부족함을)에 대해, 그리고 건강에 나쁜 습관을 바꾸거나 새로운 습관을 갖고 싶은 욕망에 대해 전체적으로 그려볼 수 있게 해준다.

2. 보통의 하루(A typical day) 이 전략은 여러 단계에서 약사에게 도움이 된다. 환자의 일반적인 하루를 파악하는 것은 일상생활에 맞춰 약물 요법(또는 운동이나 기타 요소)을 현실적이고 효율적으로 조정하기 위함이다. 조정을 통해 환자가 일상적으로 하는 활동이나 업무에 약 복용을 추가함으로써 치료 순응도를 엄청나게 향상시킬 수 있다. 환자의 구조화된 하루는 치료 계획을 세우는 일에도 중요한 단서가 된다. 매일 오후 세시에 혈당을 체크하라고 조언했지만, 사실 그 때가 환자에게 하루 중 가장 바쁜 시간대였다면 이 조언은 무용지물에 불과할 것이다. 이 전략은 또한 환자와의 신뢰관계 쌓기에 도움이 된다. 환자에게 친밀하고 편안한 무언가에 대해 이야기할 수 있도록 만들기 때문이다.

3. 좋은 것과 덜 좋은 것(The good things and the less good things) 이 전략을 통해 약사는 환자와 계속해서 신뢰관계를 쌓으면서 병과 치료에 대해 환자가 어떻게 표현하는지 연구할 수 있게 된다. 질병이나

치료에 대한 오해가 있는 환자들은 질병에 대해 잘못된 대처를 하는 경우가 많다. "당뇨병이 환자분께 어떤 의미를 갖고 있나요?", "인슐린의 이용에 대해 어떻게 생각하세요?" 와 같은 질문을 함으로써 약사는 환자가 알고 있는 정보 중 제대로 된 것과 바로잡아야 할 것을 각각 확인할 수 있다. 또한 약사는 환자가 질병 치료에 대해 장애물로 여기는 것과 촉진제로 여기는 것에 대해서도 질문할 수 있다. 처방전 요법을 따르는 치료에 대해 환자들이 생각하는 장점은 무엇인가? 환자의 변화를 이끌어내려면 변화가 갖는 장점이 단점보다 훨씬 크다는 점을 이해시켜야 한다. 혹은 변화의 의지를 가로막는 장애물이 무엇이며 그것을 제거하는 방법이 무엇인지도 함께 고민할 필요가 있다. 만약 당신이 환자에게 "당뇨병을 꾸준히 관리하면 좋은 점이 뭐라고 생각하세요?" 라고 물었는데 환자가 "모르겠어요." 라고 답한다면, "제가 생각하는 장점에 대해 말씀드려도 될까요?" 혹은 "다른 환자분들이 말해주신 장점에 대해 이야기 해 드려도 될까요?" 라고 응답할 수 있다. 허락을 구하는 것은 환자의 자주성을 높이고 존중 받는다는 느낌이 들게 해준다. 이와 유사하게, 환자가 장애물에 대해 말하면 당신은 "그것을 어떻게 극복할 수 있다고 생각하세요?" 라고 물을 수 있다. 환자가 "모르겠어요." 라고 말하면 "다른 환자들이 그 문제에 어떻게 대처했는지 말씀 드려도 될까요?" 와 같이 답하면 된다.

이 모든 것이 약사에게 환자의 말을 청취함과 동시에 공감적으로 반응하고 이해를 표현할 기회를 제공한다. 행동 변화에 대한 장애물과 촉진자를 확인하면, 약사는 환자가 준비성의 어느 단계에 있는지 좀 더 정확한 결론을 내릴 수 있게 된다. 초기 단계에서는 변화에 대한 장애물이 훨씬 더 두드러진다. 이렇게 하여 좋은 것과 덜 좋은 것을 파악함으로써 약사는 예전의 원치 않는 행동과 새롭게 바라는 행동 사이의 갈등을 발전시킬 기회를 갖게 된다. 이것은 환자를 앞으로 나아가게 하는데 효과적인 기술이다.(더 자세한 내용은 이후에 논의할 예정이다.)

4. 정보 제공(Providing information) 이 전략은 더 많은 정보의 교환을 목적으로 할 때 유용하다. 5장에서 소개한 환자 상담 체크리스트를 참고하라. 먼저, 약사는 환자에게 질병 및 치료(또는 금연이나 기타 주제)에 대한 추가 정보를 원하는지 물어보아야 한다. 환자가 그 이상의 정보를 들을 준비가 되어 있지 않다면 이런 점을 인지하고 작은 책자나 설명서를 제공하는 것이 현명하다. 들을 준비가 안 된 환자에게 더 많이 이야기하려 해봐야 소용없는 일이다. 환자가 추가 정보를 제공받기 원할 경우에는 한 쪽에 치우치지 않은 중립적인 태도로 정보를 제공한다. 정보는 환자가 약을 바르게 복용하는 데 도움이 되는 것이어야 한다. 상담을 마치고 환자가 약국을 떠날 때는 약 복용에 대해 앞으로 예상되는 일들과 그 밖의 상황에 대한 대처법들을 분명히 이해하고 있어야 한다.(정보의 종류에 대한 자세한 논의는 5장을 참고하라.)

5. 미래와 현재(The Future and the present) 이 전략은 질병의 치료를 통해 어떤 결과를 원하는지 환자가 이야기할 수 있게 해준다. 이 전략을 사용할 때 환자의 걱정이나 불만 등이 드러나는데, 이 때 이해하는 마음을 갖고 판단을 자제하며 문제를 다루어야 한다. 또한 환자들

이 새로운 정보를 얻으면 그에 따라 설명이 필요한 새로운 걱정들이 발생할 수도 있다.

6. 의사 결정 도와주기(Helping with decision-making) 마지막으로, 약사는 질병 관리에 대한 의사 결정 시 환자에게 도움을 주어야 한다. "당뇨병을 꾸준히 관리하는 것에 대해 어떻게 생각하세요?", "이로 인해 당신은 지금 어떤 상태인가요?" 와 같이 중립적이며 개인적 판단이 들어가지 않는 질문들이 효과적이다. 이런 질문들을 하는 동안에는 약사가 환자처럼 생각하는 것이 중요하다. 환자들은 여전히 변화를 받아들일지 여부를 놓고 갈등하고 있을지 모른다.

이 과정을 '끌어내기-제공하기-끌어내기(elicit-provide-elicit)' 라고 부른다. 첫 단계에서 우리는 환자로부터 정보를 끌어낸다. 다음으로, 우리가 정보를 제공한다. 그러고 나서 논의를 하는 동안 환자에게 추가 정보를 끌어내는 것이다. 이는 새로운 정보가 일으키는 걱정들을 빠짐없이 다루고 있음을 확실히 하기 위함이다.

동기 면담의 원칙들

다음은 전략들과 함께 이용되는 다섯 가지 원칙과 각 원칙의 논리에 대한 구체적인 설명이다.

공감 표현하기(Express empathy) 비판적이거나 참을성이 없는, 혹은 환자에 대해 게으르거나 비협조적인 의료인들은 변화기에 있는 환자를 돕는 데 실패할 가능성이 크다. 반면 환자를 변화를 위해 노력하는 사람으로 생각하고 환자 개인과 그의 노력을 존중하는 약사는 훨씬 더 성공하게 될 것이다. 동기 면담 과정은 환자를 어떤 존재로 보느냐와 관련이 있다. 환자를 대상으로 보는(3장 참고) 약사는 동기 면담을 효과적으로 이용할 수 없다. 동기 면담을 위해서는 환자를 사람으로 보는 관점이 필요하다. 고혈압 환자가 "난 금연을 할 준비가 되지 않았어요." 라고 말할 때, "저 사람은 금연이 자기를 위한 일이란 걸 모르나? 대체 뭐가 문제지?" 라고 생각하는 것은 상대를 무시하는 태도이다. 대신 동기 면담을 이용하면, 환자가 흡연으로 계속 자신의 건강을 위험에 빠뜨리고 있다는 사실에 안타까움을 느끼며 다음과 같이 대답할 수 있다. "아직 금연을 할 준비가 안 되신 것 같네요. 결정은 환자분의 몫이지만 흡연으로 뇌출혈과 심장마비의 위험이 높아질 수 있어 걱정스럽습니다. 어떻게 해야 금연에 대해 고민해 보시겠어요?" 이 응답에선 배려심이 느껴진다. 또한 결정권을 환자에게 주면서도 환자가 느끼는 저항감에 대해 알아볼 수 있는 역할을 한다.

비협조적이거나 무관심한 환자가 있다면 그를 관찰함으로써 상황에 대처하는 방식을 알 수 있다. 의료인의 역할 중 하나는 환자의 저항감이 무엇인지 밝히고, 그의 입장에서 저항의 원인을 이해하는 것이다. 그렇게 한 뒤에야 다른 여러 가지 대처 방식들을 고려할 수 있게 된다. 의료인들이 처음에 환자를 관찰하고 평가하기 위해 쓸 수 있는 유용한 도구로는 4장에서 소개한 개방형 질문, 반영적 경청, 공감적 반응 등이 있다.

갈등 키우기(Developing discrepancy) 환자들은 변화에 대해 종종 상반된 감정을 갖기 때문에 처음에는 바람직한 변화의 방향으로 안내를 받아야 한다. 변화의 후반 단계에서 환자에 대한 설득 전략이 매우 효과적이어도, 환자가 상반된 감정 혹은 저항의 감정을 갖고 있다면 안타깝지만 실패할 수밖에 없다. 보통 설득 전략들은 처음 세 단계에서 저항에 부딪친다. 그렇다면 어떻게 해야 할까? 공감을 표현하고 상반된 감정 혹은 저항감에 대해 분석하는 일이 중요하다는 내용은 이 책의 초반에서 이미 다룬 바 있다. 다음 단계는 환자의 현재 행동과 바람직한 행동 사이에서 갈등을 키우는 것이다. 현재의 행동과 바람직한 목표 사이에 갈등이 존재하면, 변화에 대한 사람들의 의욕은 훨씬 더 높아진다.

그런 갈등을 키우기 위해서는 환자에게 현재의 행동이나 필요한 변화와 관련하여 좋은 것과 덜 좋은 것이 무엇인지 물어보아야 한다. 예를 들어, 환자가 "체중을 줄여야 한다는 건 나도 알고 있지만 한 번도 성공해본 적이 없어요."라고 말한다면 약사는 "체중 감량을 하면 어떤 점이 좋을 것이라고 생각하세요? 그리고 체중 감량을 어렵게 만드는 요인은 무엇인가요?"라고 되물을 수 있다. 그 다음 약사는 환자의 응답을 주의 깊게 들은 후, 환자가 말한 내용을 자신이 이해한대로 반복하여 말한다. 예를 들자면 이렇게 말이다. "그러니까 체중을 감량하면 혈압이 낮아지고 기분도 좋아지며 전반적으로 몸이 더 건강해질 거라는 사실을 알고 계시네요. 다른 한 편으로는 체중 감량을 위해 좋아하는 음식 먹는 일을 포기하기가 쉽지 않구요? 맞죠? 이렇게 서로 다른 관점에서 체중 감량에 대해 생각해 보니 어떠세요?" 약사는 환자에게 제시된 정보에서의 갈등을 보게 한다. 그리고 이렇게 덧붙일 수 있다. "체중 감량에 대한 결정은 환자분께 달려 있어요. 먹는 즐거움을 포기하기 싫다면 지방과 열량이 낮은 음식 중에 환자분이 즐길 수 있는 음식을 찾아보는 것도 좋아요. 뇌출혈과 심장마비의 위험을 줄일 수 있도록 체중 감량을 하고 싶으시다면 제게 말씀해 주세요. 저도 도움이 되고 싶어요." 이것은 환자의 자주성을 강화하면서도, 비판하지 않는 자세로 걱정과 위험요소에 대해 다시 한 번 언급함으로써 환자에게 불협화음을 일으키는 방법이다.

갈등 키우기의 또 다른 방법은 목표를 이용해서 이루어진다. 예를 들면, 당신은 고혈압 환자가 뇌출혈 혹은 심장마비를 줄이는 목표를 갖고 있지만 계속 담배를 피운다는 사실을 확인했다. 갈등 키우기는 다음과 같은 방식으로 진행될 것이다. "그러니까, 환자분의 마음 한 편에는 약을 제대로 복용해서 뇌출혈과 심장마비의 위험을 줄이려는 목표가 있어요. 그런데 다른 한 편으로는 흡연으로 혈압을 높임으로써 뇌출혈과 심장마비의 위험에 환자분의 건강을 노출시키고 있어요. 이 점에 대해 어떻게 생각하세요?" 여기에서 우리의 목적은 단순히 환자가 목표와 흡연 사이의 갈등에 대한 생각을 시작하도록 하는 것이다.

동기 면담은 환자에게 위협이나 부담을 가하지 않으면서 이런 갈등을 일으키는 방법이다. 숙련된 면담자는 효과적인 질문을 통해 존재하는 갈등을 밝혀내려 한다. 이것이 적절하게 이루어질수록 환자는 변화가 필요한 이유를 생각해내게 된다.

논쟁 피하기(Avoid Argumentation) 밀러와 롤닉이 언급했듯이, "동기 면담은 의도적으로 대립을 만들어 문제에 대한 의식을 높이고 무엇인가 해야 한다는 필요성을 증가시키기 위한 것" 이다. 하지만 이런 종류의 대립은 환자와 논쟁을 일으키는 것과는 다르다. 문제를 받아들일 준비가 되지 않은 환자 설득하기 혹은 변화의 촉진을 위해 환자 분류(예: 비만, 당뇨, 고혈압, 거식증 등 비협조적 환자)하기 등을 시도하는 과정일 뿐이다. 반면 논쟁은 변화에 대한 의욕을 높이기보다 저항감을 높이는 경향이 있다.

환자가 "난 이 약이 효과가 없는 것 같아요." 라고 말할 때, 동기 면담을 이용하는 약사는 "이 약의 효과를 믿지 못하시는군요. 무엇을 알고 싶으세요? 그 약의 효과를 믿기 위해 어떤 정보가 도움이 될까요? 무엇 때문에 의심이 생긴 건가요?" 라고 대응한다. 이런 반응은 환자를 존중하면서 그가 의심하는 것을 알아볼 수 있게 해준다.

저항에 대처하기 (Roll with resistance) 변화를 원치 않거나 완전히 당황한 환자, 혹은 질병을 진지하게 받아들이지 않는 환자를 대할 때는 좌절이나 분노가 발생할 수 있다. 이렇게 좌절이나 분노를 느끼면 약사는 환자에게 무언가를 알려주고 설득할 때, 더욱 심한 태도로 매달리게 된다. 이렇게 하는 것은 어떨까. 환자의 저항적인 언어("하지만 하루에 세 번씩 약 먹는 것을 기억할 수 없어요.", "네, 말은 쉽겠죠. 약사님은 고혈압 환자가 아니니까요." "나는 왜 나한테 병에 걸렸다고 하는지 모르겠어요. 아픈 데가 없거든요." 등)는 그가 겪고 있는 문제가 무엇인지 직관적으로 알 수 있는 기회이기도 하다. 이렇게 확인된 문제에 대해 더 간단한 치료법이나 저염식에 대한 소개, 정보의 명확화 등 환자에게 꼭 필요한 해답을 제시할 수 있다. 이렇게 하면 환자에게 겁을 주거나 논쟁을 하는 방법보다 훨씬 더 좋은 효과가 나타날 것이다. 또한 결과적으로 나타난 문제를 해결하는 것은 여전히 환자의 몫(당신의 지지와 도움을 받아)으로 남게 된다. 약사가 약물 요법의 어려움을 덜어줄 수는 있지만 결국 약을 복용하는 사람은 환자 본인이기 때문이다. 마찬가지로 약사가 나트륨이 적은 음식을 먹도록 제안할 때, 이를 수용하고 실천하는 주체는 여전히 환자 자신이 될 것이다.

자기 효용성에 대한 지지 (Support Self-efficacy) 환자들은 자신에게 치료 계획을 수행할 지식과 기술, 능력이 있다는 것을 믿어야 한다. 약사는 환자가 치료 계획 수행에 대한 자기 효용성을 높이도록 여러 가지 방법으로 도울 수 있다.[11] 그 방법으로는 (1) 정보 제공 및 명확화 (2) 현실적인 목표 제안과 환자가 성공할 것이라는 믿음 표현 (3) 환자가 성공적으로 지킨 것들에 주목(비록 짧은 기간에 불과했더라도) (4) 문제 해결을 위해 환자가 제안한 아이디어 칭찬 (5) 치료법의 준수와 그 결과에 대한 환자 및 의료인의 책임감을 계속 강조하고 지지하기 등이 있다.

약사는 목표 행동을 향해 환자가 노력을 기울일 때, 이를 지지하는 것이 얼마나 강력한 힘을 갖는지에 대해 과소평가 하지 말아야 한다. 이는 행동과 사고에 모두 해당된다. 예를 들어, 만성질환에 걸린 환자가 처음 방문했을 때 약사는 그녀에게 담배를 피우는지 물었다. 그녀는 그렇다고 답했고 당신은 그렇다면 금연에 대해 생각해 보라고 조언했다. 그녀는 담배를 끊고 싶지는 않다며 이렇게 말했다 "담배가 안 좋다는 것쯤은 나도 잘 알고 있어요. 그러니까 강의는 그만 두세요." 그러나 다음 방문에서 환자는 약사에게 말한다. "담배와 내 병에 대해 약사님이 말한 것을 생각해 봤어요." 여전히 담배를 끊을 생각이 없더라도 일단 그녀의 말에서 변화의 조짐이 보이므로 이를 주목해야 한다. 이 때 약사는 "잘됐네요. 금연에 대해 어떤 걸 더 생각하셨나요?" 라고 물어볼 수 있다. 그런 뒤 그녀가 말한 내용을 유심히 듣고, 이해한 대로 반응을 보이며 환자가 금연에 대해 생각한 것을 칭찬해 주어야 한다. "이 문제에 대해 생각해 보셨다니 기쁘네요. 환자분이 말씀하신 게 맞아요." 그리고 이렇게 말할 수 있다. "금연에 대해 좀 더 진지하게 생각하려면 어떻게 해야 할까요?" 주의할 점은 너무 서두르지 말아야 한다는 것이다. 이 환자는 아직 금연 패치나 니코틴 대체 치료제를 고려할 만큼의 준비는 되어 있지 않음을 기억해야 한다. 당장 그런 방법들을 동원하는 것은 환자에게 너무 지나친 변화로 느껴질 수 있다.

대화

다음의 담화는 이 장에서 논의한 내용들의 실제 적용사례를 보여준다. 약사는 동기 면담 훈련을 받아 왔고, 환자는 자신에게 천식이 있다는 사실을 받아들이기 어려워하고 있다. 그녀는 여러 개의 처방전을 가지고 약국을 방문했다.

환자: 처방전 여기 있어요. (낙담한 듯)

약사: 오늘은 기분이 좀 가라앉아 보이시네요. (공감 표현하기)

환자: 음, 이 처방전들을 좀 보세요.

약사: 천식이 있으신 것 같네요.

환자: 이제 제 기분이 왜 가라앉았는지 아시겠죠.

약사: 천식이 있다는 사실을 지금 막 아셨나봐요. 너무 갑작스런 일이라 기분이 좋지 않으시군요.(공감 표현하기)

환자: 그래요. 제 말은... 가끔 의심가긴 했지만 천식이 있다는 건 몰랐어요.

약사: 천식이란 말에 많이 속상하셨군요.(공감 표현하기와 동기에 대한 문제 확인하기)

환자: 당연하죠. 약을 먹어야 하잖아요. 담배도 끊어야 하고요. 그리고 키우는 고양이털이 문제가 될 수 있다는 것도 알았죠. 당연히 속상할 수밖에 없지 않겠어요?(동기 관련 문제의 상세화)

약사: 그렇군요. 갑자기 많은 걸 바꿔야 하는 상황이네요.(공감 표현하기와 논쟁 피하기)

환자: 약사님 말이 맞아요. 담배는 끊을 수 있을지 몰라도 저에게는 일곱 살짜리 귀여운 고양이가 있다구요. 이 아이는 포기하지

않을 거예요. 저는 그 고양이를 너무 사랑해요.

약사: 어려운 결심을 너무 많이 하셔야 할 것 같네요.(공감 표현하기) 의사는 천식에 대해 뭐라고 말했나요?

환자: 별 얘기는 없었어요. 그냥 이 약을 먹고, 담배를 끊으라고 했어요. 아, 고양이도 키우면 안 된대요. 그래서 짜증이 나요. 고양이를 없애버리기라도 하라는 건지!

약사: 그 충고가 맘에 들지 않으셨군요.(공감 표현하기, 저항에 대처하기, 논쟁 피하기)

환자: 당연하죠. 어떻게 그러겠어요?

약사: 고양이를 계속 키우고 싶은 마음은 알겠어요. 담배를 끊는 것에 대해서는 어떻게 생각하세요?(환자와 함께 동기 관련 문제에 대해 탐구)

환자: 모르겠어요. 담배를 피우면 마음이 편해져요. 하지만 의사 선생님은 담배가 천식에 나쁘다고 하시더라구요. 정말 그런가요?

약사: 흡연은 천식을 더 악화시켜요. 천식과 관련된 위험 요소들도 증가시키고요. 이 점에 대해서는 어떻게 생각하세요?

환자: 의사 선생님도 그렇게 말하셨어요. 맞는 말인가 보네요. 하지만 저는 담배를 끊고 싶지가 않아요.

약사: 그러니까 환자분은 흡연이 마음을 편하게 해준다고 말씀하시지만, 한 편으로는 흡연이 천식을 악화시킨다는 사실도 알고 계신다는 거네요.(갈등 키우기)

환자: 네, 그런 것 같네요. 머리가 복잡한데 집에 가서 쉬어야겠어요. 그냥 약이나 주세요.

약사: 지금 당장은 모든 게 다소 당황스러우실 거예요.(공감 표현하기)

환자: 네.

약사: 약을 조제해드리고 올바른 복용법을 알려드릴게요. 환자분이 약을 복용해서 최고의 효과를 볼 수 있도록이요.

환자: 좋아요.

약사: 의사 선생님이 최대 호기량 측정기에 대해 말해주었나요?

환자: 뭐라고요?

약사: 환자분의 호흡이 어떤지 알 수 있는 최대 호기량 측정기요.

환자: 저기요, 저는 지금 그 이상 어떤 것도 신경 쓸 수 없어요. 그냥 약만 지어주면 안되나요?

약사: 물론이죠, 최대 호기량 측정기에 대해서는 다음에 이야기하도록 하죠.(저항에 대처하기, 공감 표현하기)

이 대화에서 환자는 자신이 천식에 걸렸다는 사실과 이 병을 관리하기 위해 해야 할 일들을 시작할 준비가 되어 있지 않다. 약사는 인내를 갖고 배려하면서 환자를 너무 빨리 몰아붙이려 하지 않는다. 특히 최대 호기량 측정기에 대한 언급을 굳이 억지로 하지 않았는데, 이는 환자가 이 문제에 대해 아직 준비가 되어 있지 않기 때문이다. 지금 막

생각해 볼 문제들

1. 사람들은 왜 변화에 대해 그렇게 다양한 감정적 반응을 보일까?
2. 변화에 대한 저항을 일으키는 가장 큰 요인이 상반된 감정인 이유는 무엇일까?
3. 변화에 저항하는 사람들에게 설득 전략이 효과적이지 않은 이유는 무엇일까?
4. 당신은 50세의 고혈압 환자에게 금연을 해야 한다고 말한다. 그러자 그가 대답하길 "우리 할아버지는 하루에 담배를 한 갑 반 씩 피우셨고 우리 아버지도 그러셨어요. 두 분 다 80세 까지 사셨고요. 그러니 그 문제는 걱정하지 마세요." 이 장에서 당신이 학습한 것을 이용하여 이 환자에게 어떻게 말할지 혹은 어떻게 반응할지 생각해보자.
5. 불협화음(dissonance)은 변화에 대한 의욕을 어떻게 증가시키는가?
6. 환자 상담과 동기 면담은 서로 어떻게 잘 맞는지 설명해보자.
7. 변화의 초이론적 모형에서 중요 구성요소는 무엇인가? 각 구성요소는 어떤 중요성을 갖는가?
8. 동기 면담과 변화의 초이론적 모형은 서로 어떤 식으로 맞물리는가?

천식 진단을 받은 그녀는 앞으로 무엇을 해야 할지에 대해 상반된 감정을 갖고 있고, 상황을 정리할 시간이 필요하다. 약사는 이 담화에서 동기 면담의 여러 원칙들을 이용한다. 모든 것을 해결하지도 못 했고 모든 전략이 이용된 것도 아니지만 약사가 서두르지 않았기 때문에 돌이킬 수 없는 상황이나 저항이 커지는 일은 막을 수 있었다. 약사는 이것이 한 과정이라는 사실과 앞으로 이 환자와 천식에 대해 이야기할 기회가 다시 생기리라는 사실을 잘 알고 있다.

요약

동기 면담과 변화의 단계는 유용한 개념이고, 질병 관리의 준비 단계 어딘가에 있는 환자들을 접하기 위한 과정이다. 이 개념들은 환자들의 변화를 돕기 위한 전략에 관한 것이다. 약사는 자신의 직업이 환자의 필요를 위해 봉사하는 일이며, 환자가 약사를 위해 존재하는 것이 아니라는 점을 알아야 한다. 또한 자신의 환자에게 관심을 갖고 그들의 자주성을 존중할 필요가 있다. 이런 일이 가능해지면 더 좋은 결과가 발생할 수 있을 것이다.

References

1. Prochaska JO. Systems of Psychotherapy: A Transtheoretical Approach. Homewood, Ill: Dorsey Press; 1979.
2. Prochaska JO, DiClemente CC. The Transtheoretical Approach: Crossing Traditional Boundaries of Therapy. Homewood, Ill: Dow Jones-Irwin; 1984.
3. DiClemente CC, Prochaska JO, Fairhurst SK, et al. The process of smoking cessation: an analysis of precontemplation, contemplation, and preparation stages of change. J Consult Clin Psychol. 1991;59:295–304.
4. DiClemente CC, Prochaska JO, Gibertini M. Self-efficacy and the stages of selfchange of smoking. Cognit Ther Res. 1985;9:181–200.
5. Miller WR, Rollnick S. Motivational Interviewing. New York: Guilford Press; 1991.
6. Rollnick S, Heather N, Bell A. Negotiating behavior change in medical settings: the development of brief motivational interviewing. J Ment Health. 1992;1:25–37.
7. Rogers CR. The necessary and sufficient conditions for therapeutic personality change. J Consult Psychol. 1957;21:95.
8. Goffman E. Interaction Ritual: Essays on Face-to-Face Behavior. New York:

Doubleday Anchor; 1967.

9. Ting-Toomey S. The matrix of face: an updated face-negotiation theory. In: Gudykunst WB, ed. Theorizing about Intercultural Communication. Thousand Oaks, Calif: Sage Publications; 2005:71–92.

10. Rollnick S, Miller WR, Butler CC. Motivational Interviewing in Health Care: Helping Patients Change Behavior. New York: Guilford Press; 2008.

11. Berger BA. Readiness for Change: Improving Treatment Adherence. Research Triangle Park, NC: Glaxo Wellcome Inc; 1997.

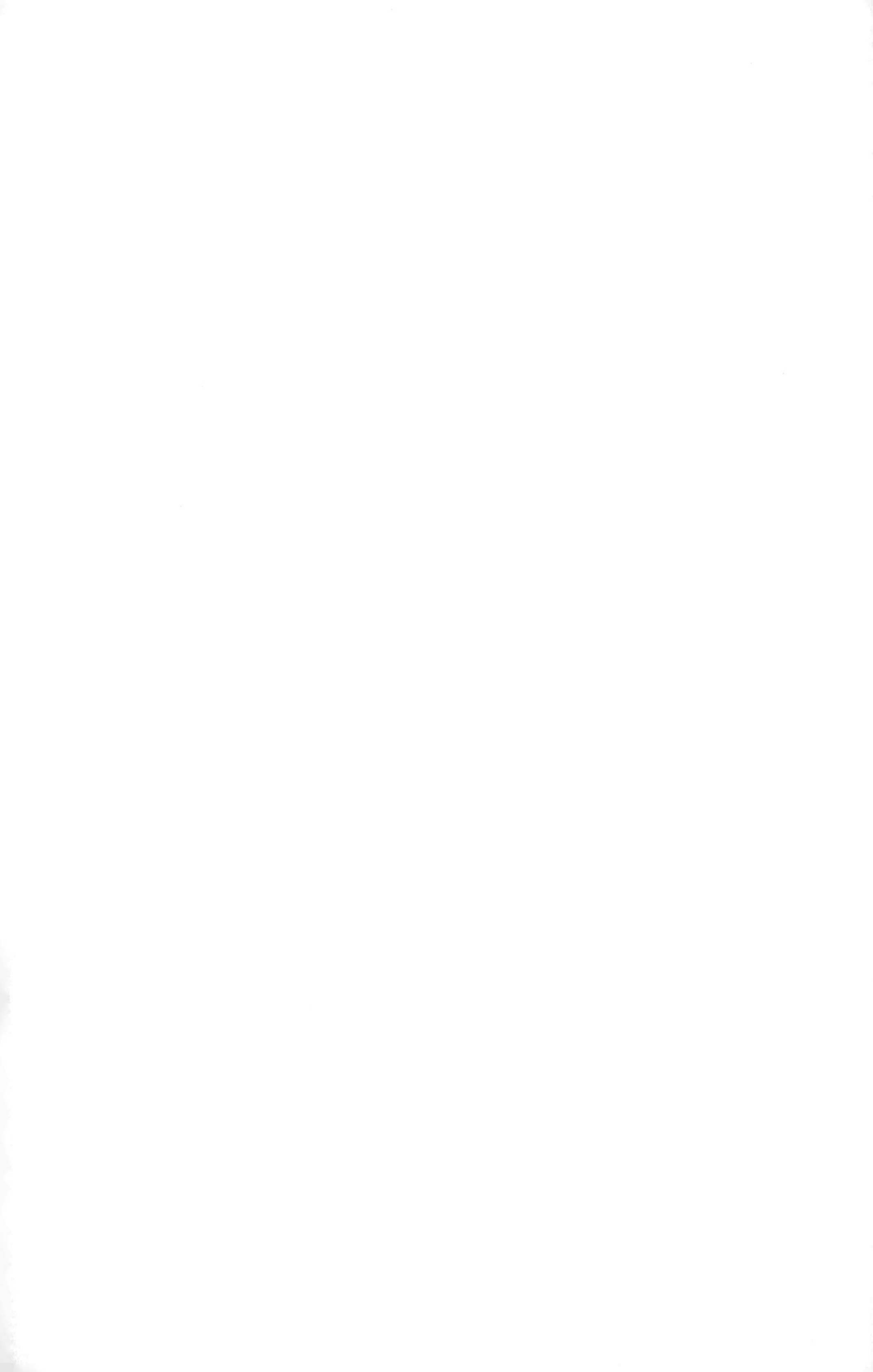

CHAPTER 10

신뢰를 높이는 의사와의 대화법

INTERACTING WITH PHYSICIANS

신뢰를 높이는 의사와의 대화법

드물지만, 약사가 의사에게 전화를 거는 경우는 무엇인가 잘못됐거나 해결해야 할 문제가 발생했을 때이다. 이런 대화는 주로 문제 상황에서만 이루어지기 때문에 부정적이나 적대적인 방식으로 시작되기 쉽고, 이는 의사에게 방어 본능을 유발할 수 있다. 능력 있고 세심한 약사라면 이런 부정적 기운을 좋은 방향으로 유도해야 한다. 약료를 제공하기 위해서는 의사와의 협조적 관계가 반드시 필요하다. 의사와 약사의 업무는 다르지만 환자에게 가능한 최고의 치료를 제공하기 위해 약물 관련 문제를 예방 및 해결하는 일은 양 측 모두에게 중요한 목표이다. 환자의 약물 관련 문제를 해결하거나 예방하는 데 도움을 줄 수 있다면 기꺼이 의사에게 전화를 걸어 의견을 나누는 일을 두려워해서는 안 된다. 이 관계는 상호 존중으로부터 발전되어야 한다. 이 장에서는 의사와 약물 관련 문제를 논의할 때 필요한 가이드라인을 소개할까 한다.

신뢰관계 쌓기

문제 상황이 발생하여 의사와 연락을 취해야 할 때를 대비해 평소에 신뢰 관계를 쌓아두면 여러모로 유용하다. 여기서 당신이 누구이며 어떤 일을 해야 하는지 생각해볼 필요가 있다. 당신은 약국에서 환자를 상대하고 있는가? 당신은 의료인인가? 당신은 자신이 단순히 약만 제조하는 사람이라고 생각하는가? 스스로를 실제 업무를 하는 의료인으로 보고 있다면, 지역의 의사와 만나는 일은 신뢰 관계를 쌓고 약물 치료 시 더욱 효율적인 의사 결정이 가능하게 하기 위한 중요한 단계이다. '약료에 대한 실천적 가이드[1](A Practical Guide to Pharmaceutical Care)' 라는 책에서 제안했듯이, 약사들은 다음과 같은 목적으로 지역의 의사를 만날 수 있다.

- 환자를 위한 새로운 서비스 제안과 협력에 대한 희망을 알리기 위해 의사를 만날 수 있다. 새로운 서비스가 갖는 이점에 대해, 특히 의사에게 도움이 되는 부분을 중점적으로 강조하라. 예를 들어, 당신이 천식 환자를 위한 교육 서비스를 제공하고 있다고 가정해보자. 당신의 충실한 복약지도와 상담 서비스를 통해 치료 효과가 높아져 환자가 담당의(주로 가정의나 일반의)를 다른 전문의로 바꿀 필요가 없게 된다. 또 환자의 생활 습관과

복약 순응도 등에 대한 정보를 교환함으로써 환자를 자주 볼 기회가 상대적으로 적은 의사는 치료에 도움이 되는 많은 정보를 당신으로부터 얻을 수 있다.

- 어떤 서비스가 업무에 도움이 될지 의사가 이야기하도록 할 수 있다.
- 환자에게 더 좋은 치료를 제공할 수 있도록, 일반적으로 약국에서 발생하는 변화에 대해 논의할 수 있다.
- 새로운 약의 개발에 대한 정보를 알려줄 수 있다. 의사에게 새 약에 대해서 치우치지 않은 정보를 제공하는 것은 효용성이나 비용의 측면 모두에서 매우 유용하다. 또한 약사로서, 직업인으로서 당신의 입지 또한 더욱 단단해질 것이다.

의사와 직접 만나기 어렵다면 전화나 서면, 이메일 등을 통해 우리 약국을 소개할 기회를 가져보는 것은 어떨까. 이를 통해 의사가 원하는 일들은 없는지, 만남을 통해 환자 관리에 대해 자세히 논의할 의향이 있는지 물어볼 수 있다. 어떤 방법을 사용하더라도 이는 신뢰관계와 신용을 쌓는데 도움이 되고, 당신을 다른 사람들로부터 구별되도록 만들어줄 것이다.

의사에게 연락을 취해야 하는 경우

대개 다음과 같은 유형의 약물 관련 문제에 대해 의사와 연락을 하게 된다.

■ 치료되지 않은 상태 특히 환자가 약물 치료를 받아야 하는 상황인데 받고 있지 않은 경우.

■ 부적절한 약물 선택 부적절한 선택이란 환자나 적응증에 맞지 않는 약은 물론이고, 환자가 복용할 여유가 없는 약, 환자가 알레르기를 갖고 있는 약, 과거 환자에게 도움이 되지 않았거나 내성이 있었던 약, 환자에게 신장이나 간 손상이 있어 적합하지 않은 약 등을 의미한다.

■ 용량이 너무 많은 경우 잘못된 용량이나 복용 기간, 복용 간격, 혹은 약물 상호 작용 등으로 인해 용량이 지나치게 많아질 수 있다.

■ 필요량 이하의 처방 잘못된 용량이나 복용 기간, 복용 간격, 혹은 약물 상호 작용, 약의 효과를 떨어뜨리는 보관법이나 투약 방식 등으로 인해 발생할 수 있다.

■ 약물의 이상반응 및 부작용으로 견디기 힘들거나, 그 증상들이 사라지지 않는 경우 이것은 잘못된 용량이나 투약 방식, 약물 상호작용 등으로 인해 발생할 수 있다.

■ 약물 상호작용

■ 불필요한 약물 치료 여기에는 의학적 적응증이 없는데 약물을 이용하거나, 중독 혹은 유흥적 목적으로 약물을 이용하는 경우, 약을 먹지 않는 치료가 더 적합한 경우, 중복 치료, 혹은 다른

약에 대한 역반응을 피해야하는 치료를 하는 경우 등이 해당된다.

- 순응도의 문제 환자가 부작용을 견디지 못하는 경우, 비용이 너무 높은 경우, 약을 너무 자주 복용해야 하거나 복용법이 복잡한 경우, 환자가 약을 삼키지 못하거나 다른 방식으로 투약하지 못하는 경우, 환자가 약의 작용이나 복용법을 이해하지 못한 경우, 환자가 약의 필요성이나 질병의 심각성을 이해하지 못한 경우에 순응도의 문제가 발생할 수 있다.

그 외 다음과 같은 이유로 의사와의 연락이 필요하다.

- 처방전의 독해나 해석이 어려운 경우
- 약의 재고가 없거나 특정 브랜드의 약이 필요하거나 환자가 지불할 수 없는 약인 경우, 혹은 환자에게 알레르기가 있거나 과거 이용 시 효과가 없었던 경우 약의 변경이나 제안을 위해
- 약의 재공급을 허가 받기 위해
- 자료 기록을 위해 환자에 대한 추가 정보를 요청하기 위해
- 중요한 신약 혹은 약국의 새로운 서비스에 대해 소개하기 위해
- 전화를 하기 전에 준비할 사항

약사가 적절한 준비 없이 전화를 하는 경우, 약사와 의사 사이의 의사소통은 양 측 모두에게 불만스러운 일이 될 수 있다. 의사에게 연락

을 하기 전에 다음 사항들에 대해 생각해보자.

- 추천사항과 그 이유를 포함한 필수 요소를 준비한다. 필수 요소에는 약이나 질병 관련 정보 뿐 아니라 환자 관련 정보(예: 환자에게 약을 살 경제적 여유가 없음, 약의 복용과 관련된 환자의 기억력 문제, 부작용을 견디지 못함)도 포함한다.
- 가능하다면 인용할 자료를 준비한다.(웹사이트나 출력된 자료 참고)
- 서로 바쁜 시간을 낭비하게 해서는 안 된다. 간결하게 요점을 말해야 한다. 자기소개(안녕하세요, 저는 ○○약국의 ○○○약사입니다.) 관련 환자의 이름, 문제점(여전히 속쓰림이 있고 밤에 계속 잠을 못 잠), 자신의 추천사항(환자의 처방약을 X에서 Y로 바꾸는 것을 고려할 수 있는지) 등을 밝힌다. 그리고 기타 관련 정보(그녀는 처방대로 X를 복용하고 기름기 있거나 매운 음식을 줄였으며 취침 시간이 가까워지면 먹지 않는 등의 노력을 하는데도 상태가 많이 안정되지 않았습니다)도 제공한다.
- 환자로부터 충분한 정보(환자가 문제라고 생각하는 점)를 얻는다.
- SOAP 접근법(주관적 및 객관적 정보 subjective and objective information, 평가 assessment, 계획 plan)을 이용해서 준비한다.
- 처음에 제안한 내용이 받아들여지지 않을 때를 대비해서 항상 두 번째 대안을 준비한다.

의사소통 시 고려사항

의사에게 연락하기 전에, 다음과 같은 의사소통 전략들에 대해 고려한다.

사람이나 개인의 성격이 아닌 당면한 문제에 대처하는 데 초점을 맞추어야 한다. 처방된 약물 치료가 부적절하다는 지적이 아니라, 환자에게 발생한 문제에 대해 해결책이 필요함을 강조하는 것이다. 다음의 두 가지 말을 비교해보자. "(의사)선생님, 이 환자는 처방 받은 그 약을 이용할 수 없습니다.", "(의사)선생님, 이 환자는 삼키는 것에 어려움을 겪고 있습니다. 따라서 ○○(적합한 다른 약의 이름)을 추천하고 싶습니다." 이 때 후자의 경우 의사의 처방이 부적절하다는 점보다는 환자가 갖고 있는 연하 곤란 문제를 중점적으로 말하고 있기 때문에, 의사의 협조를 끌어낼 가능성이 더 높아진다. 또 다른 예로, "이 환자에게 X를 처방하지 말았어야 합니다. 왜냐하면 그녀는 Y를 복용 중인데 X와 Y는 상호 작용을 일으키기 때문이에요." 라고 말하기보다는, "환자가 이미 Y를 복용 중이기 때문에 약물 상호 작용의 문제가 있을까봐 X를 복용하는 것에 대해 걱정이 됩니다. 그 대신 Z를 이용할 것을 추천하는데 그 이유는..." 이라고 말하는 것이 바람직 하다.

의사와 소통할 때 가장 중요한 것은 직업인으로서의 경계를 존중하는 태도이다. 이를 위해 두 가지 사항에 주의해야 한다. 한 가지는 의사의 역할을 하지 않는 것이고, 두 번째는 의사를 의심하지 않는 것이다. 질문을 하되, 내 의견이 옳다고 주장하기보다는 환자에 대해 관심이 있음을 보여주도록 한다. 또 여러 결과에 대해서 정신적 혹은 감정적으로 준비를 해야 한다. 저항이나 분노, 적대적 태도, 위협을 주려는 시도, 거절 등의 반응을 맞닥뜨릴 때, 당신은 무슨 말을 할 것인가? 어느 정도까지 굽히지 않고 밀고 나갈 것인가?

정보 교환과 자기표현성, 효과적인 듣기 등의 방법을 복합적으로 활용하라. 의사가 그런 결정을 내린 이유를 꼭 확인해야 한다. 그 다음 당신이 이해한 바를 따라서 말해보고, 자신 있고 적극적이며 중립적인 태도로 대안을 제안할 준비를 한다.

병원에 전화를 걸었을 때 간호사나 다른 직원이 받게 된다면, 의사와의 통화를 요구하기 전에 자신에 대한 설명이 필요할 수 있다. 의사와 직접 통화하기 위해 어떤 조건이 필요한지 생각해보자.

4F 소통법을 이용하면 좋은데, 이것은 "당신이 어떤 기분(feel)인지 압니다. 저도 같은 기분을 느꼈어요(felt). 하지만 제가 자료에서 …를 알게 됐습니다(found)…" 라는 형식으로 말하면서 계속해서 문제에 초점을 맞추는(focus) 것이다.

표 10-1은 의사와 대면하는 경우와 통화를 하는 경우에 대한 가이드라인을 제공한다. 이 장의 마지막에서 같은 약물 문제에 대한 두 가지의 담화 샘플을 볼 수 있다.

만일에 대한 대비

처방 변경에 대한 당신의 의견을 의사가 거절할 경우, 계속해서 논쟁하는 것은 좋지 않다. 환자에게 지금 상황을 정확히 설명하고, 가능

표 10-1 의사와의 관계를 위한 가이드라인

	직접 만나는 경우	전화로 이야기하는 경우
자신이 누구인지와 이 대화의 목적에 대해 진술 (상냥하게)	"안녕하세요, 선생님, 저는 여기 ○○○약국의 ○○○ 약사입니다. ○○○ 환자에게 처방하신 약에 대해 말씀 드릴 것이 있습니다. 지금 이야기하기에 시간 괜찮으세요?" 만약 급박한 상황이라면 시간에 대해 물어보지 않는다.	"안녕하세요, 선생님, 저는 여기 ○○약국의 ○○○약사입니다. ○○○ 환자의 처방전에 대해 말씀 드릴 것이 있습니다."
문제 및 추천하는 해결법에 대해 진술	"이 환자에게 X(약의 이름)를 처방하셨는데요. 이 환자는 보험 가입자가 아니라서 약값 전액을 본인이 부담해야 하는 상황인데, 지금 약값을 낼 금전적 여유가 없다고 합니다. ○○(적응증)를 치료하고자 하는 것이라면 Y(약의 이름)를 추천하고 싶습니다. 이 약은 더 저렴하면서 효과도 같거나 거의 비슷할 겁니다." 만약 무엇을 치료 중인지 확신할 수 없다면 적응증을 물어보고 추천할 것을 준비한다.	"선생님이 ○○○씨에 대해 X (약의 이름)를 처방하셨는데요. 이 환자는 보험 가입자가 아니라서 약값 전액을 본인이 부담해야 하는 상황인데, 지금 약값을 낼 금전적 여유가 없다고 합니다. 선생님께서 ○○(적응증)를 치료하고자 하는 것이라면 Y(약의 이름)를 추천하고 싶습니다. 이 약은 더 저렴하면서 효과도 같거나 거의 비슷할 겁니다." 만약 무엇을 치료 중인지 확신할 수 없다면 적응증을 물어보고 추천할 것을 준비한다.
저항에 부딪친 경우	계속해서 문제에 초점을 맞춘다. 의사와 적절하게 눈을 마주친다. 의사가 저항하며 말하는 것에 대해 이해한 대로 반복해서 말한다. "그러니까, 제가 이해한 것이 맞다면, X(처방된 약 의 이름)를 이용하여 치료에 성공한 일이 많기 때문에 Y(약사가 추천하는 약)로 바꾸는 걸 원하지 않으신다는 말씀이시군요." 의사가 이를 확인해주면 이렇게 말하도록 한다. "○○(적응증)를 치료 중인 상황일 때, (인용)을 통해 Y가 효과적이라는 자료가 있습니다. 환자가 X의 가격 때문에 약을 받지 않겠다고 할까봐 걱정이 됩니다. 저는 그 약을 이용하면 병이 나아 약국에 더 오지 않아도 된다고 설득하려 했지만 그녀는 계속해서 약을 받지 않겠다고 합니다. 우리가 Y를 이용할 수 있을까요?	계속해서 문제에 초점을 맞춘다. 의사가 저항하며 말하는 것에 대해 이해한 대로 반복해서 말한다. "그러니까, 제가 이해한 것이 맞다면, X(처방된 약 의 이름)를 이용하여 치료에 성공한 일이 많기 때문에 Y(약사가 추천하는 약)로 바꾸는 걸 원하지 않으신다는 말씀이시군요." 의사가 이를 확인해주면 이렇게 말하도록 한다. "○○(적응증)를 치료 중인 상황일 때, (인용)을 통해 Y가 효과적이라는 자료가 있습니다. 환자가 X의 가격 때문에 약을 받지 않겠다고 할까봐 걱정이 됩니다. 저는 그 약을 이용하면 병이 나아 약국에 더 오지 않아도 된다고 설득하려 했지만 그녀는 계속해서 약을 받지 않겠다고 합니다. 우리가 Y를 이용할 수 있을까요?

하다면 대안을 알려준다. 환자가 부적절한 치료로 해를 입을지도 모르는데 의사가 처방의 변경을 거절한다면 "선생님, 이 약은 환자에게 해롭다고 생각하기 때문에, 저희 약국에서는 이 약을 조제하지 않겠습니다. 다시 한 번, 저는 ○○(약의 이름)을 추천합니다. 만약 이 제안이 받아들여지지 않으면 환자에게 제가 처방대로 조제할 수 없는 이유를 설명하겠습니다." 라고 말하도록 한다.

당신의 의견이 옳다 해도, 어떤 식으로든 의사가 환자에게 나쁜 일을 한 것처럼 보이게 해서는 안 된다. 그렇게 하면 협력 관계만 깨져버리고 말 것이다. 어디까지나 당신이 의사에게 말할 것, 당신이 추천하는 것, 지금 해야 할 일에 대해서만 계속 집중해야 한다.

환자 참여

일반적으로 환자의 약물 관련 문제에 대해 의사와 연락할 필요가 있을 때면 언제나 환자를 참여시켜야 한다. 하지만 이 때 환자와 의사의 관계를 방해하지 않도록 주의하자. 예를 들어, 환자가 고혈압이라는 사실을 모르는 의사가 환자에게 식욕 억제제를 처방해 주었다면 어떻게 해야 할까? 환자의 고혈압 담당 의사에게 전화해 새 약에 대해 논의할 것이라는 사실과 왜 그렇게 해야 하는지를 우선 환자에게 알려야 한다. 이 때, 식욕억제제를 처방해준 의사는 그녀의 고혈압에 대해 몰랐다는 사실을 강조하라. 만약 환자가 의사를 귀찮게 하기 싫다며 자신이 직접 의사와 통화하겠다고 할 경우엔 어떻게 대처할지 숙고해본다. 환자가 계속 그렇게 주장한다면, 일단 약은 조제하지 말고, 문제가 무엇인지와 추천하는 해결 방법을 기록해야 한다. 그리고 이것을 복사하여 환자에게 주고 당신의 기록에도 포함시키자. 이런 방식을 취하면, 당신과 환자와의 의사소통이 의사에게 부적절하게 혹은 잘못된 의미로 전달되는 일은 없을 것이다.

협력하기

이제 같은 문제에 대한 약사와 의사의 두 가지 담화를 살펴보자. 이 담화들은 준비를 어떻게 하고, 어디에 초점을 맞추고, 어떤 대인 기술을 이용하느냐에 따라 얼마나 큰 차이가 발생하는지를 보여준다.

대화 1

약사: 선생님, 태너씨 아이에게 처방하신 아목시실린(amoxicillin)이 효과가 없습니다. 환자에게 다른 약을 줘야 합니다.

의사: 누구시죠?

약사: 코너스 드럭의 약사인 조입니다.

의사: 효과가 없다니 무슨 말인가요? 아이 어머니가 아이한테 약을 제대로 주었나요? 환자가 약을 먹은 지 겨우 5~6일이 지났습니다. 약은 10일치이고요. 아이가 아직도 열이 나나요?

약사: 아이 어머니는 약을 제대로 주고 있는 것 같습니다. 그녀는 아이의 상태가 좋지 않다고 말하며 다른 약을 원하고 있어요. 열에 대해서는 물어보지 않았습니다.

의사: 그녀한테 제게 전화해 달라고 말해주세요. 제가 처리하겠습니다.

약사: 알겠습니다. 선생님!

논의

이 약사는 준비된 상태가 아니었다. 그는 전화하기 전에 해야 할 일을 하지 않았다. 또한 그는 의사의 처방전이 잘못된 것처럼 설명하였다. 문제는 환자가 나아지지 않았다는 점이다(어머니의 설명에 따르면). 약사는 문제가 있다는 주장을 뒷받침해줄 명백한 정보도 갖고 있지 않았다. 결과적으로, 의사는 준비되지 않은 약사와 이야기 하느라 시간을 낭비하기보다는 환자와 직접 이야기 하는 방법을 선택했다. 이 대화는 약사와 직업의식이 잘못 표현된 경우를 보여주고 있다.

이 상황에 대해 어떻게 다른 방법으로 접근할 수 있는지 살펴보자.

대화 2

약사: 안녕하세요, 선생님. 저는 코너스 드럭스의 약사인 사라 토마스입니다. 제가 지금 막 브래디의 어머니와 통화를 했습니다. 아이 상태가 걱정이 되어 제게 전화를 주셨

는데요. 아이는 아직까지 열이 38.6도인 상태이고, 처방대로 지금까지 6일 동안 하루 세 번씩 아목시실린을 복용 중입니다. 그녀는 아이의 상태가 매우 안 좋다고 말했습니다. 환자의 귀에 감염이 있다는 어머니의 말과 아이가 약 3개월 전에 이염을 치료했던 의료 기록으로 보아, 제 생각에는 환자가 이염을 앓고 있는 것 같습니다. 이제는 트리메소프림-설파메톡사졸(trimethoprim-sulfamethoxazole)을 하루에 두 번씩, 혹은 세파클러(cefaclor)를 8~12시간 간격으로 복용할 상황인 것 같다고 생각합니다.

의사: 그러니까, 아이가 아직 열이 난다는 거군요. 말씀하신 걸 들어보니 이제 환자는 아목시실린에 반응을 보이지 않는 것 같네요. 좋습니다, 환자에게 트리메소프림-설파메톡사졸을 하루에 두 번씩 복용하도록 처방하겠습니다. 아이의 체중을 알고 있나요?

약사: 물론이죠.

의사: 좋아요. 10일 동안 지켜봅시다.

약사: 네, 환자분께 말씀 드리겠습니다.

의사: 전화 주셔서 감사합니다.

약사: 천만에요. 이렇게 신속히 답을 주셔서 감사합니다.

논의

이 약사는 준비가 잘 된 상태였고 대화의 초점을 계속 문제에 맞추었다. 약사는 의사에게 한 가지 이상의 선택 사항을 주었고, 그 철저함의 결과로 의사는 빠른 결정을 내릴 수 있었다. 모든 상황이 순탄하게 진행되지 않을 수도 있지만, 잘 준비하고 초점을 적절히 맞춘다면 이

생각해 볼 문제들

1. 의사에게 잠재적 약물 관련 문제로 전화를 할 때, 미리 준비해야 할 것은 무엇인가?
2. 다음 진술을 바꾸어 말해 보아라. "선생님, 존스 부인의 관절염에 대해 처방해주신 약이 효과를 보이지 않고 있습니다. 어떻게 하길 원하세요?"
3. 의사가 약물 치료의 변경을 거절하는데, 그 처방전이 환자에게 부적절함을 당신이 알고 있는 경우, 어떻게 말해야 할까? 또 어떤 조치를 취해야 할까?
4. 약사가 의사와 협력 관계를 성립하지 못하면 약료는 이루어질 수 없다. 이를 위해 어떻게 해야 하는가?
5. 당신의 약국에서 이루려는 변화에 대해 지역 의사의 참여를 높일 수 있는 방법은 무엇인가?

런 식으로 해결될 가능성은 훨씬 더 커진다.

요약

약사가 의사에게 전화를 하는 것은 불편한 일일 수 있다. 하지만 처방 상의 문제보다는 환자가 겪는 문제에 초점을 맞추고 준비된 자세로 임한다면, 의사와 전문적 협력 관계를 구축하는 데 큰 도움이 될 것이다.

References

1. Rovers JP, Currie JD, Hagel HP, et al. A Practical Guide to Pharmaceutical Care. Washington, DC: American Pharmaceutical Association; 1998:91.

CHAPTER 11

협력적 의사소통법

SUPPORTIVE COMMUNICATION

CHAPTER 11 SUPPORTIVE COMMUNICATION

협력적 의사소통법

환자가 약국에 와서 처방전을 보여준 후 자신의 괴로운 심정을 말로 혹은 행동으로 토로하는 일은 매우 흔하다. 환자의 괴로움은 보통 그가 앓고 있는 질환에 대한 것이지만 때로는 다른 상황 혹은 사건 때문일 수도 있다. 약사는 의료인, 즉 환자를 관리해줘야 하는 사람이므로 이럴 때 배려심을 갖고 걱정하는 모습을 보여줘야 한다. 환자를 안심시킬 수 있는 의사소통의 방식을 알고 있으면 여러모로 도움이 될 것이다.

이 장에서는 협력적 의사소통의 이점과 협력적 의사소통을 통한 각기 다른 대응 방식, 협력적 의사소통과 관련된 문제점, 비협력적 혹은 도움이 되지 않는 메시지 등에 대해 살펴보기로 하자. 이 장의 많은 아이디어와 개념들은 알브레히트(Albrecht)와 벌레슨(Burleson), 골드스

미스(Goldsmith)[1]의 연구에서 가져온 것이다. 이와 같이 훌륭한 참고 문헌에서 이 주제에 대해 더 많은 정보를 얻을 수 있을 것이다.

협력적 의사소통에 대한 욕구

바쉬(Basch)[2]가 언급했듯이, "우리가 깨닫지 못하는 척 하고 있지만, 다른 사람과 어느 정도의 의사소통을 필요로 하는 욕구 - 우리 자신이 이해를 받고 이해할 수 있는 존재가 되기 위함이고 그럼으로써 애정, 안전, 자극, 감사 등의 기분을 느낀다 - 는 우리가 무슨 일을 하거나 하지 않는 모든 경우의 주요 동기로 남아 있다." 협력적 의사소통은 사람들에게 이해 받는 기분을 갖게 하고, 외로움을 덜 느끼도록 해준다.

스콰이어[3](Squier)는 치료의 지속성에 대해 예상할 때 의료인의 이해가 중요함을 설명하였다. 스콰이어에 따르면 (1) 의사가 환자에게 긴장과 걱정을 표현하여 괴로움을 분산시키고, 환자의 질문에 시간을 들여 신중히 답해줄 때, 환자의 치료 지속도가 훨씬 높아진다. (2) 환자의 질문에 민감성을 보여주는 의료인의 경우, 환자의 치료 지속도 및 관계에 대한 만족도가 더 높게 나타났다. (3) 자신의 의사가 이해를 잘 해주고 배려심이 있다고 생각하는 환자는 치료 계획을 잘 지키고 필요 시 도움이나 조언을 요청하는 경향이 더 높다. (4) 의사가 치료 계획 시 환자의 기분 표현과 참여를 독려하는 경우, 환자의 치료 지속도가 더 높게 나타났다. 이런 결과들은 약사의 업무에 대해서도 상당한 시사점을 갖는 중요한 발견이다. 다시 말하자면, 이해를 받고 있다는 기분은 환자와 의료인 사이의 관계를 튼튼하게 해준다. 이것은 치료 지속도를 향상시키고 환자가 약국에 계속해서 자주 올 수 있도록 해준다. 정서 적, 심리적 이득뿐 아니라, 협력적 의사소통은 실제로 우리 몸의 건강을 좋게 해주며 감염 및 질병에 대한 저항성과 수명을 높이는 것으로 증명되었다.[1]

협력적 의사소통의 유형

여기에서는 환자가 스트레스를 받고 있을 때 협력적으로 대응하는 방법에 초점을 맞출 것이다. 사람들은 협력적으로 행동하길 원하지만 가끔은 어떤 말을 어떻게 해야 할지 모르기 때문에 이러한 형태의 상호작용이 어렵게 느껴지는 경우가 많다. 대부분의 사람들이 간과하는 사실이지만, 상대방이 행복이나 기쁨을 표현할 때 어떻게 반응해야 하는지도 매우 중요한 문제이다. 어떤 경우에나 기분의 타당성과 중요성을 이해하는 것이 우선임을 명심해야 한다.

자신에게 당뇨나 고혈압, 천식과 같은 만성 질환이 있음을 알게 될 때, 대부분의 사람들은 슬퍼하기 마련이다. 그들의 슬픔은 상실감에서 비롯된다. 이 지속적인 상실감은 환자의 입장에선 무엇인가 좋은 것, 바람직한 것, 즐거운 것을 잃어버린 느낌과 관련이 있다. 만성질환에 걸림으로써 앞으로 특정 음식을 포기해야 한다는 사실도 슬픔과 상실감으로 다가올 수 있다. 흡연과 같은 특정 습관을 포기하는 일도 마찬가지다. 흡연이 건강에 좋지 않다는 사실을 대부분 알고 있음에도 불구하고, 어떤 환자에게 담배란 여전히 즐겁고 긴장을 풀어주는 존재이다. 상실감은 또한 용기를 잃게 되는 것과도 관련이 있을 수 있다. 만성 질환은 우리에게 자신이 늙어가고 있으며, 영원히 살지 못하리라는 사실을 일깨워준다.

환자가 그런 상실감으로 슬퍼할 때, 협력적 의사소통의 목적은 환자가 그 상실을 받아들이도록 돕는 것이다. 환자의 기분을 정당화하고 환자에게 상실의 중요성 및 영속성을 깨닫게 하며 상실을 받아들이도록 격려해주어야 한다.[3] 예를 한 번 살펴보자.

> 환자: 저는 그냥 알레르기라고 생각했어요. 그런데 지금 그게 천식이라는 걸 알게 됐어요. 의사가 금연을 해야 한다고 말하네요. 담배는 내 긴장을 풀어주는 몇 가지 중 하나인데 말이죠.
>
> 약사: 천식에 대해 알게 된 것이 환자분에게 힘든 일인 것 같네요. 담배를 통해 그동안 마음의 위안을 얻으셨다면 금연이 매우 어려울 겁니다. 분명히 천식에는 도움이 되겠지만요.
>
> 환자: 네, 알고 있어요. 단지 힘들 뿐이죠.
>
> 약사: 힘든 일일 것 같네요.

이 약사가 아무 것도 더 나아지게 만들려고 시도하지 않은 점에 주목해보자. 여기에서 약사는 환자를 격려하거나 금연의 이점을 애써 강조하지 않았다. 그렇게 하기에는 너무 이른 상황이기 때문이다.

아프게 되면 환자에게는 두려움과 불안이 생긴다. 이런 두 감정들이 발생하는 이유는 환자가 상반된 감정을 경험하고 주변을 통제 불가능한 것처럼 여기며, 환자에게 위협으로 인식되거나 실제 위협적인 일들이 벌어지기 때문이다. 같은 질병이라도 어떤 환자는 슬픔을 느끼고 어떤 환자는 두려움이나 불안을 느낄 수 있다. 따라서 약사들은 각각의 환자들이 질병과 그 치료를 어떻게 다르게 받아들이는지 고려해야 한다.

두려움 또는 불안을 느끼는 환자들과 협력적 의사소통을 할 때는 환자가 느끼는 감정을 합리화하는데 초점을 맞추어야 한다. 여기에는 상황에 대한 불확실성을 줄이거나 효용성 및 통제 가능성을 강화시키는 것, 인지하는 위협의 해로움에 대한 판단을 바꾸는 것, 혹은 위협으로부터 벗어나는 방법을 알아내는 것 등의 방법이 있다.[1] 예를 살펴보자.

환자: 의사가 내 혈압이 높다고 말했어요. 심장마비가 일어날 수도 있나요?

약사: 이 일은 환자분에게 정말 두려운 일일 겁니다. 고혈압이 지속적으로 관리되지 못하면 심장마비의 위험이 높아지는 것은 사실이지만, 의사가 처방한 약은 처방대로 하루에 한 번씩 복용한다면 혈압을 조절하는데 매우 효과적인 약입니다.

환자: 그렇다면, 내가 이 약을 복용하는 경우, 심장 마비를 일으키지 않겠네요?

약사: 이 약을 적절히 복용하시고 식단에서 염분을 줄이며 규칙적

으로 적당한 운동을 하신다면 심장 마비의 위험이 상당히 줄어들 것이라고 확신합니다. 정말 환자분 자신에게 달린 문제에요. 환자분이 이런 일들은 문제없이 해낼 수 있으리라고 생각합니다.

환자: 그랬으면 좋겠네요.

이 상황에서 약사는 환자의 걱정을 합리화하고, 환자에게 심장마비 위험에 대해 현실적인 의견을 말해준다. 약사는 환자에게 그런 상황들이 모두 자신의 통제 하에 있다는 사실을 알려 불확실성은 줄여주고, 심장마비의 위협에서 벗어나기 위해 환자가 할 수 있는 일들을 말해줌으로써 자기 효용성을 높이고 있다.

질병 앞에서 사람들은 부끄러움, 당황, 죄책감 등의 감정을 느낀다. 부끄러움과 당황스러움은 질병이 있다는 사실을 알리고 싶지 않았을 때 발생한다. 자신에 대한 이미지가 도전적이거나 확고한 사람이 사적으로든 공적으로든 자신의 성격 또는 능력에 대해 의심을 받는다고 느끼면 일차적으로는 부끄럽거나 당황스런 생각이 들 수 있다. 그런데 이 환자가 병원에서 의사에게 어린 애 취급을 받거나 핀잔을 들었다면, 약국에 도착할 때쯤에는 그 창피함이 참을 수 없는 분노로 전환될지도 모른다. 이것은 매우 어려운 상황이다. 협력적 의사소통에서는 환자가 치료법을 이해하는지와 상관없이 환자를 여전히 존중하고 치료받을 가치가 있는 존재로 대해야 한다. 하지만 환자의 분노나 참을 수 없는 감정이 협력적 의사소통을 방해할 위험이 있다. 약사가 명심할 점은 환자로부터 분리된 상태를 유지하는 것이다. 즉, 환자의 분노를 받아들이지 않아야 한다. 예를 살펴보자.

환자: 이봐요, 약 좀 지어줘요!(화가 나서 처방전을 카운터에 던진다)

약사: 손님, 기분이 좋지 않으신가봐요.

환자: 기분 안 좋지, 당연히. 의사가 그럽디다. 내가 관리를 제대로 하지 않는다고. 말이 쉽지, 그게 어디 마음대로 되는 일인가? 약사 양반도 나를 한심하게 생각하죠?

약사: 아니요. 그렇지 않습니다. 당뇨를 제대로 관리하기가 얼마나 어려운지 저도 잘 알고 있습니다.

환자: 당연히 그렇죠. 내 의사에게도 그렇게 말해주면 좋겠네요.

약사: 의사 선생님이 그 부분을 이해하지 못한다고 생각하는 건 아니시죠?

환자: 전혀 이해 못하죠. 체중 좀 더 나간다고 나를 내 몸 하나 제대로 관리 못하는 어린애 취급을 하더란 말이에요.

약사: 오늘 진료 받을 때 속상한 일이 많으셨군요.

환자: 그 사람은 내가 얼마나 노력하고 있는지 전혀 몰라요.

약사: 정말 열심히 노력하셨나보네요.

환자: 네, 그럼요.

이 상황에서 약사는 환자의 분노를 개인적인 것으로 받아들이지 않는다. 그는 한 쪽 편을 들지 않고, 의사에 대한 환자의 이야기가 정확한지 아닌지를 추측하지도 않으면서 환자의 기분을 지지해주고 있다. 약사는 단순히 환자가 처한 어려움에 반응하고 환자의 특성을 옹호해준다.

죄책감은 자신이 뭔가 하지 말아야 할 일을 했거나 했어야 할 일을 하지 않았다고 생각할 때 발생한다. 죄책감에는 무력감도 함께 따른다. 죄책감을 느끼는 사람과 협력적 의사소통을 할 때, 목적은 먼저 그 사람이 느끼는 죄책감을 인식하고, 그 후에 자신이 죄책감의 기분을 바꾸기 위해 어떤 일을 할 수 있다고 생각하는지 물어보는 것이다. 마지막으로, 그 사람이 밝힌 방법을 실행에 옮기도록 지원하고 격려해야 한다.

환자 어머니: 아이의 최대 호흡량을 좀 더 자주 확인할 걸 그랬어요. 만약 제가 그랬다면 아이가 응급실에 실려가는 일은 없었겠죠. 아이는 이제 겨우 9살인데 너무 힘든 일을 겪어왔어요.

약사: 아이가 응급실에 다녀온 것에 대해 책임감을 느끼고 계시군요.

환자 어머니: 네, 물론이죠. 제가 아이의 엄마니까요.

약사: 아이가 아파하는 모습을 보는 것만큼 힘든 일도 없죠. 앞으로 이런 일이 일어나지 않게 하려면 어떻게 해야 할까요?

환자 어머니: 약사님이 말씀하신대로, 아이의 최대 호흡량을 기록하고 문제가 있으면 바로 대처해야죠.

약사: 잘 알고 계시네요. 최대 호흡량을 측정하고 기록하는 일을 아이가 돕도록 해보세요. 혹시 어머님이 잊어버렸을 때는 아이가 일깨워줄 수 있도록 말입니다. 제가 도와드릴께요. 아이도 이제 어느 정도 어머님을 돕기에 충분한 나이입니다.

환자 어머니: 좋은 방법이네요.

이 약사는 환자 어머니의 기분을 인지하지만, 이를 바로잡거나 모든 일을 옳은 형태로 만들려는 시도는 하지 않는다. 그는 환자의 어머니에게 스스로 방법을 찾게 만들고, 그 방법들을 지지해준다. 마지막으로 책임감의 일부를 아이와 나눠 가지라는 조언도 잊지 않았다.

대부분의 사람들이 직면하기 어려워하는 또 하나의 감정은 분노이다. 분노를 억제하려다 보면 의사소통을 통해 분노의 감정을 옮기는 경우가 많다.(분노를 다루는 것에 대한 더 자세한 설명은 6장을 참고한다.) 그러나 이것은 역효과를 낼 수 있다. 분노는 목표가 막혔거나 뭔가 불공평하다는 생각이 들 때 나오는 반응이다. 창피함이나 당황함을 분노로 대체하기도 하는데, 이것은 분노라는 감정이 다른 감정보다 더 강력하고 덜 무력한 혹은 덜 약한 것처럼 느껴지기 때문이다. 협력적 의사소통에서는 타인의 감정이 타당함을 인지하고, 막혀 있는 목표에 이를 수 있도록 돕는다. 또한 누군가에게 분명히 불공정한 상황일 때는 그 사람을 지지해주려고 시도한다.

환자: 고작 약 몇 알 조제하는 데 무슨 시간이 이렇게 오래 걸려요? 내가 그렇게 한가한 사람처럼 보이나? 아까는 병원에서, 지금은 약국에서 하루 종일 기다리라고만 하니 원... 벌써 약속시간에 늦었단 말이오!

약사: 그런 일이 있었다니 속상하시겠어요. 다음 약속에 조금 늦겠다고 전화하시겠어요? 아니면 약을 가지러 나중에 다시 오시겠어요?

환자: 난 그냥 기다리는 게 지겨울 뿐이오. 병원에서는 거의 한 시간이나 기다렸어요.

약사: 저 같아도 짜증이 나겠네요. 다들 왜 그렇게 바쁜 건지 모르겠어요. 제가 가능한 한 빨리 약을 조제해 드리도록 최선을 다할게요.

환자: 알겠어요. 그냥 빨리 해줘요.

약사는 환자의 기분을 인정하지만 환자의 분노를 개인적으로 받아들이지는 않는다. 약사는 환자에게 몇 가지 선택 사항(막힌 목표에 다다르도록)을 제안하고, 되도록 빨리 약을 제조해 주겠다고 안심시킨다. 또한 환자에게 누군가(의사 혹은 다른 사람들이)가 시간을 지키지 않는 것은 자기 역시 짜증나는 일이라고 말함으로써 지지(부당함에 대한)를 보내주고 있다.

표 11-1에는 감정과 협력적 의사소통에 대한 이러한 논의가 요약되어 있다. 협력적 의사소통은 드러난 감정이 무엇이든, 상대방의 기분을 정당화하려고 노력한다.

협력적 의사소통과 관련된 문제들

협력적 의사소통과 관련된 문제는 크게 세 가지가 있다. (1) 당신의 말이나 행동과 상관없이 상대방은 계속해서 화를 내거나 무관심하거나 비협력적일 수 있다. (2) 특정 상황이나 조건으로 인한 방어심리로 인해, 환자는 지원이 가장 필요한 순간에 진짜 감정을 감추고 대신 분노나 무관심을 표현할 수 있다. (3) 협력적 의사소통을 위해서는 시간과 노력, 그리고 연습이 필요하다.

표 11-1 감정과 협력적 의사소통

감정	원인	협력적 의사소통의 목표
슬픔	영구적 상실에 대한 감정	1. 상대의 감정 정당화 2. 상실의 중요성과 영속성 인정 3. 환자가 상실을 받아들이도록 격려
두려움, 불안	상반된 감정, 통제 불능처럼 보이는 주변 환경, 위협을 느끼거나 실제로 위협이 존재	1. 상대의 감정 정당화 2. 상황에 대해 개인이 느끼는 불확실성 줄이기 3. 통제 혹은 효용의 느낌 강화 4. 인지된 위협의 해로운 정도에 대해 다시 판단하기 5. 위협으로부터 빠져나가는 방볍 찾기
창피함 혹은 당황스러움	이해가 안 되는 기분, 본인의 개성이나 능력이 의심을 받는 것	1. 상대의 감정 정당화 2. 상대의 개성 또는 능력에 대한 지지
죄책감	하지 말았어야 할 일을 했거나 했어야 할 일을 하지 않았던 것	1. 그 감정을 인정 2. 상대방에게 죄책감을 바꾸기 위해 할 수 있는 일이 무엇인지 질문 3. 상대가 밝힌 방법을 실행에 옮기도록 지원 및 격려
분노	목표가 막힘, 불공정한 기분	1. 상대가 느끼는 기분의 타당성을 인정 2. 막힌 목표에 이를 수 있는 방법을 찾기 위해 돕기 3. 일어난 일이 분명히 불공정해 보일 때 상대방에 지지를 표현

먼저 당신의 직업은 환자의 문제를 해결하는 것이 아닌, 환자에 대한 보살핌과 걱정을 표현하는 직업임을 분명히 해둘 필요가 있다. 특히 당신과 환자 사이의 관계 이전에 발생한 문제인 경우 그 문제 해결은 당신 몫이 아니다. 예를 들어, 환자가 약속 시간에 늦은 상태라면

약사는 환자에게 빠르게 서비스를 제공함으로써 되도록 많은 도움을 줄 수 있다. 하지만 환자가 약속에 늦도록 만든 것은 약사가 아니므로, 환자가 늦었다는 이유로 화를 내는 것까지 받아줄 필요는 없다. 어떤 사람들은 약사가 보살핌과 걱정을 많이 표현하더라도 그런 배려에 응하지 않을 것이다. 그럴 때는 다음 단계로 그냥 넘어가거나 아니면 단호한 말투로 환자에게 소리 지르는 것을 그만하라고 요구해야 한다. 이유가 무엇이든 당신이 다른 사람의 무례함에 대해 책임질 필요는 없다.

두 번째로, 특정 질병들(우울증과 같은)이나, 어떤 감정들(창피함과 같은), 특정 상황들(HIV나 에이즈로 인한 낙인화)은 환자에게 매우 불쾌한 감정이나 상처를 주기 때문에 이런 감정들이 분노 혹은 정도 이상의 내성적인 상태로 전환될 수 있다. 그들은 사회적 지지와 협력적 의사소통이 매우 필요한 상황에 처해 있지만, 그들이 갖고 있는 분노나 불편함, 내성적 감정들은 다른 사람들(의료인 포함)에게도 불편함을 일으켜 환자들에게 지지와 확신이 가장 많이 필요한 상황에서도 상대방이 분노 혹은 회피로 대응하게 되는 상황에까지 이르게 된다. 우리의 분노나 회피는 환자의 고립감을 더욱 악화시킬 수 있다. 여기에서 간단한 해결방법은 없다. 환자가 보여주는 감정이나 그들의 기분 및 상태에 대한 부담 없이, 그들의 감정을 정당화하고 주의 깊게 이야기를 들어주는데 초점을 맞추겠다고 다짐함으로써 시작할 수 있다. 이것은 어렵지만 매우 중요한 일이다.

세 번째로, 우리가 논의해온 기술들을 위해서는 일정 시간 동안 방해받지 않고 환자와 대화할 수 있는 여유가 필요하다. 바쁜 약국 환경에서 이것은 쉽지 않은 일이다. 하지만 이런 기술들을 사용하지 않으면 훨씬 더 많은 시간이 소모될 수 있음을 기억하자.

도움을 주지 못하는 메시지

괴로워하는 환자와 상호작용을 할 때, 의료인들은 과도한 걱정을 표하거나 문제 또는 환자를 고치려고 시도함으로써 환자에게 도움을 주지 못 하는 실수를 종종 범하게 된다.

과도한 걱정은 환자를 겁주거나 부담스럽게 하여 상황을 더욱 악화시킬 위험이 있다. 우리가 과하게 걱정을 하는 것은 대개 환자의 욕구에 초점을 맞추기보다는 자신의 욕구(도움이 되는 사람, 멋진 사람, 좋은 사람 등으로 보이고 싶은 욕구)를 돌보려하기 때문이다. 어떤 환자들은 단순히 어떤 도움에 대해서도 준비가 되어 있지 않을 수 있다.

우리가 어떤 환자나 문제를 고치려고 한다면, 그 이유는 보통 그 환자나 문제로 인해 불편함을 느끼고 가능한 한 빨리 사라져주길 바라기 때문이다. 이 경우 문제를 빨리 해결해주려고 하기보다는 단순히 감정을 들어주고 공감을 표시하는 편이 낫다. 이렇게 하면 골치 아픈 이야기를 들음으로써 사람들의 스트레스가 심해지는 일을 막을 수 있을 것이다.

생각해 볼 문제들

1. 협력적 의사소통을 가장 많이 필요한 상황에 처한 사람이, 때때로 오히려 다른 이들을 밀어내는 행동을 하는 이유에 대해 설명하시오.
2. 다른 감정들에 대해 협력적 반응할 때, 각각 다르게 반응해야 하는 이유는 무엇인가?
3. 의료인들이 종종 협력적 의사소통에 대해 문제를 겪는 이유는 무엇인가?
4. 상처 받고 슬픈 환자에게 필요한 반응의 유형을 구별해보자.
5. 협력적 의사소통을 시도할 때 환자가 적대감이나 무관심으로 대응하면 어떻게 해야 하는가?

요약

협력적 의사소통은 환자와 신뢰성 있는 치료 관계를 쌓기 위해 필수적인 부분이다. 효율적인 협력적 의사소통을 위해서, 약사는 환자가 표현하는 감정을 들어주어야 하고 그 감정의 원인이 무엇인지 인지하며, 구체적 감정에서 나온 문제를 다루기 위한 협력적 메시지를 이용해야 한다(표 11-1 참고). 이를 통해 환자와 더욱 만족스럽고 지속적인 관계를 갖게 될 것이다.

References

1. Albrecht TL, Burleson BR, Goldsmith D. Supportive communication. In: Knapp ML,

Miller GR, eds. Handbook of Interpersonal Communication. 2nd ed. Thousand Oaks, Calif: Sage Publications; 1994.

2. Basch MF. Empathic understanding: a review of the concept and some theoretical considerations. J Am Psychoanal Assoc. 1983;31;101-26.

3. Squier RW. A model of empathic understanding and adherence to treatment regimens in practitioner-patient relationships. Soc Sci Med. 1990;30:325-39.

CHAPTER 12

상황별 환자 대응법

CHOOSING AN APPROPRIATE RESPONSE

CHAPTER 12 CHOOSING AN APPROPRIATE RESPONSE

상황별 환자 대응법

이 장에서는 환자에 대한 각기 다른 유형의 반응들과 각 유형의 장단점을 정리해본다. 이는 각자가 처한 업무 환경의 특정 상황에 가장 적절한 반응을 선택하는 데 도움을 주기 위함이다.

환자에 대한 우리의 반응은 환자의 말과 행동으로 인한 우리 자신의 불안이나 두려움, 좌절 등을 줄이기 위해서가 아니라, 그들을 돕거나 보살피려는 의지에서 나온 것이어야 한다.

약사 자신의 필요가 아닌, 환자의 필요를 위해 반응하고 행동하라. 이런 관점에서 보면 환자를 대하는 각 상황에서의 자신의 반응이 적절한지, 혹은 부적절한지 가장 잘 판단할 수 있다. 거듭 말하지만 우리의 초점은 환자를 돕는 것에 맞춰야 하며, 크게 다음과 같이 분류할 수 있다.

1. 환자가 이해 받고, 받아들여진다는 느낌을 갖게 하자. 좀 더 자유롭고 열린 마음으로 문제에 대해 논의할 수 있게 된다.
2. 상황에 대해 환자가 더 많이, 정확히 이해할 수 있도록 한다.
3. 대안에 대해 논의하고, 그것이 어디에 필요한지에 대해 이야기한다.
4. 다음 단계에 대한 결정을 내려야 하는데, 이 때 취해야 할 구체적 행동도 함께 결정되어야 한다.
5. 조정을 통해 최고의 결과를 얻을 수 있도록 한다.

공감

공감적 반응은 상대를 보살피려는 마음과 함께, 그의 정서 상태에 대한 이해를 표현하기 위해 이용된다. 이 때 그 감정이 적절한지, 아닌지를 판단하지 말고 객관적인 태도로 공감적 반응을 보여주어야 한다. 자신의 걱정거리 또는 좋아하거나 싫어하는 것을 이야기할 때 상대방이 공감적 반응을 보이면 사람들은 편안함과 동시에 이해 받고 있다는 느낌을 갖게 된다. 단, 공감적 반응에서 유의할 점은 상대의 기분을 묘사함으로써 그 감정을 훨씬 강렬해지게 하거나 자칫 '포기' 를 유도할 수 있다는 사실이다. 환자의 감정에 공감하는 것은 치료에 도움을 주고 환자가 앞으로 나아가도록 하기 위함이지만, 지나친 고통이나 두려움을 조장할 우려도 있다. 두 가지 예를 살펴보자.

사례 1

환자: 의사나 약사나 다들 내 돈을 가져가는 일에만 관심이 있는 것 같아요.

약사: 의사나 제가 환자분이 아니라 돈에만 관심이 있는 것처럼 느끼셔서 불쾌하신 거군요.

사례 2

환자: 내게 당뇨가 있다는 사실을 이제 막 알게 됐어요. 뭔가 문제가 있다는 건 짐작했지만 말이에요.

약사: 뭔가 잘못됐다는 건 알았지만 당뇨라는 사실까지는 미처 생각 못 하셨나봐요. 속상하고 걱정도 많이 되시겠어요.

안심시키기

안심시키기 위한 반응은 상대방의 두려움을 덜어 안도할 수 있도록, 또는 그가 아는 사실에 더욱 확신을 가질 수 있도록 해주는 것이다. 이러한 반응들은 상대에 대한 배려가 목적이지만, 나 자신의 불안에 의해 동기화되는 경우도 있다. 예를 들어 어떤 사람이 지금 몹시 겁을 먹은 상태라고 말한다. 상대방은 그를 돕고 싶지만 어떻게 해야 할지 모른다는 사실에 불안을 느끼고, 이런 자신의 불안을 줄이기 위해 단지 안심시키는 반응("걱정하지마, 괜찮을거야.") 을 보이게 된다. 이 같은 안심시키는 반응은 상대방이 누군가 자신을 안심시켜주길 바랄 경우 가장 효과적이다. 하지만 상대방이 무조건 안심시켜주기보다는 진심으로 이해 받고 싶어 한다면 오히려 역반응을 일으킬 수 있으니 주의하자. 다음의 예가 두 가지 상황을 구분하는 데 도움이 될 것이다.

사례 1

환자: 저 말고 다른 환자들도 알레르기 주사 맞는 것을 두려워하는 편인가요?

약사: 물론입니다. 다른 환자들도 마찬가지에요. 환자분도 몇 가지 처치 후에는 아무 문제도 없을 거라고 확신합니다.

환자: 잘됐네요. 저도 그랬으면 좋겠네요. 감사합니다.

여기서 환자는 약사가 안심시켜주기를 바라기 때문에 안심시키기 반응이 효과적이었다. 환자는 혼자만 두려워하는 것 같은 기분이 싫어 다른 환자들도 같은 문제를 겪었는지 물어보았다. 자기만 그런 것이 아니라는 점을 재확인하고 싶었던 것이다.

사례 2

환자: 속상한 감정을 주체할 수가 없네요. 겨우 혈압 관리에 익숙해졌는데, 이번엔 또 천식이 있다고 하네요. 다음은 뭘까요?

약사: 그렇게 나쁜 상황은 아니에요. 천식은 관리할 수 있습니다.

괜찮을 거예요.

환자: 나쁜 상황이 아니라니, 무슨 뜻이죠? 약사님은 고혈압이나 천식에 걸려보신 적이 있나요? 괜찮을 거라니, 말이야 쉽죠.

약사: 진정하세요. 다 잘 될 거예요.

환자: 진정하라고 말하지 마세요! 내 입장이 돼 보시라구요!

이 대화에서 문제점은 무엇일까? 약사는 환자를 보살피려는 노력을 했는가? 약사의 반응은 환자에 감정적으로 다가가려는 것이 아니라, 문제를 고치고 싶은 바람과 사신의 불안으로부터 나온 반응이었다. 약사는 문제를 고칠 수 있다면 걱정할 필요가 없다고 생각했다. 반면, 환자의 반응은 문제가 고쳐지지 않았음을 보여주었다.

조사하기 또는 질문하기

당신이 환자로부터, 혹은 환자의 관점에서 정보를 얻는 일에 관심이 있다면 이런 유형의 방식이 유용할 것이다. 특히 사실에 기반을 둔 정보가 필요할 때 매우 효과적인데, 반면 감정적 문제가 연루될 경우 위험할 수 있으므로 주의하자.

사례 1

환자 어머니: 뭘 해야 할지 모르겠어요. 아이가 한참동안 계속 이렇게 기침을 하고 있어요.

약사: 아이에 대해 걱정하시는 것 알고 있습니다. 기침에 대해 언제 처음 아셨나요?

환자 어머니: 약 3일 전에요.

약사: 열이나 인후염과 같이 알고 계신 다른 징후에 대해서도 말씀해주세요.

위의 대화에서 알 수 있듯이 조사하기와 질문하기는 정보를 수집하기 위해 꼭 필요한 과정 중 하나이다. 이 정보를 토대로 의사에게 진료를 의뢰하거나 약을 추천하는 등 약사로서 결정을 내릴 수 있게 된다. 약사가 먼저 환자 어머니의 걱정을 인정한 점에 주목해야 한다. 반대로 이런 유형의 반응이 효율적일 수 없는 상황을 보자.

사례 2

환자: 35달러요? 장난하나요. 난 그만큼을 낼 수 없어요!

약사: 환자분 자신이 그만큼의 가치도 없다고 생각하세요?

환자: 그런 뜻이 아니에요. 그건 너무 큰 돈이란 말이에요.

약사: 환자분의 관절염을 치료하는 일이 35달러만큼의 가치도 없다고 생각하는 건가요? 이보다 덜 중요한 일에 더 큰 돈을 쓴 적도 많을 텐데요.

환자: 말도 안 돼요. 어떻게 그런 생각을 할 수가 있죠?

조사하기와 질문하기는 이번 예에서 효과가 없었다. 환자의 입장을 이해하려는 노력이 없었기 때문이다. 사실, 위의 예에서 질문하기는 합리적인 것처럼 보이지만 사실은 환자를 괴롭히려는 교묘한 의도를 갖고 있다.

그저 환자의 입장에서 이해하면 되는 경우에도 '사실을 얻기 위해' 너무 잦은 조사와 질문을 남발하고 있지는 않는지 생각해보자.

조언하기

다른 여러 반응들과 마찬가지로, 조언하기도 적절한 때와 그렇지 않은 때가 있다. 일반적으로 자신이 분명히 전문가인 분야에서 조언을 하는 것은 적절하다. 그게 아니라면 조언을 하지 않거나, 하더라도 매우 신중히 해야 한다. 두 가지 예를 살펴보자.

사례 1

환자: 발가락 사이가 따끔따끔하고 가려워요. 이게 무좀일까요?(환자는 샌들을 신고 있고 약사가 그의 발을 살펴본다.)

약사: 확실히 그렇게 보이네요. 이 제품을 추천할게요(환자에게 약을 건넨다). 무좀균에 정말 효과적인 제품이에요. 또한 균이 사라질 때까지는 목욕 후 발을 완전히 말리고 깨끗한 흰 양말을 신는 것을 추천합니다. 색 있는 양말의 염색 성분이 감염 부위에 자

극이 될 수도 있으니까요. 색 있는 양말을 신어야 한다면 먼저 흰 양말을 신고 그 위에 신으세요. 자, 이제 이 제품의 사용법에 대해 설명해드릴게요.

이 상황에서 환자는 약사인 전문가에게 도움을 요청하고 있다. 조언을 해주는 것이 적절할 뿐 아니라 환자에게도 도움이 되는 반응이다. 차분하고 자신 있는 태도로 조언을 함으로써 약사는 환자의 신뢰를 얻고, 환자는 앞으로도 편안한 마음으로 약사의 도움을 요청할 수 있게 되었다.

사례 2

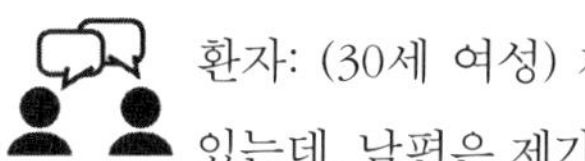

환자: (30세 여성) 제가 이 피임약을 3년 전부터 먹고 있는데, 남편은 제가 계속 이 약을 먹기를 원하네요. 아직 아이를 가질 생각은 없지만 이런 약을 이렇게 오래 복용하는 것도 꺼림칙해요. 남편은 이 방법이 편하니까 이걸 원하는 것이고요. 제가 어떻게 해야 할까요?

약사: 이건 환자분의 몸에 대한 것입니다. 그 약을 복용하고 싶지 않다면 하지 마세요. 남편이 어떻게 하라고 말할 수 없는 일입니다. 그 사람은 당신의 남편이지 직장 상사가 아니잖아요.

약사는 사실을 말했지만 과연 그렇게 말하는 것이 적절하거나 현명한 일이었을까? 여기에서 전문가는 누구인가? 남편과의 관계에 대해서는 분명히 환자가 약사보다 더 많이 알고 있을 것이다. 우리는 전체적인 상황이나 모든 변수에 대해 알지 못하므로 남편의 말이 정말 그녀가 생각한 이유 때문인지도 확실히 판단할 수 없다. 만약 환자가 집에 가서 약사의 말을 그대로 남편에게 전한다면, 다음 날 화가 난 남편이 약국에 찾아와 항의할지도 모르는 일이다.

여기서는 쟁점들을 분류할 필요가 있다. 약사는 전문가적 상담을 통해 남편과 아내 모두에게 다른 여러 피임법과 각각의 장단점을 소개해 줄 수 있다. 이렇게 한다면 적절하고 유용한 조언이 될 것이다. 결국 어떤 피임 방법이 가장 좋을지 결정하는 일은 환자 부부 자신의 몫이다. 환자가 원할 경우, 약사는 환자와 그 남편에게 피임약의 장기 복용이 갖는 위험성이나 대체 가능한 다른 피임법에 대해 설명해 줄 수 있다. 하지만 어떤 방법을 선택하느냐는 전적으로 환자 본인과 그 남편에게 달려 있음을 잊지 말아야 한다.

일반화 또는 비교

안심시키기와 마찬가지로 이런 유형의 반응은 환자에게 확신이 필요하거나 외로움을 덜고 싶어 할 때 유용하다. 하지만 환자가 이해 받길 원하고, 자신의 문제를 다른 누군가의 문제와 비교하기 싫어하는 상황에는 맞지 않을 수도 있다. 두 가지 예를 살펴보자.

사례 1

환자: 이 약이 뇌출혈과 심장마비를 막아준다고 확신할 수 있나요?

약사: 이 약을 올바른 방법으로 복용하고 나트륨과 콜레스테롤 섭취를 줄이세요. 여기에 운동까지 병행하면 뇌출혈이나 심장마비의 위험이 굉장히 줄어들 거라고 확신할 수 있습니다. 이 약은 적절히 복용할 경우 고혈압 치료에 매우 효과적인 약입니다.

환자는 그 약을 복용하면 뇌출혈이나 심장마비를 예방할 수 있는지에 대한 확신을 원한다. 그 일들이 일어나지 않을 것이라고 보장할 수는 없지만 우리는 일반적으로 위험 요소의 감소에 대해 이야기할 수 있다. 이런 상황에서는 일반화가 효과적이다.

사례 2

환자의 아버지: 불쌍한 우리 아기... 귀에 감염이 일어나 정말 힘들어했어요. 3개월 동안 이걸로 두 번이나 항생제를 썼네요.

약사: (사무적으로) 이 시기에 나타나는 질병으로 보입니다. 우리는 귓병에 걸린 아이들을 많이 보거든요.

환자의 아버지: 그렇다고 제 기분이 나아질까요? 우리 아기가 아프다고요.

약사: 분명히 아프겠죠.

안심시키기와 마찬가지로, 일반화나 비교하기는 표현하는 사람의 입장에서 그 문제를 축소시킬 위험이 있다. 이를 피하기 위해 공감적으로 반응하거나, 환자가 비교를 요청하는지 지켜보는 방법이 있다. 이 대화에서 약사는 "귓병이 나면 환자 보호자분과 환자 모두 정말 괴롭지요. 아이가 아플 때는 무력감이 드니까요." 라고 말한 뒤 환자가 다음에 원하는 방향이 무엇인지 지켜보는 편이 나았을 것이다. 안심시키기와 마찬가지로 비교와 일반화가 우리 자신의 불편함에서 비롯될 때가 있는데 이런 경우는 대체로 도움이 되지 않는다.

자기표현적 반응과 공격적 반응, 그리고 비자기표현적 반응

자기표현의 뒤에는 기본적으로 자신에 대한 존중과 다른 이들에 대한 존중이 있다. 다시 말해, 모든 생명은 가치를 갖고 있으므로 존중받아야 한다는 것이다. 공격적인 사람들은 자기 자신은 존중하지만 다른 사람은 존중하지 않는다. 반면 비자기표현적인 사람들은 자기 자신보다 다른 사람들을 더 존중하는 경향이 있다.(이 주제에 대해 좀 더 자세한 설명은 7장을 참고한다.)

약사가 자기표현적인 경우, 공격적인 경우, 비자기표현적인 경우의 예를 각각 살펴보자. 이 상황에서 환자는 약의 개수가 잘못 되었다며 이전에 두 번이나 약을 더 타간 적이 있다.

자기표현적 반응

환자: 저기요, 선생님(약병을 들고 약사를 부른다). 차를 타고 집으로 가려다 이걸 보고 되돌아왔어요. 선생님이 또 실수를 하셨더군요. 약이 다섯 알 모자라요.

약사: 환자분, 이전에도 약이 다섯 알 부족하다고 말씀하신 기록이 있습니다. 그 기록을 보았기 때문에 다시 그런 일이 일어나지 않도록 오늘은 약을 아주 주의 깊게 두 번 세었답니다.

환자: 음, 그런데도 또 같은 일이 벌어졌네요. 다섯 알이 부족해요. 선생님이 잘못 센 게 분명해요. 저는 50알을 받기로 되어 있는데 여기에는 45알 밖에 없어요.

약사: 저는 분명히 50알을 드렸습니다. 그러니까 오늘은 다섯 알을 너 드리시 않겠습니다.

환자: 음, 선생님이 틀렸어요.

약사: (차분하게) 제가 말씀 드렸듯이 이번에는 특히 주의를 기울였으니까, 오늘은 다섯 알을 더 드리지 않을 겁니다.

환자: 말도 안돼요!

약사: (차분하게) 속상하신 건 이해합니다.

환자: 그냥 앞으론 다른 약국에 가야겠네요.

약사: 그러지 않으시길 바라지만, 그건 분명히 환자분이 결정하실 일이지요.

약사는 차분함을 유지하면서 환자의 걱정을 수용하지만, 자신의 입장은 끝까지 바꾸지 않는다. 이런 방식으로 그는 자기 자신과 환자에 대한 존중을 보여주었다. 약사는 교묘한 수에 굴복하는 것이 아니라, 환자에게 어떻게 할지 선택할 수 있게 해주었다. 이 약사의 의사소통에는 존중과 사려 깊음, 배려, 분명함 등이 담겨 있다.

공격적인 반응

환자: 저기요, 선생님(약병을 들고 약사를 부른다). 차를 타고 집으로 가려다 이걸 보고 되돌아왔어요. 선생님이 또 실수를 하셨더군요. 약이 다섯 알 모자라요.

약사: 믿을 수가 없네요. 우리는 손님에 대해 이런 일을 이미 두 번이나 겪었어요. 지난번처럼은 하지 않을 겁니다.

환자: 무슨 말을 하는 건가요?

약사: 우리도 손님의 방법을 알고 있어요. 약을 더 드리지 않을 거니까 그만 하세요. 이번에는 두 번이나 셌으니까요.

환자: 살면서 이런 모욕은 처음이네요. 다시는 여기에 오지 않겠어요.

약사: 그거 잘됐네요.

환자에 대한 약사의 태도는 무례하다. 그는 문제 해결보다는 환자를 이기고 수치심을 주는 일에 더 관심을 갖고 있다. 문제가 아닌 환자를 공격하고 있는 것이다. 창피를 준다고 환자와의 문제가 해결되지는 않는다. 어떤 사람들은 자신의 나쁜 행동을 정당화하기 위해 타인의 불공정한 행동을 이용한다. 환자가 약을 더 타가려 했다고 해서 무조건 범죄자 취급하는 것은 누구에게도 이로울 것이 없는 행위이다.

비자기표현적 반응

환자: 저기요, 선생님(약병을 들고 약사를 부른다). 차를 타고 집으로 가려다 이걸 보고 되돌아왔어요. 선생님이 또 실수를 하셨더군요. 약이 다섯 알 모자라요.

약사: 죄송합니다. 이번에는 잘 센다고 셌는데 말이죠. 다섯 알을 더 드릴게요.

약사는 자신의 실수가 아님이 확실한데도 이를 당당히 말하지 못하고, 환자가 화내는 것이 두려워 실수를 인정함으로써 문제를 무마시키려 하고 있다. 이런 반응은 앞으로도 환자가 계속해서 부적절한 행동을 하도록 허가해준 셈이나 다름없다.

비판하기

마지막으로 논의할 반응은 비판하기이다. 남에게 비판만 가해서는 어떠한 긍정적 효과도 기대하기 어렵다. 이런 반응은 사람을 소외시키고 이해의 부족을 보여주며, 배려하는 사람보다는 옳은 사람이 되고자 하는 욕망을 나타낸다. 비판하기의 예를 살펴보자.

약국보조원: 그 환자 때문에 정말 화가 나요. 약국에 올 때 마다 시비를 걸고, 막말을 퍼부어요. 항상 불평만 하는 사람이에요.

약사: 당신은 환자를 어떻게 대해야 하는지 전혀 모르고 있는 게 분명해요. 너무 개인적으로 받아들이지 말아요. 당신은 과민반응을 보이고 있어요.

약국보조원: 충고가 참으로 고맙네요. 전 약사님처럼 완벽하지 못해서 죄송하군요.

약국보조원은 환자에게 상처 받고 속상한 상태이다. 하지만 약사는 그의 기분을 알아주지 않았다. 비판하기보다는 이해하려 애쓰는 것이 그를 도울 수 있는 방법이다. 약사는 과민반응이라는 말로 보조원의 자존심에 상처를 입혔다. 이렇게 말해보면 어떨까? "당신이 속상한 건 잘 알고 있어요. 그 환자는 정말 대하기 어려운 사람이에요." 이처럼 상대를 배려하는 반응을 보여줄 경우, 약국보조원은 환자를 대하는 방법에 대해 당신으로부터 더 배우고 싶어 할 것이다.

요약

이 장에서 논의한 반응의 유형과 주어진 예시들은 상황에 맞는 적절한 반응을 선택할 때 도움이 될 수 있다.

생각해 볼 문제들

1. 안심시키기와 공감하기의 차이점은 무엇인가? 환자가 "나는 너무 무서워요. 의사 말로는 내 당뇨병이 통제가 안 된대요." 라고 말한다. 안심시키기의 방식으로 대응해 보고, 다음으로 공감하기로 대응해 보자.
2. 조언을 하는 것이 적절할 때와 부적절할 때는 각각 언제인가?
3. 자기표현적, 비자기표현적, 공격적 반응 사이의 차이점을 구분해보자.
4. 공감하기는 항상 효과적인가? 언제, 왜 그런지 그리고 언제, 왜 그렇지 않은지 설명해보자.
5. 폐쇄형 질문과 개방형 질문을 각각 언제 사용하는 것이 적절한가?

References

1. Dickson DA, Hargie O, Morrow NC. Communication Skills Training for Health Professionals. London: Chapman and Hall; 1989.

CHAPTER 13

설득적 의사소통법

PERSUASIVE COMMUNICATION

설득적 의사소통법

목적을 위해 누군가를 설득해본 일이 있는가? 아마 성공의 여부는 다양할 것이다. 효과적인 설득적 의사소통을 위해서는 몇 가지 원칙이 필요한데, 그렇지 않으면 역반응이 일어나거나 목표 행동에 대한 저항만 더 키울 수도 있다. 이 장에서는 설득 능력을 향상시키는 전략과 실제 적용 사례들을 살펴보기로 한다.

설득적 의사소통이란 무엇인가?

다른 사람의 생각과 태도, 그리고 궁극적으로 그들의 행동을 바꾸기 위한 의사소통 방식을 설득적 의사소통이라 한다. 엥겔(Engel)과 그 동료들[1]에 따르면 태도에는 세 가지 구성요소가 있다. 태도의 대상이 인식되는 방식인 인지적(cognitive) 요소, 대상을 향한 호불호의 느낌인 감정적(affective) 요소, 대상을 향한 행동의 경향인 행동적(behavior) 요소가 그 세 가지이다. 인지적 요소는 태도의 대상에 대한 그 사람의 생각이다. 생각은 태도에 영향을 주고 그리하여 행동에 영향을 준다는 발상인데, 사람의 생각이나 태도를 바꾸면 그 사람의 행동도 바뀌게 된다는 것이다. 실제로 모든 케이스가 그렇다면 얼마나 좋을까? 생각과 태도, 행동이 서로 관계되어 있긴 하지만, 그 관계가 항상 단순하지만은 않다. 몇 가지 예가 이를 명확히 하는데 도움이 될 것이다.

존스 부인은 80세이다. 그녀는 많은 사람들이 약을 먹고 있고, 그것이 도움이 된다는 사실을 알고 있다. 하지만 그녀는 어떤 종류의 약이든 자신의 몸속에 들어가는 것을 좋아하지 않는다. 그녀도 약이 사람들을 도울 수 있다고 생각하지만 자신은 약을 좋아하지 않기 때문에 (감정적 요소) 약을 먹지 않을 것이다.

스미스씨는 메르세데스(Mercedes)가 좋은 차를 만든다고 생각하고(생각) 메르세데스 차의 생김새와 기능도 좋아한다(감정적 요소). 하지만 그는 그 차를 사지 않을 것이다. 그 만큼의 경제적 능력이 없기 때문이다.

20세의 테일러씨는 자신의 병을 위해 약을 복용하고 있으며 그 약이 치료에 정말 도움이 된다고 생각하지만, 바쁜 일정 때문에 약 먹는 것을 종종 잊어먹는다.

존스 부인과 테일러씨는 둘 다 약에 대해 긍정적인 생각을 갖고 있지만 그들의 태도와 행동은 각각 다르다. 긍정적 생각이 반드시 긍정적 행동을 일으키는 것은 아니라는 점을 알 수 있다. 스미스씨는 메르세데스 차를 좋아하고, 성능도 뛰어나다고 생각하지만 그 차를 사지는 않는다. 매개변수(돈)가 구매(행동)를 막고 있기 때문이다. 효과적인 행동 변화를 위해서는 서로 다른 전략들이 필요하다. 한 가지 사이즈가 모든 사람에게 맞는 것은 아니기 때문이다.

*설득(persuasion)*과 *영향(influence)*이라는 말은 종종 서로를 대신해서 이용되지만 둘 사이에는 차이점이 있다. 누군가 다른 사람에게 영향을 받을 경우 그 사람의 생각과 태도, 행동이 변하는데 이는 얼핏 설득과 비슷한 것처럼 보인다. 하지만 의식적으로 시도하지 않더라도 남에게 영향을 주는 일은 가능하다는 점에서 설득과 영향은 다르다.[2] 예를 들어 부모인 나는 다른 사람들과 상호작용하는 방식을 통해 아이의 행동에 긍정적(또는 부정적) 영향을 미치게 된다. 의도하지 않았더라도 결국은 아이에게 영향이 갈 수 밖에 없는 것이다. 반면 설득은 다른 누군가에게 영향을 주겠다는 의도가 담긴 행동이다.

설득적 메시지에 영향을 미치는 요소

많은 요소들에 따라 설득적 메시지의 효과가 결정된다. 그 중 크게 네 가지 요소로 (1) 메시지의 출처, (2) 메시지의 신뢰성, (3) 환경적 요소, (4) 메시지의 이해와 기억이 있다. 이 요소들은 서로 겹치는 부분이 많다. 메시지 출처에 대한 신뢰는 메시지 자체의 신뢰성에 영향을 주고, 메시지의 이해와 기억되는 정도 또한 메시지의 신뢰성에 의해 영향을 받는다.

메시지의 출처(message source) 설득적 메시지가 의도한 영향력을 갖기 위해서는 메시지의 출처(약사)를 믿을 수 있어야 한다. 신뢰성은 공인된 전문가, 옳은 일을 하고자하는 바람, 환자에 대한 봉사, 따뜻함, 공정함 등과 관련이 있다. 전문가라는 사실만으로는 신뢰성을 얻기에 충분하지 않다. 환자는 약사가 교묘한 술수를 부리거나 통제를 하려는 것이 아니라 환자를 돕기 위해 전문가로서의 능력을 이용하고 있음을 인지해야 한다. 약사는 단순히 사회적인 역할 때문에 전문가 자격을 얻게 된 것이 아니다. 그것은 환자를 지원해 주는 방식을 통해 증명되어야 한다. 환자를 무시하는 전문가는 누군가를 설득할 수도 없다. 몇 가지 예가 이런 점에 대해 보여줄 것이다.

고혈압 환자가 처방약을 받기 위해 약국에 들어온다.

약사: 안녕하세요, 기분이 어떠세요?

환자: 좋아요. 더 이상 좋을 수 없을 만큼.

약사: 잘됐네요! 약을 가져다 드릴게요.

약사: (잠시 후) 환자분, 고혈압 약을 몇 주 전에 다 드셨어야 했네요. 약을 제대로 복용하고 계신 건가요?

환자: 물론이죠, 두통이 있을 때마다 먹어요.

약사: 그건 이해가 안 되네요. 두통이 얼마나 자주 오나요?

환자: 음, 아마 일주일에 한 번일 거예요.

약사: 약을 그렇게 복용하시면 안돼요. 그런 생각은 어떻게 하게 되셨나요? 라벨에 있는 설명서는 읽어보셨어요? 매일 복용하라고 나와 있잖아요.

환자: 뭐가 문제죠? 그냥 약이나 주세요! (약을 빼앗는다) 계산이나 해줘요. (약국을 나간다)

약사: 하지만 손님은 잘못된 방식으로 약을 먹고 있어요.

여기에서 약사의 행동은 환자에게 아무런 영향도 주지 못 한다. 아마도 그는 환자에게 따로 전화를 걸어 이 상황을 바로잡아야 할 것이다. 문제는 약사가 차분함을 유지하지 못 하고 환자를 나무라는 태도를 취했기 때문이다. 약사의 태도가 불쾌했던 환자는 문제가 무엇인지 알기도 전에 약국을 나가 버렸다. 이런 상황에선 어떤 접근법이 효과적인지 알아보자.

약사: 안녕하세요, 기분이 어떠세요?

환자: 좋아요. 더 이상 좋을 수 없을 만큼.

약사: 잘됐네요! 약을 가져다 드릴게요.

약사: (잠시 후) 환자분, 고혈압 약을 몇 주 전에 다 드셨어야 했네요. 약을 어떤 식으로 복용하시는지 말씀해 주시겠어요?

환자: 물론이죠, 전 두통이 있을 때마다 먹어요.

약사: (차분하게) 그러니까 혈압이 높아지면 두통이 생긴다고 생각하셔서 두통이 있을 때 마다 약을 드신다는 거죠?

환자: 맞아요!

약사: 이해가 되네요. 그래도 저희가 약 복용 방법에 대해 더 잘 설명해 드렸어야 했는데 그렇지 못 했나봐요.

환자: 무슨 뜻이죠?

약사: 고혈압인 분들이 때때로 두통을 느끼는 건 분명 사실이에요. 하지만 그건 보통 스트레스 때문이지 고혈압 때문이 아닙니다. 게다가 혈압을 직접 측정해보지 않고서는 혈압이 높은지 낮은지 알기 어려워요. 가장 좋은 효과를 보려면 약은 하루에 한 번씩 드셔야 해요.

환자: 하루에 한 번이요? 저는 몰랐어요.

약사: 뭐, 지금부터는 두통이 없어도 하루에 한 번 복용하기로 해보죠. 손님의 혈압이 적정한 상태로 유지됐으면 좋겠어요.

환자: 저도 그걸 원해요. 저는 전혀 몰랐네요.

약사: 그래요. 다시 한 번 말씀드리지만, 혼란스러우신 것은 저도 정말 이해가 됩니다.

이 약사는 책임감 있는 태도를 보여주는 한편, 환자를 비난하거나 나무라지도 않는다. 덕분에 환자는 이해 받고 있다는 느낌과 함께 약사의 말을 귀담아 듣게 되었다. 약사는 환자의 책임을 묻기보다는 문제 해결을 위한 의사소통을 시도하였다. 환자가 약의 지시사항을 따르지 않았음을 알았지만, 이 사실을 지적해서 그녀를 부끄럽게 만들 필요가 없다고 생각한 것이다.

여성과 남성이 서로 다른 설득 전략을 사용하고 있음을 보여주는 자료들은 상당히 많다. 그러나 설득적 의사소통 전략에서 정확히 어떤 차이점들이 있는지, 그리고 그것이 성의 다름 때문인지 아니면 역할의 다름 때문인지는 자료마다 다른 내용을 보여주고 있다. 예를 들어, 어떤 자료들은 여성이 더욱 민주적이고 참여적인 리더십을 갖고 있어 영향력이 강한 반면, 남성은 좀 더 독선적이고 직접적이라고 말한다.[3] 또 어떤 연구에서는 성별보다는 조직 내에서의 역할이 갖는 차이점이 더 많은 영향을 미친다고 주장한다. 조직 내에서 여성이 더 높이 올라갈수록 그들의 의사소통이 더 독선적이고 직접적인 경향을 띤다는 것이다.

길리건(Gilligan)과 아타누키(Attanucci)[4]는 "남성들은 권리, 존중, 공평의 중요성을 강조함으로써 도덕적 선택에 대한 판단 시 '정의' 지향성적 태도를 취하는데 반해, 여성들은 상호 참여와 협동, 개인의 기분과 욕구에 대한 관심 등을 강조함으로써 도덕적 추론 시 '배려' 지향적 태도를 취한다." 라는 결론을 내렸다. 남성들은 권리와 책임에 초점을 맞추어 영향을 미치는 경향이 높고, 여성들은 감정과 배려에 대한 문제들을 강조함으로써 영향을 주는 경향이 더 높다.[5] 이런 영향력에 대한 초점은 옳고 그른 것이 아니라, 단지 많은 남성들과 여성들이 다른 사람에게 영향을 주기 위해 시도하는 방식일 뿐이다. 이런 전략들이 효과를 보이기는 하지만 그것은 같은 성향을 가진 사람일 경우에만 해당된다. 정의에 호소하는 것이 어떤 여성들에게는 효과적일 수 있고, 반대로 어떤 남성들에게는 감정과 배려에 호소하는 것이 더 효과적일 수 있다. 남에게 영향을 주기 위한 전략은 이처럼 융통성 있게 발휘돼야 한다.

메시지의 신뢰성(Believability of the message) 메시지의 신뢰성은 출처의 신뢰도는 물론 그 환자의 믿음 체계에 얼마나 부합하는지와도 관련이 있다. 어떤 환자들은 우리가 당연하게 여기는 개념들을 믿기(이해하기) 어려워할 수도 있다. 특히 약의 효능에 대한 이해는 환자들에겐 쉽지 않은 개념이다. 통증 완화를 위해 약을 복용해 온 한 환자가 있다. 이 약은 하루에 두 번씩 복용하는 약으로, 크기가 꽤 큰 알약이었는데 그가 약을 제대로 복용했음에도 불구하고 증상은 나아지지 않았다. 그러자 의사는 이번엔 좀 더 효능이 강한 다른 약을 처방했다. 이 약은 이전보다 복용 간격이 더 길고, 크기도 훨씬 작은 편이다. 큰 약을 하루에 두 번씩 복용했을 때 효과가 없었으므로, 이 환자는 복용 기간도 더 길고 크기도 작은 새 약이 도움이 될 거라는 사실을 받아들이기 어려울지 모른다. 그 결과, 환자는 약사에 의해 설득을 당하기 전까지는 새 약을 복용하려는 시도조차 하지 않을 수 있다. 이런 환자를 설득하려면 약사는 먼저 환자의 생각을 인정하고, 자신이 이해하고 있다는 사실을 객관적으로 표현해야 한다. 그 후 환자가 납득할 수 있도록 효능에 대한 사실적 정보를 제공한다. 환자에게 효능의 개념을 이해시키기 위해 비유법을 사용할 수도 있다. 환자가 이해하기 쉬운 비유 중 하나로 후추와 카이엔 페퍼(cayenne pepper)의 비교가 있는데, 적은 양의 카이엔 페퍼가 더 많은 양의 후추보다 더 매울 수 있다는 점을 통해 이해를 돕는 것이다.

환자들이 이해하기 어려운 또 다른 주제는 많은 약들이 다양한 복용 일정에 따라 여러 가지 적응증을 갖는다는 점이다. 예를 들어, 디아제팜(diazepam)은 불안, 간질, 근육 이완에 이용될 수 있다. 이처럼 하나의 약이 여러 가지 병에 사용되는 것을 환자들은 쉽게 이해하지 못한다. 따라서 환자가 "이 약은 어떨 때 먹는 약인가요?" 라고 묻는다면, "불안, 간질, 근육 이완과 같이 여러 증상에 쓰이는 약입니다." 라고 말하기보다는, "어떤 병이나 증상 때문에 진료를 받으셨는지 말씀해 주실 수 있나요?" 가 가장 좋은 대답이다.

환경적 요인(environmental factors) 메시지를 듣고 이해하는 데 영향을 줄 수 있는 약국의 환경적 요인으로는 분리된 공간, 소음, 방해, 산만한 정도 등이 있다. 설득적 메시지를 전달 할 때는 조용하고, 집중할 수 있으며 남의 방해를 받지 않는 공간이 필요하다. 그렇지 않을 경우 환자들은 약사가 전달한 메시지를 이해하고 받아들이는 데 어려움을 겪게 될 것이다. 약사는 환자와 이야기 할 독립된 공간을 가능한 한 많이 만들어야 한다. 이렇게 하기가 어렵다면 소음이나 방해, 산만함이 발생하는 곳으로부터 환자를 멀리 떨어뜨리는 것이 좋다.

이해와 기억(comprehension and retention) 설득적 메시지가 효과적이려면 그것이 이해되고 기억될 수 있어야한다. 우리는 이미 이해와 기억에 미치는 환경적 요인의 영향에 대해 논의한 바 있다. 메시지의 출처는 이해와 기억의 중요한 변수로 작용한다. 믿을 만한 출처가 없거나 메시지 자체의 신뢰성에 의문이 생긴다면 대체 누가 그 메시지에 귀를 기울이겠는가?

설득에 사용되는 말의 수준 또한 이해도에 영향을 미치는 중요 요소 중 하나이다. 메시지를 전달할 때 상대방이 이해할 수 있는 수준의 언어를 선택해야 한다. 특히 의료인들은 환자와 대화할 때 어려운 전문 용어를 사용하는 경우가 너무 많다. 예를 들어, 60대 여성이 약국에 들어와 자신이 먹는 메틸도파(methyldopa)가 혈압을 어떻게 낮추는지 약사에게 물어보았다. 그녀가 약사에게 들은 대답은 그 약이 도파탈이산화탄소효소억제제(dopa decarboxylase inhibitor)라는 것이었다.(믿기지 않겠지만 실제로 약국에서 일어났던 대화 내용이다.) 그녀는 대충 "알겠다" 고 말한 뒤 약국을 떠났다. 나는 그녀가 약사의 말을 이해하지 못 했을 거라고 생각한다. 환자가 이해할 수 있는 언어로 말하는 것은 매우 중요한 일이다. 고혈압을 설명할 때 'hypertension' 보다는 'high blood pressure' 로 말하는 편이 더 좋다.

또 하나의 이해 관련 문제는 메시지를 받는 사람의 해석과 관련된 것이다. 환자와의 의사소통이 우리에게는 분명해 보이지만 환자에게는 해석의 여지가 있는 것으로 보이기도 한다. 예를 들어, 우리가 환자에게 "이 약을 한 알씩, 하루 2회 복용하세요" 라고 말할 때, 이것이 약을 약 12시간 간격으로 복용하라는 의미임을 우리는 알고 있다. 하지만 이런 의미가 분명히 드러나지 않을 때는 문제가 생긴다. "식후 한 알, 그리고 취침 시에 한 알 드세요." 라는 지시사항은 어떻게 해석되는가? 이것은 하루에 식사를 몇 번 하느냐에 따라 달라진다. 보통 하루에 6~7회 식사를 하는 당뇨 환자는 일곱 알이나 여덟 알을 먹게 될 수도 있다. 반면 하루에 두 번 식사를 하는 나는 세 알을 먹게 될 것이다. 그들에게 훨씬 명백한 지시사항이 필요한 이유이다.

마지막으로, 메시지가 이해됐는지 그리고 환자가 이를 기억할 수 있는지 확인하는 방법은 환자에게 물어보고 그들이 이해한대로 다시 말하게 하는 것이다. 이를 위해 "제가 말한 것이 틀리지 않았는지 확인하기 위해, 약을 어떻게 복용할지에 대해 제게 말씀해 주실 수 있을까요?" 라고 물어볼 수 있다.

직접적인 설득 전략

지금까지 우리는 설득적 의사소통에 영향을 주는 요소들에 대해 이야기해보았다. 요점은 설득적 의사소통이란 다른 사람의 생각과 태도에 영향을 주어 궁극적으로 그들의 행동에 영향을 주기 위한 의식적인 노력이라는 것이다. 지금부터는 설득 전략에 대한 내용을 살펴보자. 다음 문단은 직접적인 설득 전략에 대해 설명하고 있다.

의식 일으키기(Consciousness-raising) 환자와 약사의 관계에서 의식 일으키기는 환자의 질병 및 치료에 대해 단순하고 객관적인 방식으로 정보를 제공하는 것, 혹은 환자의 현재 상태에서 건강한 행동과 건강에 나쁜 행동(또는 믿음이나 태도)에 대해 더 많이 인지하도록 돕는 것과 관련이 있다. 그 목적은 환자에게 긍정적 영향을 미치기 위함이다. 정보의 제공은 단순해 보이지만 우리가 정보를 전하는 방식에 따라 환자가 분명히 이해할 수도 있고, 반대로 혼란을 일으킬 수도 있다.

우리가 이용하는 언어는 명백하고 이해 가능한 수준이어야 한다. 환자가 자신의 생활습관 중 건강에 도움이 되는 것과 그렇지 않은 것을 가려내도록 돕는 일은 다음의 예에서 보듯, 쉬운 일이 아니다.

약사: 환자분께 천식이 있는데도 계속 흡연을 하시는 것 때문에 걱정이 되네요.

환자: 저는 괜찮아요.

약사: 물론 괜찮으시길 바랍니다. 하지만 시간이 지날수록 흡연이 계속 환자분의 폐를 손상시키고, 호흡은 점점 어려워질 겁니다. 저는 환자분이 갑자기 응급실에 실려 가거나 입원을 하는 일은 없었으면 좋겠습니다. 흡연은 또한 다른 질병의 위험도 높입니다.

환자: 천식이 그렇게 심각한 것인 줄은 몰랐어요.

약사: 관리를 잘못하면 심각할 수 있는데, 계속 담배를 피우시면 관리가 거의 불가능합니다. 그게 정말 걱정이에요.

환자: 이 문제에 대해 좀 심각하게 생각해 봐야겠네요.

약사: 금연에 도움이 되는 몇 가지 제품이나 프로그램을 알고 있어요. 준비가 되시면 전화해 주세요.

이 약사는 흡연 문제로 환자와 대면하여, 문제를 직접 해결하기 위해 의식 일으키기의 방법을 이용했다. 약사는 객관적이면서 환자에 대한 배려를 보여주었기 때문에 환자의 생각에 영향을 줄 수 있었다.

두려움 유발 메시지(messages that arouse fear) 두려움을 유발하는 메시지로 상대방을 설득할 수 있다는 연구가 있다. 문제를 피하게 되는 것이 보상인 셈이다. 스터블필드[6](Stubblefield)에 따르면, "두려움 유발 메시지가 몇 가지 조건을 충족시킬 경우 건강한 행동 변화를 촉진할 수 있다. 그 조건에 맞는 메시지란 (1)수신자가 그 제안을 받아들이지 않으면 부정적 결과로 고통 받을 것이라고 강하게 주장하는 메시지 (2)추천하는 내용을 적용하면 부정적 결과가 사라질 것이라는 강한 확신을 제공하는 메시지를 말한다." 두려움 유발 메시지의 효과에 대해 여성을 대상으로 진행된 두 가지 연구가 있다. 한 가지는 보편적으로 암과 관련된 것이며 다른 한 가지는 유방암 및 유방 자가 검진과 관련된 것이다. 두려움 유발 메시지는 예방 조치에 대한 참여율을 증가시켰다. 두려움 유발 메시지를 들은 후, 환자들은 자신의 행동이 위협을 줄여줄 것으로 믿게 되었다. 이것이 어떻게 작용할 수 있는지 살펴보자.

약사: 환자분께서는 복용해야 할 고혈압 약의 용량을 30%만 복용하셨네요. 매우 걱정스럽습니다. 환자분의 혈압은 170/110이기 때문에 뇌졸중이나 심장마비의 우려가 있습니다.

환자: 선생님이 지나치게 과민 반응하고 있다고 생각하지 않으세요? 저는 아주 좋은 상태에요.

약사: 그것도 문제의 일부입니다. 혈압이 올라가는 것을 느낌만으로 구분하기는 어려워요. 대부분의 환자들은 위험할 정도로 혈압이 높아져도 잘 모르거든요. 환자분은 아직 심장에 중압이 가해지고 있는 상태에요. 혈압을 낮춰서 뇌졸중과 심장마비의 위험을

줄이려면 처방대로 약을 매일 드시는 게 정말 중요합니다.

환자: 약을 먹으면 심장 마비에 걸리지 않는다고 보장할 수 있어요?

약사: 위험성이 상당히 줄어들 것이라고 확신합니다. 만약 처방전대로 매일 약을 복용하지 않으면 화를 자초하고 있다는 점을 보장할 수 있습니다. 하루 한 번 약 먹는 것을 기억하기 어려운 이유가 있나요?

환자: 별로 그렇진 않아요. 저는 단지 제가 그렇게 높은 위험에 처해 있는지 몰랐습니다.

약사: 이건 정말 중요한 거예요.

환자: 알겠습니다.

약사: 어려운 점이 있으면 제게 알려주세요.

이 약사는 두려움을 유발하는 방법을 이용하였다. 결과는 효과적이었는데 그 이유는 약사가 환자에 대한 배려와 걱정을 표현하였고, 환자는 마침내 자신이 정말 위험한 상황에 처해 있음을 이해하였으며, 그 위험을 줄이기 위해 필요한 것을 할 수 있다고 믿었기 때문이다.

생생한 정보의 이용(use of vivid information) 추상적인 정보에 비해 생생한 정보가 효과적인 경우가 있는데, 특히 두려움 유발 방법에서는 이것이 더욱 중요하다[7]. 환자와 비슷한 연령대에 있는 사람들의 예를 들어 설명함으로써 생생한 정보 전달의 효과를 볼 수 있다. 구체적인 예는 추상적 정보가 환자에게 더욱 사실적으로 받아들여질 수 있도록 도와준다. 고혈압 환자에 대한 위의 예에서, 최근에 다른 환자가 혈압을 잘 관리하지 못해(그 환자의 이름은 언급하지 않고) 뇌졸중을 일으킨 사실을 지적하면 이 환자가 문제를 더욱 분명히 이해하는데 도움이 될 것이다.

일반적으로, 부정적인 틀에서 호소하는 것과 긍정적 틀에서 호소하는 것을 비교한 연구에서는 암이나 골다공증을 예방하는 건강한 행동을 촉진할 때, 부정적 호소를 하는 것이 더 효과적이라고 주장한다. 이런 결과에 대한 평가를 이해하려면 더 많은 연구가 필요하다. 환자들에게 적절한 약물요법과 건강한 생활습관의 장점을 말해주는 일 또한 굉장히 중요하다.

언어적 제한(Linguistic binds) 직접적으로 설득하는 전략의 마지막 범주에 대해서는 조심스럽게 논의하게 될 것이다. 언어적 제한은 설득 담론에서 이야기되는 개념으로, 약국 업무와도 관련성이 있다. 하지만 언어적 제한의 사용에는 기만적 요소가 포함돼 있음을 유념하자. 화자가 상대방에게 선택을 제안하는 것처럼 보이지만 실제로는 그 사람이 자신이 원하는 방향으로 움직이게 하는 것이다. 언어적 제한은 이를 이용하는 사람에게 영향과 조종 사이의 얇은 줄 위를 걷게 만든다. 언어적 제한의 예를 살펴보자.

약사: 이 새로운 처방전을 보니 환자분이 고혈압을 새로 진단 받으셨군요.

환자: 네, 지금 막 의사를 만나고 왔어요.

약사: 의사가 처방해준 약은 바른 방법으로 복용하시면 효과가 매우 좋은 약이에요.

환자: 아, 걱정 말아요. 제대로 복용할게요. 뇌졸중을 겪고 싶진 않아요.

약사: 다행이네요! 혈압이 관리되고 있는지 알 수 있는 유일한 방법은 혈압측정기를 이용해 규칙적으로 혈압을 측정하는 것이랍니다. 의사 선생님께서도 말씀해주셨을 거예요.

환자: 네, 스스로 괜찮다는 기분이 들어도 약은 복용해야 한다는 말씀을 해주셨어요.

약사: 좋아요. 진료는 3개월 간격으로 받게 되니까, 그 사이 가정에서 혈압을 측정해볼 수 있는 가정용 혈압 측정기를 보여드릴께요. 아니면 혈압 관리에 도움이 되는 다른 제품도 있어요. 어떤 게 좋으세요?

환자: 어, 혈압 측정기가 나을 것 같네요.

여기에서 고혈압 환자에게 혈압 측정기나 도움 되는 다른 제품의 구매를 제안한 것은 분명히 적절한 행동이다. 이런 제품들을 통해 환자 관리에 도움을 줄 수 있기 때문이다. 하지만 약사가 언어적 제한을 이용하는 과정에서 선택의 착각(illusion of choice)이 나타났다. 약사는 혈압 측정기나 제품을 팔고 싶어 하는데, 둘 다 환자에게 이로운 것이지만 둘 다 사지 않는 것에 대한 선택 사항은 배제되어 있다. 언어적 제한은 환자와 약사에게 이득을 주기 위해 이용되어야 한다. 환자를 희생시켜 약사만 이득을 취하는 방식의 언어적 제한은 적절하지 않고 윤리적으로도 생각해보아야 할 문제임을 잊지 말자.

직접 설득의 시도가 실패하는 경우

앞에 나온 모든 가이드라인을 따른다 할지라도 설득 전략이 통하지 않거나 효과적이지 않은 경우가 있다. 사람들이 변화에 강력하게 저항할 때, 직접 설득 전략은 대개 효과를 보이지 못 한다. 이런 직접적인 전략들은 조언하기나 "네, 하지만..." 화법과 같은 형식을 띠고 있다. 예를 살펴보자.

약사: 환자분, 천식이 있으시니까 정말 담배를 끊으셔야 합니다.

환자: (네, 하지만) 저는 정말 금연을 할 준비가 되어 있지 않아요. 담배 피우는 걸 너무 좋아합니다. 긴장을 풀어주거든요.

약사: (네, 하지만) 건강이 중요하다고 생각하지 않으세요?

환자: (네, 하지만) 그 문제에 대해서는 제가 걱정하게 내버려 두는 게 어때요?

약사: (네, 하지만) 저는 환자분이 이게 얼마나 심각한 문제인지 이해하지 못 하고 있다는 생각이 들어요.

환자: (네, 하지만) 내가 얼마나 심각한지 약사님이 모르는 것 같은데요!

"네, 하지만..." 으로 시작하는 말들은 약사가 바꾸고자 하는 환자의 행동에 대해 환자가 방어적 자세를 취하게 만든다. 설득은 강압이나 납득이 아닌, 영향을 주기 위한 의식적인 시도와 관련이 있음을 기억해야 한다. 사람들에게 영향을 주기 위해서는 그들이 강요나 조종을

당하고 있는 것이 아니라 스스로 선택권을 갖고 있음을 느끼게 해주어야 한다. 그렇지 않으면 대부분의 사람들, 특히 저항적인 사람들은 더 단호한 태도를 취하게 된다. 밀러와 롤닉[8], 그리고 프로차스카와 동료들[9]의 연구가 환자의 저항에 대한 우리의 이해를 더욱 풍부하게 해주었다. 상반된 감정은 종종 그런 저항의 원인이다. 사람들이 상반된 감정을 느낄 때 그들은 아무 것도 하지 않는다. 따라서 한 가지 접근법은 객관적이면서 판단을 배제한 정보를 제공하는 것이다. 환자가 상황을 잘 알고 있지만, 필요한 변화를 이뤄낼 능력에 대한 상반된 감정으로 변할 준비가 되지 않았다면 다른 전략이 필요하다.

영향을 주는 전략 중에 환자의 눈으로 세상을 보고, 결정할 선택 사항을 분명히 설명하는 방법이 있다. 예를 살펴보자.

약사: 환자분은 천식이 있기 때문에, 계속 흡연을 하시는 게 걱정되네요.

환자: 난 단지 금연을 할 준비가 안됐어요. 흡연은 정말 내 긴장을 풀어주거든요.

약사: 뭔가 긴장을 풀어주는 걸 포기하는 건 어려운 일일 겁니다.

환자: 네, 정말 그렇죠. 약사님은 담배를 끊어 본 적 있나요?

약사: 아니요. 하지만 그게 대부분의 사람들에게 어렵다는 건 알고 있어요. 흡연이 천식을 더 악화시킬까봐 제가 걱정이 됩니다. 담배 끊으실 준비가 되면 도움이 될 수 있는 금연 제품들이 있어요. 선택은 완전히 환자분에게 달린 겁니다.

환자: 감사합니다. 저는 아직 준비가 안됐어요.

약사: 이해합니다. 최근에 가슴 X-레이를 찍은 적이 없다면 전체 상태가 괜찮은지 확인하기 위해 X-레이를 찍어보는 건 어떻게 생각하세요? 금연 결정을 내리는 데 도움이 될 겁니다. 제가 앞으로 나가서 천식 흡입기가 어떻게 작동하는지 알려드릴게요.

이 약사는 정보를 주고 있지만 환자에게 금연을 강요하지는 않는다. 우리가 사람들의 행동을 변하게 만들 수는 없다. 약사는 미래의 대화를 향해 문을 열었고, 환자에게 적합한 것이 무엇인지에 대해서 비판을 배제한 채 대화를 진행시킴으로써, 그 문을 계속 열어두고 있다.

저항하는 환자에게 효과적인 또 다른 전략은 자기 설득과 인지적 부조화를 이용하는 것이다. 인지 부조화 이론에서는 사람들이 무엇인가 자신의 믿음 혹은 자기-개념과 반대되는 방향으로 말하거나 행동할 때, 그 사람 안에서 부조화나 괴로움이 발생한다고 말한다. 부조화가 발생하는 것을 줄이기 위해 사람들은 '이질적인 인식들을 더욱 조화롭게 만들려고 노력' 할 것이다.[10]

부조화는 상당한 자기 동기부여를 일으킨다. 따라서 우리가 다른 사람과의 의사소통에서 부조화를 발생시킬 수 있다면, 이는 부조화를 줄이기 위해 무언가를 하도록 상대방을 설득하고 자극할 것이다. 이 이론이 실제 적용되는 두 가지 사례를 살펴보자.

사례 1

환자: 저는 단지 담배를 끊을 준비가 되지 않았어요. 흡연은 정말 긴장을 풀어주거든요.

약사: 환자분의 딸에겐 담배에 대해 뭐라고 말씀하실 건가요?

환자: 당연히 피우지 말라고 해야죠.

약사: 이유는요?

환자: 당연히 건강에도 좋지 않고, 쓸데없이 돈도 낭비되고...

약사: 환자분이 담배를 피우면서 딸에겐 그렇게 말하는 건 약간 모순되는 일 같은데요.

환자: 그렇긴 하네요.

사례 2

환자: 저는 단지 담배를 끊을 준비가 되지 않았어요. 흡연은 정말 긴장을 풀어주거든요.

약사: 뭔가 긴장을 완화시켜주는 것을 그만두기는 어려울 겁니다. 담배를 피우는 이유가 그것 말고 또 있나요?

환자: 손이 심심하지 않잖아요. 식후에 피우면 소화도 잘되는 것 같고, 마음도 편안해지구요. 담배를 피우면 살도 안 찌더라구요.

약사: 중요한 이유들이네요. 담배를 피우면서 불편한 점들은 뭐가 있나요?

환자: 물론 많죠. 건강에도 안 좋고... 마누라가 그러는데 내가 숨 쉴 때마다 냄새가 난대요. 담배 값도 매년 오르고 있잖아요.

약사: 그러니까, 환자분 말씀은 흡연이 긴장을 완화시켜주고 심심풀이에도 좋고 살이 찌지 않도록 막아주기도 하지만, 다른 한 편으로는 건강에 나쁘고, 숨 쉴 때 냄새가 나고, 가격도 비싸다는 거

군요.

환자: 맞아요.

약사: 제가 환자분의 흡연에 대해 걱정하고 있다는 걸 아셨으면 좋겠어요. 그래도 그 문제로 괴롭히진 않겠습니다. 금연할 결심이 되시면 알려 주세요. 제가 금연에 도움이 되는 방법들을 알고 있습니다.

사례 1에서 약사는 환자의 믿음 혹은 가치관과 실제 그가 하는 행동 사이의 차이점을 끄집어내 부조화를 일으킨다. 사례2에서는 환자가 흡연에 대해 말한 긍정적 내용과 부정적 내용을 다시 반복해 언급함으로써 부조화를 발생시키고 있다. 이처럼 부조화는 변화를 향한 자극이 된다. 두 가지 예 모두에서 약사가 비판을 배제한 태도를 취하고 있음을 기억하라. 환자에게 너무 빠르게 변하도록 재촉하는 것은 저항을 일으킬 수 있는데(9장 참고), 이런 행동은 하지 않는 편이 낫다.

요약

이 장에서는 설득적 의사소통의 일반적인 원칙들을 설명하였다. 또한 설득적 의사소통의 직·간접적인 사례와 환자의 건강관리에 도움을 주는 영향 전략의 사용법도 살펴보았다. 이책을 읽는 약사 독자들에게 이 전략들 중 몇 가지를 선택해서 약국에서 시도해볼 것을 권하고 싶다. 그 이유는 환자들마다 다른 형태의 영향에 반응을 보이기 때문이다.

생각해 볼 문제들

1. 언어적 제한이란 무엇인가? 그것은 약국에서 어떻게 효과적으로 이용될 수 있는가? 언어적 제한에서 있을 수 있는 불리한 면은 무엇인가?

2. 메시지의 설득력과 신뢰성에서 메시지의 출처가 중요한 요소라면, 메시지 출처의 신뢰성을 높이기 위해 약사가 할 수 있는 것은 무엇인가?

3. 치료 계획을 더욱 잘 지키도록 하기 위해 약사가 사용할 수 있는 의식 일으키기의 여러 가지 방법을 설명하여라.

4. 더욱 설득적인 의사소통이 될 수 있는 방법에 대해 논의하여라. 무엇을 변화시키거나 노력할 것인가?

5. 설득적 의사소통이 더 많은 저항을 일으키게 되는 상황과 그 이유는 무엇인가?

References

1. Engel JF, Kollat DT, Blackwell RD. Consumer Behavior. 2nd ed. Hinsdale, Ill: Dryden Press;1973.
2. McCroskey JC, Richmond VP, Stewart RA. One on One: The Foundations of Interpersonal Communication. Englewood Cliffs, NJ: Prentice-Hall; 1986.
3. Baker MA. Gender and verbal communication in professional settings: a review of research. Manag Commun Q. 1991;5:36–63.
4. Gilligan C, Attanucci J. Two moral orientations: gender differences and similarities. Merrill-Palmer Q. 1988;34:223–37.
5. Kline SL. Gender issues in persuasive messages practices. Womens Stud Commun. 1998;4:68–88.
6. Stubblefield C. Persuasive communication: marketing health promotion. Nurs Outlook. 1997;45:173–7.

7. Rook KS. Encouraging preventive behavior for distant and proximal health threats: effects of vivid versus abstract information. J Gerontol. 1986;41:526–34.
8. Miller WR, Rollnick S. Motivational Interviewing. New York: Guilford Press;1991.
9. Prochaska JO, DiClemente CC. The Transtheoretical Approach: Crossing Traditional Boundaries of Therapy. Homewood, Ill: Dow Jones-Irwin; 1984.
10. Aronson E. The power of self-persuasion. Am Psychol. 1999;11:875–84.

CHAPTER 14

단어 선택과 비언어적 신호

IMMEDIACY: HOW WORD CHOICE AND NONVERBAL CUES AFFECT THE RELATIONSHIP

CHAPTER 14 IMMEDIACY: HOW WORD CHOICE AND NONVERBAL CUES AFFECT THE RELATIONSHIP

단어 선택과 비언어적 신호

이 장에서는 우리가 선택하는 단어가 약사와 환자 관계 형성에 어떠한 영향을 주는지 살펴볼 것이다. 그리고 비언어적 신호에 의해 약사-환자의 치료적 관계가 강화되거나 혹은 손상될 수 있음을 사례와 함께 설명할 예정이다.

사람들이 말하는 방식을 주의 깊게 들어보면, 화자의 단어 선택을 통해 주제나 사건 등에 대한 그 사람의 느낌과 태도를 알아차릴 수 있다. 화자가 자신의 생각과 감정을 교묘하게 감추려 할 때도 단어 선택에서 진짜 의도와 동기가 드러나기도 한다. 이 장에서는 어떤 주제나 사건, 사람을 향한 환자의 기분 혹은 태도에 대해 의료인이 추론할 때 이용할 수 있는 원칙들을 소개할 것이다. 또 환자에게 더욱 효과적인 메시지를 전달하기 위해 참고할만한 내용들도 중요하게 다룰까 한다.

언어적 직접성

1968년, 위너(Wiener)와 메라비언(Mehrabian)[1]은 화자의 단어 선택을 기본으로 그의 기분이나 태도 변화를 유추하는 의사소통 모델을 언어적 직접성이라고 소개했다.

"당신과 나는 당신의 선택 사항에 대해 논의해야 합니다."와 "우리가 당신의 선택 사항에 대해 논의해야 합니다."라는 두 가지 말을 비교해보자. 같은 내용을 말한 것처럼 보이지만 각기 사용된 단어의 차이를 유심히 살펴보면 그 부분에 대한 화자의 감정과 태도가 다름을 추론할 수 있다. 단어 선택의 변화는 화자의 의사소통 대상에 대한 분리의 정도를 보여준다. '당신(You)과 나(I)'는 '우리(We)'와 등가적인 의미를 갖지만 '우리'의 서술은 '당신과 나' 서술에 비해 더욱 즉각적인 의사소통을 나타낸다. '당신과 나' 서술은 간접성(nonimmediacy)의 예이다. 한 가지 상징('우리')만을 사용할 수 있는 상황에서 두 가지 분리된 개체를 지명하기 위해 두 가지 상징('당신'과 '나')을 이용함으로써 간접적인 언어로 여겨지는 것이다.

간접적	직접적
당신과 나	우리

언어적 직접성은 화자가 특정 단어를 사용함으로써 화자와 대상 사이에 발생한 분리의 정도를 나타낸다. 이 때 의사소통의 대상이나 그 대화 자체, 혹은 청자에 대한 화자의 생각을 추론해 낼 수 있다.

우리는 왜 간접적인 언어를 사용하는가?

비너와 메라비언[1]은 화자, 청자, 의사소통의 대상 그리고 의사소통 자체 사이의 '분리와 비동일성, 직접성의 감쇠, 상호작용의 강화 변화'를 표현하기 위해 간접성이라는 용어를 이용한다. 간접성은 화자가 자신을 청자, 의사소통의 대상 그리고 의사소통 자체로부터 분리하려는 시도를 보여준다. 이런 분리는 대상, 청자, 의사소통에 대한 부정적 감정이 동기가 된 행동을 회피하는 표현으로 이해된다. 다시 말해, 간접성은 불쾌한 대상, 사람, 주제와의 동일시를 회피하려는 시도를 나타내는 것이다. 간접성은 피하고 싶은 대상, 사건, 사람, 주제로부터 자기 자신이 거리를 두기 위한 기술이다.

느낌과 감정은 단어로 쉽게 표현되지 못하는 경우가 많다. 사실 대부분의 문화에서는 일반적인 의사소통 시 감정, 평가, 선호에 관한 표현을 자제하려는 경향이 있다.[2] 특히 부정적인 기분과 감정, 평가, 선호도에 대해서는 더욱 그렇다.

간접성과 의료인

본 프리드리히-피츠워터[3](Von Friederichs-Fitzwater)는 의료인과 말기 환자 사이의 대화를 통해 직접적인 언어의 사용에 대해 연구한 바 있다. 이 연구에서 의료인들은 죽어가는 환자와 의사소통하는 것을 꺼려하는 모습을 보였다. 의료인들은 또한 사망이나 임종과 같은 주제에 대해 이야기하는 일도 불편해했다. 그의 분석을 통해 오히려 의료인이 죽음을 앞둔 환자보다 간접적인 언어를 훨씬 더 많이 사용한다는 사실이 드러났다. 상태가 좋지 않은 환자와의 의사소통이 의료인에게 중요하지만 그만큼 어려운 일이라는 증거이기도 하다. 이 연구에서는 죽어가는 환자가 의료인과의 대화에서 간접적인 언어를 사용한다는 점도 보여주었다. 의료인과 마찬가지로, 환자 역시 불편한 기분에 대처하는 수단으로 간접적인 언어를 이용한다. 연구자는 환자가 간접적 언어를 사용하는 일에 대해 포기, 고통, 독립성 상실이나 알지 못하는 것에 대한 두려움과 관련이 있을 가능성을 제시한다. 이는 더 나아가 환자와 의료인이 자신의 약함, 죄책감, 분노 등의 느낌을 보호하기 위해 간접적 언어를 선택하고 있음을 시사하는 것이다.

이 연구에서 의사와 간호사, 호스피스의 언어적 직접성의 정도는 그 차이가 크지 않았다. 호스피스와 간호사들 역시 의사와 마찬가지로 죽어가는 환자와의 의사소통을 불편해하고 있는 것이다. 아마도 연구에 포함된 의료인들은 대부분 사망이나 임종과 같은 정신적으로 힘든 상황에 대처하는 수단으로 간접성과 '거리두기' 라는 방법을 이용했을 것이다.

약사와 관련된 합의

의료인과 환자의 대화가 냉랭한 분위기 속에서 전개되는 경우는 흔히 찾아볼 수 있다. 다른 의료인들과 마찬가지로 약사 역시 환자와의 대화 도중 어렵거나 불쾌한 주제, 문제, 사건 등을 다루게 된다면 자신도 모르게 간접적인 언어를 사용하게 될지 모른다. 간접적 원인은 환자와 건강하고 믿을 수 있는 치료적 관계를 쌓는 데 방해가 될 수도 있다.

따라서 약사들은 직접적인 형식의 의사소통 방식에 관심을 가져야 한다. 환자와 치료적 관계를 제대로 쌓고 싶다면 좀 더 직접적인 언어를 사용할 필요가 있다. 약사는 고유한 영역을 가진 의료인으로서, 환자가 건강에 대해 걱정할 때 열린 마음으로 대화할 수 있는 편안한 느낌의 대화 환경을 제공해야 한다. 이런 역할은 현재 다른 의료인들이 충족시키지 못 하고 있는 틈새 영역임을 기억하자.

직접적 언어를 위한 단계

단계1-a : 당신을 불편하게 하는 주제와 문제를 확인한다.

당신을 불편하게 하거나 다루기 어렵다고 생각하는 주제, 문제, 대상, 사건 등의 목록을 만든다. 예를 들면 죽음, 임종, 암, 에이즈, 성 기능 장애 등이 있을 수 있다. 목록에는 더 구체적으로 적어야 한다.

단계1-b: 당신이 불편함을 느끼는 집단이나 사람을 확인한다.

당신을 불편하게 만들거나 의사소통이 어려운 집단 또는 사람의 목록을 만든다. 소수자집단, 정신 장애자, 지체 장애자, 신체 장애자, 특정 질병으로 고통 받는 사람들 등이 예가 될 수 있는데, 목록은 역시 이

보다 더 구체적이어야 한다.

단계2: 말을 할 때 간접적 언어를 확인한다.

비너와 메라비언은 간접적 언어를 여섯 가지 범주로 나누었다. 이 장에서는 간접적 언어에 대한 아주 기본적인 세 가지(사용한 상징, 우리 대 그들, 일시적)에 대해 대략 설명한다. 간접적 언어는 청자, 대상 혹은 화자가 말하고 있는 것으로부터 화자를 분리시키는 역할을 한다. 간접성은 포괄보다는 배제의 수단으로 이용된다. 그러므로 간접적 언어는 대화 상대 중 한 쪽을 배제시켜, 신뢰 관계의 형성을 방해한다.

사용된 상징(Symbol used) 간접성의 '사용된 상징' 형태는 지시어 혹은 말을 할 때 설명하기 위해 사용된 단어 및 형용사에서 나타난다. 애매하거나 비구체적일 수록 더욱 간접적인 언어가 된다.

당신이 사람, 장소, 물건, 사건 등을 표현하기 위해 이용하는 단어들에 주목해 본다. 예를 들어 손님 중 한 사람인 헨더슨 부인에 대해 언급할 때 당신은 "나의 환자(my patient)", "환자(a patient)", "그 사람(the person)" 이라고 표현할 수 있는데 뒤로 갈수록 직접성의 정도가 낮아진다. 마지막 표현인 "그 사람" 은 환자에 대한 약사의 분리 정도가 가장 높은 경우이다. 그것은 헨더슨 부인에 대해 가장 부정적인 감정 및 느낌을 표현하고 있다.

이야기되고 있는 사람, 물건, 사건에 대한 상징어는 대명사가 되는 경우가 많다. 그 상징이 덜 구체적일수록 의사소통은 더욱 간접적인 성격을 띤다. 예를 들어 약사가 환자에게 흡연의 이유를 묻는다면 환자는 다음과 같이 답할 수 있다.

나는 담배 피우는 것을 즐기기 때문에 흡연을 합니다.(가장 직접적)

우리는 담배 피우는 것을 즐기기 때문에 흡연을 합니다.

사람은 담배 피우는 것을 즐기기 때문에 흡연을 합니다.

그들(나를 의미함)은 담배 피우는 것을 즐기기 때문에 흡연을 합니다.(직접성 최소)

산접성의 증가는 환자가 이야기의 주제로부터 자신을 분리시키는 수단으로 이용된다. 상징의 구체성이 점차 낮아지고 있다.

또 다른 예로, 약사는 자신이 참석하는 약국 협의회에 대해 다음과 같이 답할 수 있을 것이다:

나는 새로운 제정법에 대해 논의하였다.(가장 직접적)

우리는 새로운 제정법에 대해 논의하였다.

약사들은 새로운 제정법에 대해 논의하였다.

새로운 제정법에 대한 논의가 있었다.(직접성 최소)

또한 약사는 환자에게 다음과 같이 말할 수 있을 것이다:

검진을 위해 당신이 와야 한다고 우리가 이야기한 것을 기억하세요.(가장 직접적)

검진을 위해 오겠다고 당신이 이야기한 것을 기억하세요.

검진을 위해 당신이 와야 한다는 이야기가 있었다는 것을 기억하세

요.(직접성 최소)

당신이 '나' 를 대신해서 '모든 사람' 이란 단어를 사용한다면, 당신은 그 대상에 대해 간접성과 비동일시를 표현하는 것이다. 화자가 이야기의 대상이나 주제로부터 자기 자신을 배제시키려 하고 있음을 알 수 있다. 예를 들어 약사가 "환자분, 혈압약을 5일 늦게 받으러 오셨네요." 라고 말할 때 환자의 대답은 다음과 같을 수 있다.

나는 때때로 약 먹는 것을 잊어버려요.(가장 직접적)

모든 사람들이 때때로 약 먹는 것을 잊어버려요.(직접성 최소)

당신이 환자와의 의사소통 시 사용하는 상징의 직접성을 평가하려면, 이런 질문을 해보도록 한다. 나는 환자와 의사소통을 할 때 나 자신을 포함시키는가 아니면 배제시키는가? 예를 들면 :

나는 환자를 "나의 환자(my patient)" 나 "그 환자(the patient)" 중 어떤 단어로 표현하는 경우가 많은가?

환자의 문제에 대해 이야기할 때, 환자의 문제를 "나의 문제(my problem)", "우리의 문제(our problem)", "당신의 문제(your problem)", "그들의 문제(their problem)" 중 어떤 단어로 표현하는 경우가 많은가?

"나의(my)" 와 "우리의(our)" 라는 용어는 "당신의(your)" 나 "그들의(their)" 보다 더 직접적인 것으로 생각된다. "나의" 와 "우리의"

라는 용어를 사용한 경우는 약사를 배제하기보다는 포함시킨다. 환자의 문제에 대해 논의할 때 약사가 "나의" 와 "우리의" 같은 표현을 이용함으로써 책임감을 갖고 환자와 함께 치료 과정에 참여하게 된다. 이것은 신뢰 관계 형성에 매우 효율적인 방법이 될 수 있다. 이런 표현들을 통해 환자들은 혼자가 아니라는 느낌을 받게 될 것이다. 든든한 파트너가 있어 다행이라고 생각할 수도 있다.

반면, "당신의" 와 "그들의" 라는 단어를 사용하는 것은 환자로부터 약사를 배제시키는 일이다. "당신의 문제" 혹은 "그들의 문제" 라고 말하면 약사는 그 문제로부터 분리가 되는 것이다. 환자는 자신이 문제를 혼자 해결해야 한다고 생각할 수 있다.

환자의 선택 사항에 대해 이야기할 때 "당신과 내(you and I)가 선택 사항에 대해 논의해야 합니다" 라고 말할 것인가 아니면 "우리는(we) 선택 사항에 대해 논의해야 합니다" 라고 말할 것인가? "당신과 나" 는 "우리" 보다 보다 간접적인 언어이다. "우리" 는 "당신과 나" 보다 포괄적인 의사소통을 나타낸다. "당신과 나" 를 이용하는 것은 약사가 환자로부터 자기 자신을 분리하려는 시도를 의미한다.

간접적	직접적
당신의, 당신의 것(your, yours)	나의, 나의 것(my, mine)
그들의, 그들의 것(their, theirs)	우리의, 우리의 것(our, ours)
당신과 나(you and I)	우리(we)
그 또는 그녀와 나(he or she and I)	우리(we)

공간과 시간(여기와 지금(here and now) vs 오래 전(far away and long ago)) 형태의 이야기 대상 사이의 관계를 설명한다. 시간과 공간을 지시하는 단어들은 이야기하는 사람과 이야기 대상 사이의 분리 정도를 분명히 확인시켜준다.

자신의 이런 간접적 표현을 평가하기 위해서는 스스로에게 이렇게 물어볼 필요가 있다. 나는 의사소통을 시도할 때 환자들을 포함시키려고 노력하는가? 아니면 배제시키려고 노력하는가? 이 범주에 있는 간접적 언어를 확인하는 첫 번째 단계는 당신이 "이것(this)" 이 아니라 "저것(that)" 을, "이것들(these)" 이 아니라 "저것들(those)" 이라는 표현을 사용할 때 이에 대해 주목하는 것이다.

예를 들어, 약사가 "나는 저 사람들(those people)을 이해할 수 없어" 나 "저 사람들(those people)이 같은 공간에 있을 때" 와 같은 말을 한다고 생각해 보자. "저- (those)" 라는 표현은 화자와 대상의 분리를 나타내기 때문에 간접적인 것으로 여겨진다. "이-(these)" 가 아닌 "저- (those)" 를 이용한 것은 "저 사람들" 에 대한 청자의 부정적인 감정이나 평가 혹은 개인적 감정의 결핍 등을 나타내는 의미로 해석될 수 있다.

간접적	직접적
– (the)	나의(my) 당신의(your)
저것(that)	이것(this)
저것들(those) 그들(they) 그들(them)	이것들(these)

시간과 관련하여 표현해준다. 청자는 현재가 아닌 과거나 미래를 의미하는 언어를 이용해서 대상과 자신을 분리한다. 자신이 "–때(where)" "–동안(during)", "–하는 동안(while)과 같은 말로 시작되는 부사절을 이용하는 것에 대해 주목해보자. 예를 들어 약사는 다음과 같이 말할 수 있다:

사람들이 당신의 암에 대해 이야기할 때 당신은 불쾌감을 느끼나요?(직접성 최소)
민약 우리가 당신의 암에 대해 이야기한다면 당신은 불쾌감을 느낄 건가요?(더욱 직접적)

당신은 피임약에 대한 정보를 듣는 동안 부끄러움을 느끼나요?(직접성 최소)
저와 함께 피임약에 대해 이야기하는 것에 부끄러움을 느끼나요?(더욱 직접적)

저에게 방문하실 때, 당신과 제가 질병에 관한 당신의 염려에 대해 이야기를 시작할 수 있을까요?(직접성 최소)
이 질병에 대해 당신이 갖고 있을 수 있는 염려에 대해서 우리가 이야기를 시작할 수 있을까요?(더욱 직접적)

단계3: 누구에게 언제 간접적인 언어를 이용하는지 확인한다. 단계 1과 마찬가지로, 목록을 만든다. 예를 들면 나는 서두르거나 스트레스를 받을 때, 불안하고 초조할 때, 짜증이 날 때, 겁이 날 때, 확신이 없을 때 간접적인 언어를 사용한다. X씨(그녀는 인색하고 불친절하다), Y씨(그는 중증 안면 화상이 있어, 그의 외모에 겁을 먹는다), Z씨(그는 여성 옷을 입는다, '그녀' 라고 말해야할지, '그' 라고 말해야할지 모르겠다.)

직접적 담화의 예

이해를 돕기 위해 약사와 환자 사이의 간접적 담화와 직접적 담화를 비교해보자. 초점은 약사의 언어적 직접성에 맞춘다.

간접적 언어

약사: 오늘은 무엇을 도와드릴까요, 손님?

환자: 의사가 인슐린 주사를 처방했어요. 속상하네요.

약사: 음, 아시다시피, 많은 당뇨 환자들이 인슐린 주사를 이용합니다.

환자: 하지만 저는 주사바늘을 싫어해요.

약사: 대부분의 당뇨 환자들이 인슐린 주사를 한 번 이용해 본 후에는 망설이지 않게 된다고 말합니다.

환자: 음, (한숨) 그래도 나는 인슐린 주사가 싫어요.

약사: 걱정 마세요. 주사를 맞은 사람들 모두가 결국 괜찮기만 하던데요. 환자분도 괜찮을 거예요.

이 대화는 간접성의 주요 예시이다. 상호작용의 전체적인 분위기가 비동일시와 분리의 한 형태를 보여준다. 먼저, 약사는 환자의 문제로부터 자기 자신을 떨어뜨려 놓고 있다. 그는 환자의 문제를 해결해주지 않는다. 상호작용을 하는 동안 약사가 환자의 감정 상태에 자신의 감정을 동일시하는 것처럼 보이는 부분이 하나도 없다. 두 번째로, 약사는 환자를 개인으로서 대해주지 않는다. 약사가 개인으로서의 환자가 아닌, 다른 환자들에 대해 이야기하는 방식에 주목해보자.

직접적 언어

약사: 안녕하세요, 손님. 오늘은 무엇을 도와드릴까요?

환자: 의사가 인슐린 주사를 처방했어요. 속상하네요.

약사: 그렇군요. (처방전을 보며) 이것 때문에 정말 걱정이 많으신 것 같네요. 주사바늘이 무서우세요?

환자: 네.

약사: 의사가 주사 놓는 방법을 가르쳐줬나요?

환자: 아니요.

약사: 음, 제가 주사기를 안전하고 적절한 방식으로 이용하는 방법을 알려드릴게요. 곧 전문가처럼 능숙해지실 거예요. 그렇게 되면 좀 덜 두려워지게 될 것 같은데요.

환자: 음, (한숨) 잘 모르겠네요.

약사: 제가 할 수 있는 방법으로 어떻게든 도와드릴게요. 우리가

함께 노력하면, 꼭 해낼 수 있을 겁니다.

이 대화는 직접성의 예이다. 첫 번째로, 약사는 환자의 문제에서 자기 자신을 떼어놓지 않는다. 그는 상대의 걱정에 대해 이야기한다. 이 약사가 환자를 돕는 것과 관련하여 '나' 서술을 많이 이용한 것에 주목해보자. 두 번째로, 약사는 환자를 개인의 수준에서 대하고 있다. 다른 환자를 언급하지 않고 자신의 환자가 문제를 어떻게 보고 있는지 이야기 하고 있다. 이 약사의 언어가 훨씬 더 개인에게 초점을 맞추고 있음을 주목해야 한다.

언어적 직접성에 대한 요약

언어적으로 직접적인 표현을 더욱 많이 이용하는 것은 환자와의 신뢰 관계를 형성하는 한 가지 방법이다. 이런 표현을 적극 활용함으로써 약사는 환자의 문제와 자신을 동일시하는 과정을 시작하게 된다. 또한 직접적인 언어 표현을 많이 할수록 팀워크 접근법을 기반으로 하는 환자와의 관계 설정에서 효과적인 도움을 받을 수 있다.

비언어적 직접성

우리가 선택한 말이 감정적 거리감이나 직접성의 형성을 위해 어떻게 이용될 수 있는지 알아보았다. 이제는 비언어적 의사소통에 대해 알아볼 차례이다. 최근의 연구에 따르면, 의사와 기타 의료인의 비언어형 직접적 행동이 환자의 서비스에 대한 만족도와 관련이 깊고, 이에 따라 환자의 치료 결과에도 많은 영향을 주는 것으로 나타난다[4].

비언어적 의사소통이란 무엇인가?

비언어적 의사소통에는 의사소통에서 이용되는 공간 또는 물리적 거리(근접학), 시간의 이용(시간개념학), 시선 교환이나 응시(시선론), 접촉의 이용(촉각학), 신체의 움직임(동작학), 옷차림이나 상징물과 같은 물건의 선택과 이용(물품학), 목소리 이용(소리학) 등이 포함된다. 의사소통 과정에서 약 55%의 의미는 직접적인 비언어적 메시지로부터 나오고, 약 38%는 음성적 신호로부터 나오며, 7% 의미만이 언어적 메시지에서 오는 것으로 여겨진다[5]. 이것은 환자와의 의사소통에서 매우 중요한 함의를 갖는다. 우리는 종종 사용하는 단어에 초점을 맞추는데, 메시지의 93%는 비언어적 신호에 의해 전달된다는 것이다. 언어적 신호와 비언어적 신호 사이의 일치성은 매우 중요하다. 각각의 비언어적 영역을 살펴보고 그것들이 환자와의 의사소통에 미치는 영향을 알아보자.

근접학(Proxemics)

근접학은 의사소통 시 사람들 사이의 물리적 거리와 관련이 있다.

의사소통의 유형에 따라 요구되는 거리가 달라진다. 예를 들어 환자와 의료인의 대화와는 달리, 대중 앞에서 연설을 하는 사람은 청자와 멀리 떨어진 곳에 서 있게 될 것이다. 의사소통을 하는 사람들이 편안함을 느끼는 특정한 거리는 일반적인 영역 내에 존재한다. 문화적 차이가 있다 하더라도, 대부분의 사람들이 특정한 의사소통의 상황에서 편안하게 여기는 특정 거리가 존재한다. 의사의 진료실을 예로 들어보자. 의사가 진료실에 들어와 환자와 멀찌감치 떨어진 곳에 자리를 잡고 앉는다면 대부분의 환자가 불편함을 느낄 것이다. 그것은 의사의 무관심이나 불친절을 의미하는 행동이나 다름없기 때문이다. 한편, 의사와 환자의 무릎이 맞닿을 정도로 가까이 앉는 것 또한 환자에게 부담스러운 일일 수 있다. 이 경우 환자는 뒤로 기대거나 팔짱을 끼는 등 비언어적 신호를 통해 불편함을 드러낼 것이다.

약사가 환자와 건강 관리 문제에 대해 이야기할 때, 둘 사이의 물리적 거리가 적절한 직접성의 정도를 반영한다는 점은 중요하다. 그 거리는 어느 정도의 비밀을 유지해 주면서(거리가 너무 멀면 둘의 대화가 다른 사람에게 들릴 수도 있다) 동시에 불편함을 일으키지 않는 거리여야 한다. 거리가 너무 가까우면 환자들은 우리에게 비언어적 신호를 줄 것이다. 북미 지역에서는 친밀하거나 사적인 대화를 하는 경우 40~45cm 정도의 거리를 두고 마주보는 것이 일반적이다. 하지만 어떤 문화권에서는 이보다 더 가깝거나 먼 거리를 선호할 수도 있다. 대화를 할 때 물리적 거리는 관심 혹은 친밀함의 정도를 표현하는 것임을 우선 기억해두자.

당신은 환자와 상담할 때 앉아서 하는 편인가? 아니면 서서 하는 편인가? 앉아서 이야기를 하면 환자는 당신이 서두르지 않는다는 인상을 받을 것이다. 또한 환자에게 덜 위협적인 위치에 앉아 있는 셈이 된다. 약사가 처방전 카운터를 낮게 만들어야 하는 것도 이런 이유 때문이다. 이는 환자와의 의사소통을 좀 더 잘 할 수 있는 비결 중 하나다.

다음 예는 약사가 근접학을 이용하는 경우를 보여 준다:

> 괴로워 보이는 환자가 카운터 앞에 서서 약사에게 말을 걸려 한다. 카운터를 사이에 두고 대화하는 것은 의사소통에 방해가 되므로 약사는 카운터에서 나와 좀 더 조용한 곳으로 가자고 환자에세 손짓한다. 이런 행동은 환자에 대한 배려와 존중, 이해를 보여준다.

시간개념학(Chronemics)

지나치게 시간을 의식하며 사는 우리는 기다리는 일에 익숙하지 못하다. 몇 가지 특수한 경우(예: 고급 레스토랑)를 제외하면 대부분의 미국인들은 오랜 시간 기다리는 것에 대해 분개한다[6]. 이는 약국에서도 흔히 나타나는 일이다. 기다림에 대한 이런 부정적인 시각을 줄이려면, 기다림의 가치가 있음을 전달하는 것이 중요하다. 이는 기다릴 만한 가치가 있는 서비스(예: 상담, 질병 관리)를 제공하거나 환자의 불만에 대해 연민과 공감을 보여줌으로써 이루어질 수 있다. 다음의 상황에 대해 생각해 보자.

환자: 겨우 약 몇 알 담아주면서 15분이나 기다리라고요? 말도 안돼요. 난 병원에서도 한 시간 반이나 기다렸단 말이에요.

약사: 정말 오래 기다리셨네요. 가능한 한 빨리 약을 가져다 드릴게요. 손님보다 먼저 오신 분이 두 분 계셔서요. 차례대로 빨리 조제해드리겠습니다. 기다려 주시는 것에 대해 감사드립니다.

환자: 병원도 약국도 계속 나를 기다리게만 해요.

약사: 긴 시간 기다리신 건 알고 있습니다. 필요 이상으로 시간이 걸리지 않도록 저는 지금 가서 일을 시작하겠습니다.

이 상황에서 약사가 환자의 좌절을 개인적으로 받아들이지 않는 것에 주목해야 한다. 약사는 환자의 불평을 인정하고 있지만, 그 문제에 대해 책임감을 느끼거나 문제를 해결하려는 시도는 하지 않는다. 배려심과 연민을 보여주는 한편, 환자와의 논쟁은 피하고 있는 점에 주목하자.

시선학(Oculesics)

의사소통의 이해와 배려에서 시선의 교환은 매우 중요하다. 직접 눈을 마주치는 것은 관심과 집중을 표현한다. 그것은 신뢰성과 지성, 태도, 다른 사람의 감정을 가늠하는 데 도움이 된다. 우리 문화는 직접 눈을 마주치는 일(될 수 있으면 길게, 단, 뚫어지게 쳐다보는 것은 금물)을 중요하게 여긴다. 눈을 똑바로 보고 말하지 못 하는 사람은 불편한 상황에 있거나 불성실, 혹은 부정직한 사람으로 인식된다는 연구도 상당히 많다. 그러므로 환자와 대화를 할 때에는 자신이 그들과 시선을 교환하고 있는지 의식하는 것이 중요하다.

당신은 환자들과 이야기할 때 다른 업무를 하는 습관을 갖고 있는가? 환자를 바라보기보다는 컴퓨터 화면이나 약병을 보고 있는 경우가 많진 않은가? 환자와 이야기하는 동안 눈을 마주치지 않는 것은 집중하지 못 하거나 무관심한 상태라는 뜻이다. 환자들과 이야기 할 때에는 반드시 상대의 눈을 잘 바라보아야 한다. 또한 눈맞춤에 대한 환자의 반응에도 주의를 기울여야 한다. 예를 들어 환자와 계속해서 눈을 마주치면, 환자가 이해를 하고 있는지에 대한 비언어적 신호를 더 잘 파악할 수 있을 것이다. 많은 환자들이 실제로는 이해를 못 하면서 이해를 한 것처럼 꾸며 말하기도 하는데, 이 때 눈썹이 올라가는 등의 표정 변화를 통해 환자의 혼란이나 오해, 확신하지 못하는 마음이 드러난다. 약사가 환자와 눈을 많이 마주치지 않으면 이런 중요한 신호들을 놓칠 수도 있다. 단, 눈을 어느 정도 마주쳐야 하는지는 환자의 반응에 따라 달라져야 한다. 환자가 직접적인 시선 접촉에 불편해하는 반응을 보이면 다른 곳을 응시하며 대화하는 편이 나을 수도 있다.

촉각학(Haptics)

접촉은 환자를 배려하는 의사소통에서 매우 중요한 의미일 수 있다. 접촉은 긴장을 완화하고, 신뢰 관계에 영향을 주며, 의료인의 치료 능력을 강화시키는 도구로 사용된다[7]. 접촉을 이용하는 것은 환자와 약사의 관계나 감정 상태, 환자가 접촉에 대해 얼마나 열린 태도를 갖고 있는지에 따라 매우 달라진다. 영국계 미국인들은 이탈리아계나 아프리카계에 비해 접촉에 익숙지 않은 경향이 있다. 따라서 이런 집단들의 특성에 따라 접촉에 대한 해석이 달라질 수 있음을 유의해야 한다.

연구에 따르면 의료인이 환자와 대화 또는 만남을 가질 때 너무 자주 접촉을 시도하면 깊이가 없거나 모욕적인 것으로 해석될 우려가 있다. 진심이 담긴 배려와 이해를 언어로 표현하는 대신 접촉을 이용하거나, 말로 적절하게 표현하지 않은 채 문제의 중요성을 감소시키려고 접촉을 이용한다면 모욕이 될 수도 있다는 것이다. 관절염으로 심한 통증을 호소하는 환자에게 의사가 별다른 말없이 등을 쓰다듬는 행동을 했을 경우, 환자는 배려가 아닌 달래기로 받아들일지 모른다. "통증에 도움이 될 만한 방법을 한 번 찾아봅시다." 라는 말과 함께 위와 같은 접촉을 시도했다면 환자의 반응은 달라졌을 것이다. 덧붙여, 새로운 환자에 대한 신체적 접촉은 종종 잘못 해석되거나 경계하는 시선을 받을 수 있다.

환자가 신체적 접촉을 불편해 한다면 당연히 하지 말아야 한다. 이를 위해 환자의 언어적 · 비언어적 신호를 주시할 필요가 있다. 밀어내거나 놀란 표정을 짓는다면 환자가 불편해한다는 신호이다. 접촉 대신 진심이 담긴 말만으로도 충분히 그만큼의 효과를 낼 수 있다. 우리의 문화에서 접촉은 친밀감을 나타내는 수단이기도 하지만, 오해의 소지가 없도록 조심하고 주의해서 이용해야 한다.

동작학(Kinesics)

동작학은 의사소통에서 신체의 움직임 자체와 관련이 있다. 여기에는 머리나 팔, 다리, 눈 등의 움직임이 포함된다. 신체의 움직임은 메시지가 전달되고 해석되는 방식에 상당한 영향을 줄 수 있다. 만약 약사가 환자에게 말로는 "잘 하고 계시네요" 라고 하지만, 고개는 그게 아니라는 듯 젓고 있다면 환자는 혼란스러울 것이다. 이 때 전해지는 메시지는 비꼬는 의미로 잘못 해석될 수 있다. 비언어적인 신체의 움직임과 목소리의 톤(소리학 - 이후에 더 자세히 다룰 예정이다)이 언어적 메시지와 조화를 이루는 것은 매우 중요하다. 일치성은 필수적이다. 하세(Haase)와 테퍼(Tepper)[8]는 특히 상담 상황에서 신체 동작(다른 곳 보기, 산만하게 행동하기), 목소리 톤(감정을 드러내지 않음, 무관심), 자세(서 있기, 등지고 있기)등의 비언어적 메시지가 불일치하면 이로 인해 언어적 메시지의 설득력이 손상된다는 사실을 발견했다.

동작학은 문화적 규범과 매우 관련성이 높다는 사실에 주목해야 한다. 우리의 문화에서 손으로 누군가를 가리켜 약이 준비되었음을 알리는 행동은 매우 일반적인 것이다. 하지만 아프리카 문화에서는 애완동물을 부를 때만 그와 같은 행동을 한다. 자신을 소개하기 위해 상대에게 손을 내미는 일 또한 우리 문화에선 아주 일상적이지만 중동부 문화권의 사람들에게 틀린 손을 내밀면 모욕이 될 수도 있다('틀린' 손이란 배변 후 닦아낼 때만 이용하는 손을 의미한다). 어떤 행동들이 여러

나라에서 같은 의미를 갖는 경우가 있는가 하면, 반대로 같은 행동에 다른 의미를 부여하는 경우도 많다.

자신의 행동과 신체 동작을 의식하는 것은 매우 중요하다. 그것은 당신이 전하고자 한 언어적 서술을 그대로 표현하는 데 도움이 될 수 있다.

물품학(Objectics)

이것은 의사소통에서 물건의 사용과 선택 모두를 의미한다. 어떤 옷을 입고 상대를 맞이하는가도 정말 중요한 문제 중 하나이다. 이를 통해 우리에 대한 많은 것을 전할 수 있다. 당신이 지금 입고 있는 옷은 어떤 스타일인가? 다림질이 잘 되어 있는가? 색깔은 서로 잘 어울리는가? 약사는 어떤 방법으로 다른 약국 직원들과 구별되도록 하는가? 약사는 이름표나 자신이 약사임을 알리는 표시가 있는 다른 색깔의 옷을 입는가? 환자는 자신이 이야기하는 상대가 약사인지, 아니면 약국보조원이나 다른 판매원인지 알 수 있어야 한다. 의료인에게만 해야 할 비밀스런 이야기를 다른 사람에게 해버리는 실수가 있어서는 안 되기 때문이다. 의상은 구체적인 신분확인의 방식으로서, 이를 통해 환자에게 전문 지식에 대한 정보를 전해줄 수 있다.

의상뿐 아니라, 다른 물건들 역시 다양한 메시지를 전해준다. 약국에는 환자가 앉아서 기다릴 수 있는 공간이 있는가? 만약 그렇다면 이것은 고객에 대한 민감성을 보여준다. 의자는 편안한가? 대기하는 공간은 청결한가? 그곳에는 읽을거리들이 있는가? 그 자료들은 건강과 관련이 있는가? 아니면 건강과 관련된 자료와 그렇지 않은 자료가 다양하게 있는가? 인기 있는 잡지들이 있는가? 오래된 것들은 아닌가? 약국에 진열된 물건들은 당신이 꾸미고자 하는 약국의 이미지와 잘 맞는가? 질병 관리와 직접적 관련이 없는 품목들을 파는 약국도 많다. 담배, 화장품, 생활 용품들(예: 물티슈, 화장지, 세제 등), 사탕 및 스낵류 등이 여기에 포함될 수 있다. 약국에서 취급하는 품목들 중 일부가 약국의 건강한 이미지를 해치고 있지는 않은가? 솔직히 말해서, 담배처럼 건강에 분명히 해로운 품목을 의료인이 취급하는 이유는 단 한 가지일 것이다. 그렇지만 수익을 위해서라는 변명이 약국에서 이런 물품을 파는 일을 정당화 시켜주지는 않는다. 약료의 발전을 위해 약국에서 취급하는 품목들이 약국의 이미지에 미치는 영향에 대해 진지하게 고려해보기 바란다.

소리학(Vocalics)

이것은 의사소통에서 말투와 음의 높이 등을 포함해 목소리를 이용하는 것과 관련이 있다. 다음의 문장에 대해 생각해 보자. "약을 제때 받으러 오실 때 정말 좋아요." 같은 문장이지만 음의 높이나 말투, 강조점에 따라 다르게 들릴 수 있다. 단조롭게 말하면 많은 영향을 주지 않을 수도 있다. 특정 단어를 강조하고 열정을 담아 말하면 그 의미는 변하게 된다. "약을 제때 받으러 오실 때 정말 좋아요!" 이것은 격려하는 말이지만, 만약 약을 일주일이나 늦게 받으러 온 환자에게 같은 문장을 얘기하면 의미는 "약을 제때 받으러 오실 때 정말 좋아요!" 가 될 수 있다. 약사가 못마땅한 얼굴로 이런 말을 하는 것은 환자를 비하하는 행동이나 다름없다.

목소리는 청자에게 많은 것을 전달해준다. 특히 전화를 통해 이야기하는 경우에는 더욱 그렇다. 연구에 따르면 목소리의 음성을 통해 사람의 성격을 추측하게 된다고 한다. 하지만 이는 개인의 경험에 따라 다를 수 있다. 목소리가 낮은 상대에 대해 어떤 이는 현명한 사람일 것 같다고 생각하는 반면, 어떤 이는 덩치가 큰 사람을 연상하기도 한다. 이는 특히 전화를 통한 대화일 경우, 우리가 전하고자 한 의미가 분명히 전달되는지 확실히 할 필요가 있음을 말해준다.

함께 생각해보자

시나리오: 환자는 지금 몹시 괴로운 상태임이 분명하다. 자신이 피부암에 걸린 사실을 이제 막 알게 됐기 때문이다.

> 근접학: 약사는 카운터 뒤로 물러나며 환자를 좀 더 조용한 곳으로 오도록 손짓한다. 그녀는 의사가 약의 부작용 가능성에 대해 이야기할 때 자신에게 혼란을 주었다고 말한다.
>
> 시선학: 약사는 가능한 부작용을 확인시켜주고, 그런 일이 일어날 때 환자가 어떻게 대처해야 하는지 설명한다. 약사는 그녀가 혼란스러워하는 표정을 짓는 것을 보았다. 그래서 설명을 멈추고

그녀가 이해하고 있는지 물어본다. 그녀는 그렇다고 말한다. 그녀가 이해한다고 답했지만, 약사는 좀 더 철저하고 자세한 설명을 덧붙인다. 이렇게 설명을 하고 나자 비로소 환자는 이해가 된다는 표정을 지었다.

동작학: 환자와 대화할 때 약사의 동작과 얼굴 표정은 말하는 내용과 일치해야 한다. 즉, 그가 걱정된다고 말 할 때에는 빈말이 아니라 진짜로 걱정하는 것처럼 보여야 하는 것이다.

소리학: 대화 도중 약사는 말의 어조와 빠르기, 목소리의 크기 등을 조절한다. 예를 들어, 약사는 환자가 암이라는 단어를 말할 때 속삭이는 경향이 있음을 인지했다. 그러므로 자신도 그 단어를 쓸 때마다 목소리를 낮추었다. 환자를 편안하게 해주기 위해서다. 약사는 또한 부드럽고 차분하게, 대화 내내 고른 어조를 이용하였다.

접촉학: 대화 도중 한 순간, 약사는 자신의 손을 환자의 손 위에 놓고, 그녀의 눈을 바라보며 진심 어린 말투로 이렇게 말했다. "저는 환자분이 이 병을 이겨내도록 돕고 싶습니다."

비언어적 직접성에 대한 요약

비언어적 의사소통은 메시지의 의미를 전달하는데 중요한 요소이다. 언어적 메시지와 비언어적 메시지는 서로 일치되어야 하는데, 일반적으로 사람들이 믿는 것은 비언어적 메시지이다. 언어적으로 이해되는 표현만으론 완벽한 의사소통에 한계가 있다. 상대와의 물리적 거

생각해 볼 문제들

1. 언어적 메시지와 비언어적 메시지 사이의 일치성은 중요하다. 이러한 메시지의 일치성을 당신은 어떻게 이룰 수 있겠는가?
2. 환자를 향해 더 직접적인 메시지를 만들어낼 수 있는 방법은 무엇인가? 당신이 지금 하고 있는 방법을 어떻게 개선할 수 있을까?
3. 환자와의 신체적 접촉이 적절한 때는 언제인가? 부적절한 때는 언제인가? 환자가 접촉에 불편함을 느껴도 이를 실행해야 할까?
4. 비언어적 의사소통에서 문화는 어떤 역할을 하는가?
5. 환자가 당신과의 의사소통에서 더 직접적이길 원하지 않는다면 어떻게 해야 할까?

리, 자세, 목소리의 어조, 몸짓, 주변의 물건 등이 모두 메시지의 의미를 변화시킬 수 있다. 비언어적 메시지와 언어적 메시지가 일치하는 사람들이야말로 가장 효과적인 상담자임을 기억하자.

References

1. Wiener M, Mehrabian A. Language within Language: Immediacy, a Channel in Verbal Communication. New York: Appleton-Century-Crofts; 1968.
2. Cupach WR, Metts S. Facework. Thousand Oaks, Calif: Sage Publications; 1994.
3. Von Friederichs-Fitzwater MM. The Analysis of Verbal Immediacy in the Communication of Care Providers and Terminally Ill Patients. Ann Arbor, Mich: UMI Dissertation Information Service; 1989.

4. Conlee C, Olvera J. The relationships among physician nonverbal immediacy and measures of patient satisfaction with physician care. Commun Rep. 1993;6(1):25–34.
5. Mehrabian A. Silent Messages. Belmont, Calif: Wadsworth Publishing; 1971.
6. McCroskey JC. An Introduction to Rhetorical Communication. Englewood Cliffs, NJ: Prentice-Hall; 1982.
7. DiMatteo MR, DiNicola DD. Achieving Patient Compliance. New York: Pergamon Press; 1982.
8. Haase RF, Tepper DT. Nonverbal components of empathic communication. J Counsel Psychol. 1972;19:417–24.

CHAPTER 15

문화적 이해능력 향상법

CULTURAL COMPETENCE

문화적 이해능력 향상법

미국의 경우 문화적 다양함이 점차 늘어가고 있는 추세다. 전체 인구 중 아프리카계, 원주민, 아시아계, 태평양제도민, 히스패닉계 사람들의 수가 2000년에는 30%, 2005년에는 40%에 이르렀다.[1,2] 정부는 물론 많은 기업과 의료기관, 교육기관에서도 다양한 문화적 이해력을 강조하는 새로운 관점으로 변화에 대처하고 있다. 특히 의료 서비스에서 문화적 이해력이란 다양한 가치관과 믿음, 태도를 가진 환자들에게 서비스를 제공하고 이 때 그들의 사회적, 문화적, 언어적 필요에 따라 서비스를 조정하는 능력을 의미한다. 각기 다른 문화권 사람들의 욕구와 문제점을 해결하기 위해 문화적 이해력을 배울 수 있는 세미나, 강의, 관련 서적 출간 등이 잇따르고 있다.

역설적으로, 문화적 이해력을 가르치기 위한 많은 자료들은 특정

민족 집단의 건강에 관한 믿음과 행동에 초점을 맞추고 있다. 이는 문화적 이해력을 위해 매우 중요한 요소지만 정보가 잘못 적용되면 고정관념으로 이어질 우려가 있음을 경계해야 한다. 게다가 문화적 이해력에 대한 자료의 가치나 질을 평가하는 일은 의료인에게 어려운 일일지 모른다. 본질적인 문화적 이해력의 부족이 고정관념이나 문화적 무감각의 형태로 발생하는 경우가 많은데, 우리는 이런 문화적 이해력 공식을 연구 대상으로 삼아야 한다. 예를 들어, 의료인은 다양한 문화에 대해 잘 알기 위해 프로필을 이용할 수 있을 것이다. 한 프로필에 의하면 남부에서 온 아프리카계 임산부가 붉은 점토를 먹는 일에 집착한다는(이 질병을 이식증이라 부름) 내용이 있다. 이는 그 집단에 있는 특정 여성들에겐 사실일 수 있지만 모든 남부 아프리카계 임산부가 점토에 대해 도착적 식욕을 보일 것이라고 추정해서는 안 된다는 점이다.

이 장에서는 의료인이 고정관념 없이 모든 환자들에 대해 문화적 이해력을 갖고 양질의 서비스를 제공하여 치료결과를 향상시키는 방법을 생각해본다. 첫 번째 단계는 소수 인종에 대한 차별과 불평등의 실태를 알고, 그것이 치료 결과에 어떤 영향을 미치는지 이해하는 것이다. 그 다음으로는 타인의 행동에 해석과 의미를 부여함으로써 가치판단의 방식에 우리의 문화적 배경이 미치는 영향과, 이를 우리가 제공하는 서비스에서 어떻게 반영할지 고민해보는 시간이 필요하다.

의료 서비스에 존재하는 불공평

美 의학협회(The Institue of Medicine)[4]의 보고에 따르면, 질병 및

건강관리 서비스 분야에서 이루어지는 인종과 민족에 대한 불평등은 이미 어제 오늘의 일이 아니다. 윌리암스(Williams)[5]는 의료 불평등은 사회경제적 차이와 건강 관련 위험 요인의 차이, 환경의 악화, 차별로 인한 직·간접적 결과 등을 반영한다고 주장한다. 일부를 제외한 소수 인종 및 민족들은 대부분 표준 이하의 의료 서비스를 받고 있으며 보험의 종류나 유무, 소득, 나이, 합병증, 증상의 지속 및 심각성을 막론하고 백인에 비해 높은 병의 이환률 및 사망률을 보이는 것으로 나타났다.[4] 여기에는 의료인의 차별, 고정관념, 편견, 확신 부족 등이 원인 중 하나로 작용하고 있다.

불평등을 해결하는 가장 좋은 접근법은 의료인들에 대한 교육일 것이다. 임상 환경에서 의료인들은 환자에 비해 상대적으로 강한 권력을 갖는다. 분위기와 환경, 환자와 만나는 시간 등을 정하는 권한 또한 의료인의 몫이다. 따라서 의료인의 기대와 인식, 태도, 믿음, 가치관등을 변화시키는 것이 의료 서비스의 시스템이나 환자를 통한 변화에 비해 더욱 현실적인 목표가 될 수 있다.

현재 미국 사회에 존재하는 인종차별과 불평등은 노예제도와 합법적 분리 정책의 시대에서 비롯되었다. 오늘날 소수 민족들은 저학력, 저소득 등 사회경제적으로 낮은 위치에서 살아간다. 하지만 많은 미국인들이 민족적 우월의식이나 차별, 불평등이 전반적으로 사라지고 있다고 생각한다. 보건 분야에 대한 하버드 포럼(Harvard Forum)의 전국적 여론 조사에 따르면, 52%의 백인들이 다른 민족 및 인종인 사람들도 평등한 치료를 받는다고 여기는 것으로 나타났다. 하지만 백인 중 20%와 아프리카계 중 65%는 소수 인종들이 백인보다 더 낮은 수준의 의료 서비스를 받는다고 믿고 있었다. 히스패닉계의 절반에 가까운 (48%) 사람들이 소수 인종도 백인과 같은 수준의 서비스를 받는다고 생각한 반면 41%는 소수 인종들이 더 낮은 수준의 서비스를 받는다고 답했다. 전체적으로, 미국인 중 54%는 소수 인종과 백인을 대하는 의료인의 태도가 다르다고 생각하는 것이다.

약사들이 문화적 이해력을 갖기 위해서는 제공하는 서비스의 질에서 인종 간 불평등이 존재하고 있음을 우선 알아야 한다. 소수 인종 및 민족들은 백인에 비해 일상적인 의료 서비스 조차 적게 받는 경향이 있다. 아프리카계 사람이 심장질환으로 사망하는 비율은 백인에 비해 30%(1999년 기준)나 높았다. 심장질환과 관련하여 적절한 약을 처방받거나 관상동맥 우회술을 받는 경우가 적기 때문이다. 암, 뇌혈관 질병, HIV/에이즈[4]로 인한 사망률도 아프리카계 미국인이 가장 높게 나왔다. 인간 면역 결핍 바이러스(HIV) 감염은 25~44세까지의 아프리카계 미국인들의 주된 사망 원인이지만, HIV로 인한 장애를 늦추는 치료를 받고 있는 경우는 백인보다 훨씬 적다.[4,7] 아프리카계 미국인 중 triple-drug 항바이러스 요법 (triple-drug antiretroviral therapy)을 받지 못 하는 경우는 백인의 두 배 이상이며, 주폐포자충 폐렴의 예방 치료를 못 받는 환자도 1.5배나 되는 것으로 나타나고 있다. 또한 말기 신장 질환을 가진 아프리카계 환자들이 복막 투석과 신장 이식을 받는 비율도 더 낮다. 골절 때문에 응급실을 찾는 아프리카계와 히스패닉계 환자들이 진통제를 더 적게 처방받았다는 통계도 보고된 바 있다. 이처럼 의료 서비스 과정에서의 인종차별은 당뇨 치료와 소아 치료, 모자 건강 관리, 정신과 치료, 재활 및 요양 서비스, 그리고 여러 수술 절

차에서도 존재한다.[4]

뿐만 아니다. 북미 원주민들은 갑작스러운 부상은 물론 당뇨, 간 질환, 간경변으로 인한 사망률이 불균형적으로 높다. 북미 원주민과 알래스카 원주민의 당뇨 발병 빈도는 미국 전체 인구의 빈도보다 두 배 이상 많다. 아리조나의 피마인들은 세계적으로 가장 높은 당뇨 유병률을 기록하고 있다. 또한 히스패닉계 미국인들은 비히스패닉계보다 당뇨로 인한 사망률이 거의 두 배 이상 높다. 위암, 간암, 자궁경부암을 갖고 있는 아시아계 미국인의 숫자는 전체 평균을 웃돌고 있다.[4]

환자 요인

약사들은 소수 인종인 환자들의 태도, 믿음, 가치관을 형성시키는 문화적, 사회적, 정치적, 경제적 요소들에 민감할 필요가 있다. 고용, 주택, 교육, 은행, 금융 등 미국 사회의 여러 분야에서 민족 및 인종차별이 존재한다.[4] 소수 인종의 환자들이 치료에 적극적이지 않거나 비협조적인 경향을 보이는 경향도 드러나고 있다. 소수 인종 환자들이 의료 서비스를 거절하거나 치료법을 따르지 않는 경우, 치료를 연기하는 경우가 더 많다는 분석이다. 하지만 이런 차이점들이 의료 서비스의 불평등에 대한 주요 원인은 아닐 것이다. 예를 들어 소수 인종인 환자가 의료 서비스를 거절하는 경우가 약간 많다 해도, 치료 받기의 불평등은 이 이유만으로는 완전히 설명되지 않는다. 이들이 의료 서비스를 찾는 비율이 낮은 또 다른 이유로는 의료인에 대한 불신, 지시 사항에 대한 오해, 의료 서비스와의 낮은 접촉률 등이 있다.[4]

의료인 관련 요인

소수 인종에 대한 편견, 고정관념, 그리고 임상적으로 더 높은 불확신 등은 결국 치료 불평등이라는 결과를 낳게 한 주범이다. 의료인은 환자의 인종과 민족에 따라 진단 및 치료적 결정, 환자에 대한 감정에 영향을 받는다. 실제 치료 상황을 기반으로 한 연구에서, 의사들은 아프리카계 피실험자들에 대해 백인보다 지능이나 교육 수준이 낮고, 약물 및 알콜을 남용하거나 의학적 조언을 따르지 않을 가능성이 높으며, 주변의 지원 부족 또는 재활 참여의 의지가 부족한 환자일 것으로 평가하고 있다.[7] 이는 심지어 환자의 소득, 교육, 개인적인 특징 등의 요인까지 검토한 후에 나온 평가라는 점에서 심각성이 엿보인다. 환자에 대한 의료인들의 태도가 일정 부분 그들의 인종 및 민족에 의해 영향을 받는다는 것을 알 수 있다.

연구에 따르면 의료인들은 소수 인종의 환자일수록 치료적 불확신을 더 높게 경험한다고 한다. 질병에 대한 진단을 내릴 때, 의료인들은 환자가 제공한 정보는 물론이고 환자에 대한 자신의 관찰 결과(환자의 인종, 나이, 성별, 사회경제적 지위 등을 포함)에도 의존을 한다. 만약 문화적 혹은 언어적 장애로 인해 의사에게 정보가 부족하거나 정보의 정확성에 의심이 가는 경우, 그들은 자신의 관찰과 추론에 의존하여 진단 및 치료적 결정을 내려야 할 것이다. 의료인이 자신만의 추론에 많이 의존할수록, 치료 결정이 개인적 편견 및 고정관념의 영향을 받을 가능성이 높아진다. 환자의 상태에 대해 의사가 확신하지 못하는 것은 치료 불평등에 기여하는 요인이 될 수 있다.[4]

사례 연구

다음 사례 연구들은 만연한 사회적 요인들이 서비스의 질에 어떻게 영향을 주는지 설명해준다. 첫 번째 사례를 통해 의료서비스 외부에 있는 인종차별이 환자와 약사에게 어떤 영향을 미치는지 알 수 있다. 두 번째 사례는 의료서비스의 시스템 내에서 일어나는 인종차별의 상황을 보여준다.

사례 연구 1

약사는 불만을 토로하는 환자 어머니를 잘 대하려고 노력했지만, 그녀가 복제약을 요구했을 때는 짜증이 나는 것을 참을 수가 없었다. 돈 몇 푼보다는 환자인 아이의 건강이 훨씬 더 중요하다고 생각했기 때문이다. 저소득층의 아프리카계 미국인들이 많이 사는 지역에서 6개월 동안 일을 한 후, 약사는 많은 흑인 어머니들이 아이의 안전과 건강보다는 돈의 절약을 더 우위에 둔다는 결론을 내렸다. 약의 가격만 물어보고는 며칠 후 다시 오거나, 아예 영영 오지 않는 환자도 많았다. 비용 문제로 병원에 가지 않고 대신 일반약을 사 먹이는 아이 엄마들을 그는 이 지역에서 흔히 보아왔다. 그들에게 아픈 아이의 치료를 미루면 안 된다는 사실을 이해시키기는 것은 매우 어려운 일이다. '보조금을 타 쓰면서 아이는 많이 낳는, 그럼에도 옷이나 장신구에는 가진 돈을 아끼지 않는 엄마들' 이 아픈 아이를 위험한 상황에 방치하는 모습이 약사에게는 한심하게 느껴졌다.

약사가 환자 어머니에게 그 처방전에 대해서는 복제약이 없다고 설명했을 때, 그녀는 약값을 전부 낼 능력이 없다며 절반 혹은 며칠분만 살 수는 없냐고 물었다. 약사는 한숨을 내쉬며 그녀에게 처방대로 약을 투여하는 것의 중요성을 강조하는 일은 시간낭비일 뿐이라고 생각했다. 그리고 이렇게 말했다. "그럼 그렇게 하시죠."

코니라는 이름의 이 어머니는 35세로 학창 시절에는 교사가 되기를 꿈꾸었다. 하지만 그녀의 고교 교사는 대학 대신 직업 교육을 권했고, 이는 아프리카계와 가난한 백인 학생들에게는 지극히 일반적인 일이어서 그녀로서는 그 권유에 대해 불만을 표현할 수가 없었다. 대학에 갈 수 있는 아이들은 백인 아니면 지극히 똑똑한 아프리카계 아이들뿐이었기 때문이다. 그녀와 같은 반에서 대학 준비 수료증을 받은 아프리카계 학생은 단 두 명뿐이었다.

대학에 대한 꿈을 쉽게 포기하진 못 했지만 현실의 벽은 두터웠다. 입학시험에 합격하려면 대수학, 기하학, 삼각함수, 물리학과 같은 과목에 대해 알아야 했다. 그녀가 직업학교에서 배운 경영수학만으로는 턱없이 부족했다. 그녀는 대학을 포기하는 대신 자폐 아동들을 아끼고 사랑하는 보조 교사가 되었다. 대학을 가지 못 한 것에 대한 아쉬움은 계속 간직한 채 말이다. 그녀는 남편과의 사이에 네 명의 아이를 두었고, 건강 보험은 들지 않았다.

코니는 약의 조제를 기다리면서 만약 자신이 직업 학교가 아닌 좀 더 학문적인 길을 택했다면 삶이 어떻게 달라졌을지 생각했다. 그 한 번의 결정이 그녀의 소득과 사는 곳, 그녀의 아이들이 다니는 학교, 병원에 갈 수 있는 여건, 그리고 아플 때 약을 살 수 있는 능력 등에 영향을 미쳤다. 그녀는 약사의 무례함과 젠체하는 태도에 화가 났다. 약사가 편견에 사로잡혀 모든 아프리카계 환자를 홀대한다고 생각한 것이다. 다른 약국으로 가고 싶었지만 그러기엔 너무 많은 불편을 감수해야 한다.

논의

약사에 대한 환자의 경험은 넓은 문화적 배경 내에서 일어난다. 많은 소수 인종의 환자들은 인종차별이나 편견에 의한 불쾌한 기억들을 안고 약국에 온다. 코니는 약값을 내지 못 하는 이유를 고등학교 시절에서 찾았다. 자신의 지성이나 잠재력이 부족해서가 아니라 인종과 사회적 지위로 인해 대학에 가지 못 하게 됐다고 생각하기 때문이다. 그녀의 눈에는 약사가 흑인이라는 이유만으로 자신을 무시하는 것처럼 보인다. 분명히 눈에 띄는 약사의 무시, 무례함, 무관심 등의 이유를 그것 말고는 설명할 방법이 없었다.

우리는 모두 과도한 일반화와 과정관념으로 인한 선입견들을 갖고 있다. 이런 선입견들은 세상을 이해하는 데 도움을 주지만, 차별을 불러오는 편견을 조성할 위험도 무시할 수 없다.

이 사례에서 약사는 환자에 대해 잘못된 판단을 내렸다. 코니는 문맹도 아니고 미혼모도 아니며 보조금으로 생활하는 사람도 아니다. 옷이나 장신구에 쓸데없이 돈을 낭비하지도 않는다. 대신 그녀와 그녀의 남편은 가난한 노동자들 중 하나이다. 즉, 정부의 보조를 받을 정도는 아니지만 필요한 일들을 모두 충족시키기에는 빠듯한 형편인 것이다. 하지만 약사의 고정관념은 자신의 잣대로 그녀를 평가하는 우를 범하게 했고, 이는 곧바로 차별대우로 이어졌다.

우리의 문화적 배경은 타인의 행동을 해석하고 의미를 부여하며 그에 대한 가치 판단을 하는 데 영향을 미친다. 약사는 자신이 갖고 있는 편견과 선입견의 원인이 무엇인지, 그것이 환자에 대한 서비스에 어떤 영향을 미치는지 살펴봐야한다. 이 사례 연구에서 약사는 자신의 약국을 찾는 아프리카계 어머니들에 대한 자신의 편견을 재검토해보아야 한다. 자신이 문화적으로 영향을 받은 믿음 체계의 근원을 이해하고 그것이 환자 서비스에 어떤 영향을 주는지 스스로 확인해볼 필요가 있다.

이 약사는 자신이 서비스를 제공하는 환자들의 문화적, 사회경제적, 사회정치적 환경을 이해하지 못 했다. 약료를 위해 약사는 신뢰와 존중을 바탕으로 한 환자와의 관계를 통해 그들에 대해 깊이 알아가야 한다. 환자를 돌보는 일 자체에 초점을 맞춰보자. 약사의 목표가 환자 개개인의 긍정적인 치료 결과를 위한 조제 및 투약 관리라면 거기에는 인종차별이 끼어들 여지가 없다. 환자에 대한 편견을 민감성과 연민으로 대체하는 시도 또한 좋은 결과를 낳을 것이다.

사례 연구 2

40세의 교도관인 버나드는 치과 치료까지 보장되는 건강 보험을 갖고 있지만, 어릴 때 이후로는 치과에 간 적이 한 번도 없다. 어린 시절 동네의 치과에서 안 좋은 경험을 했기 때문이다. 당시 마을에 유일했던 치과의사는 자칭 인종주의자였고, 버나드에게 충치가 생길 때마다 치료 대신 이를 뽑아 버렸다. 버나드의 입 안은 지금도 치아가 빠져나가 벌집같이 보이는 빈 곳이 수두룩하다. 지금은 번듯한 치과 보험도 갖고 있어 언제라도 치과에 갈 수 있지만, 어린 시절 겪었던 치과의사에 대한 불신 때문에 기본적인 예방 조치마저 피하게 된 것이다.

논의

이 사례는 의료 서비스 내에서 당한 인종차별로 인해 의료인 모두에 대해 불신이 발생한 경우이다. 의료계는 인종주의나 차별대우에 관한 한 결코 청정지역이 아니다. 합법적 분리주의 시대에서 '분리하되 동등하게' 하는 의료 서비스란 소수 인종에 대한 열악한 치료를, 열악한 시설에서 실행하는 것을 의미했다. 악명 높은 터스키기 매독 실험은 아프리카계 미국인들이 의료 체계에 의해 실험용 쥐로만 이용될 뿐이라는 인식에 기름을 부었다. 오늘날에도, 일부의 아프리카계 미국인들은 그와 같은 많은 연구들이 은폐되었다고 믿고 있다. 의료 서비스에 대한 의심과 불만도 여전하다. 어떤 아프리카계 미국인들은 의학 연구에 참여하거나 치료받는 것을 거절한다. 복제약을 불신하여 약초 또는 민간요법에 의지하는 경우도 있다. 버나드와 마찬가지로 많은 소수 인종 사람들은 의료인이 자신에게 최선을 다하지 않는다는 생각에 의료 서비스를 기피하게 되는 것이다.

우리 자신의 문화적 편견을 인정하기

문화라는 용어는 1871년 인류학자인 에드워드 B. 타일러(Edward B. Tyler)[8]에 의해 소개되었다. 문화는 지식, 믿음, 예술, 법, 도덕, 관습, 그리고 그 사회의 구성원들에 의해 획득되는 모든 습관들을 포함하는 복잡한 완전체이다.[9] 미국 사회는 주류 문화(mainstream culture)와 하위 문화(Co-culture)라는 두 가지 범주의 문화를 갖고 있다.

주류 문화는 대부분 공통 언어와 사회의 기본 기관(예: 학교, 병원, 소방서, 경찰서, 정부, 법원), 유형의 인공물, 과학기술, 그리고 대부분의 사람들이 따르는 가치관으로 구성된다. 주류 문화는 다양한 집단이 상대적으로 예상 가능한 방식으로 공존하고 상호작용을 하도록 해준다.

하위 문화는 인종이나 민족, 성별, 나이, 직업, 종교, 사회적 계층, 지역, 그리고 기타 요소를 기반으로 사회적 집단을 구분하는 특성화된 삶의 방식이다. 예를 들어, 72세의 퇴직 약사인 존 스미스는 자기 자신에 대해 고령자, 퇴직자, 민주당원, 전문가, 남부 사람, 기독교인, 백인, 미국 중산층 남성(하위 문화에 포함된다)이라고 설명한다.

우리 모두는 어떤 집단에 대해서든 고정관념을 가질 수 있다. 다른 하위 문화에 대한 우리의 고정관념을 알아보기 위해 '자민족 중심주의 검사'가 설계되었다. 자민족 중심주의란 우리 자신 혹은 우리의 생활 방식이 우월하다고 여기는 것을 의미한다. 주류 문화 내부에 있는 하위 문화의 구성원으로서 우리는 자신의 태도와 믿음, 가치관을 바탕으로 타인에 대한 끊임없는 평가를 내린다. 여기서 태도란 선호의 의미이며, 선호는 단순히 좋고 싫음에 대한 것이다. 믿음은 우리가 진실이나 거짓으로 여기는 가치를 보여준다. 가치관은 바람직한 것이나 그렇지 않은 것, 옳은 것이나 그른 것, 선이나 악 등에 대한 판단을 나타낸다. 우리의 태도와 믿음, 가치관이 우리의 행동에 영향을 준다.

예를 들어, 개업 약사인 사라는 하나의 하위 문화인 자신의 직업적 지위, 즉 약사로서 자민족 중심주의적 관점을 갖고 있다. 그녀는 약초를 이용하는 대안 형태의 요법을 믿지 않고, 약리적 원칙을 선호한다(이것은 그녀의 태도이다). 그녀는 비처방 약초 요법이 심각한 건강적 위협을 일으킬 수 있다고 생각하며, 이 요법을 실행하는 사람들도 신뢰하지 않는다. 그들이 좌절한 환자에게 헛된 희망을 제공하여 과학적으로 입증되지 않은 치료법에 시간과 돈을 낭비하게 만든다고 여기는 것이다. 그녀에게 그런 요법들은 비윤리적이고 잘못된 방식일 뿐이다. 이러한 사라의 태도와 믿음, 가치관은 환자와 상호작용 시 그녀의 행동에 영향을 준다. 평범한 약사인 그녀는 자신의 의학적 접근법이 최고라고 믿고 있다. 마찬가지로 외과의사, 종양학자, 침술사 등도 각자 자신의 특정한 접근법을 옹호한다.

사람들은 타인에 대한 정보를 획득, 처리, 상기할 때 사회적 범주(예: 인종, 성별)를 이용하는데, 그 과정에서 고정관념이 형성된다. 고정관념은 우리가 복잡하거나 불확실한 상황을 조직화 및 단순화하도록 도와주고, 우리에게 어떤 상황을 이해하여 적절히 답할 수 있는 자신감을 준다. 하지만 고정관념은 원래 편견과 부정확성에 의한 것이므로, 특히 '한 가지 사이즈가 모두에게 맞는다' 는 원리를 적용할 경우 잘못된 결과를 낳을 수도 있다.

사례 연구 3

73세의 아프리카계 여성인 폴라는 고혈압 때문에 병원을 찾았다. 최근 몇 년 간 그녀는 꾸준히 혈압을 관리하고 있는데, 얼마 전부터

154/100 mmHg으로 수치가 높아진 것이다. 의사는 그녀에게 요즘 스트레스를 받고 있는지 물어 봤지만, 대답을 듣기도 전에 그녀의 약 용량을 증가시키겠다고 말했다. 그리고는 운동을 열심히 하고, 지방 및 염분 섭취를 줄여야 하며, 과일과 채소를 더 많이 먹을 것을 권장했다. 의사는 또 다른 문제는 없는지 확실히 하기 위해 혈액 검사가 필요하다고 말했다. 그리고 그녀를 간호사에게 보내기 전에 새로운 처방전을 작성했다.

폴라는 그동안 혈압을 관리하기 위해 열심히 노력했기 때문에, 약의 용량이 늘어난 것이 실망스러웠다. 혈압약에만 의존하고 싶지 않았기 때문이다. 그녀는 약사에게 고혈압을 위한 천연 제품을 추천해달라고 요청하기로 결심했다.

폴라는 약사인 사라에게 자신의 새로운 처방전을 건네면서 고혈압에 좋은 약초 요법에 대해 알고 있는지 물어보았다. 사라는 의사가 처방한 것이 매우 효과적인 치료라는 말로 대응했다. 그녀는 또한, 운동과 적절한 식단이 병행되면 고혈압을 잘 관리할 수 있는 가능성이 높다고 덧붙였다.

의사나 약사에게 원하는 답을 얻지 못 한 폴라는 결국 영적치유자를 찾아가 약초를 추천해달라고 부탁했다. 그녀는 의사의 조언에도 불구하고, 약의 용량이 증가하는 것을 원하지 않았다.

논의

이 사례 연구의 의사는 생명의학적 접근을 이용하여 증상과 징후에 주목했다. 이 접근법은 우리의 질병에서 상당한 역할을 할 수 있는 사회심리학적 요인에 대해서는 설명하지 않는다. 의사가 다른 접근법을 이용하고 있었다면, 본인의 상태를 가장 잘 아는 환자로부터 더 많은 정보를 얻을 수 있었을 것이다. 서술적 의사소통 접근법은 환자가 자신의 건강 상태에 대한 인식, 걱정, 태도, 믿음, 가치관에 대해 설명할 수 있도록 해준다. 이 접근법을 통해 환자가 갖고 있는 오해, 실수, 잘못된 정보를 의뢰인이 인지하고 바로잡을 수 있다. 이 접근법에서 의료인은 차트나 프로필, 고정관념이 아닌 환자가 본인의 질병에 대해 전해주는 정보를 바탕으로 치료 계획을 구성할 수 있다. 서술적 접근법은 의료인이 환자를 위해 치료법을 처방하는 것이 아니라 환자와 함께 치료법을 정하도록 도와준다. 두 가지의 차이점은 분명하다. 자신의 행동과 의견, 욕구, 가치관이 반영될수록 환자들은 그 치료 계획에 순응하려는 경향이 커지기 때문이다.

베를린(Berlin)과 포우키스(Fowkes)[10]는 다음과 같이 환자 의사소통에 L-E-A-R-N 모델을 이용하는 것을 제안하였다.

- 환자의 이야기를 들어라(Listen) : 앞에 나온 사례 연구에서 의사나 약사 모두 환자의 이야기를 충분히 들으려 하지 않았다. 약사는 환자의 상태에 대해 환자 본인이 어떻게 인식하고 있는지 확인해야 한다. 이를 위해서는 환자에게 개방형으로 질문을 하고, 피드백을 끌어내는 것이 좋다. 환자가 자신의 이야기를 하도록 만들자. 사라는 폴라에게 몇 가지 조사를 위한 질문을 먼저 했어야 했다. 예를 들면 "약이 효과가 없을까봐 걱정돼서 약초에 관심이 생긴 건가요?", "혈압이 왜 높아졌다고 생각해요?" 와 같은 질문이다.

- 그 문제에 대한 처방과 치료를 위한 전략을 설명하라(Explain) : 의료인이 치료 전략과 그 선택의 이유를 충분히 설명하지 않거나, 너무 전문적인 방식으로 설명하여 환자가 어려움을 겪는 경우가 많다. 약사는 치료와 의사결정 과정에 대해 환자가 이해할 수 있도록 쉬운 방식으로 설명하기 위해 열심히 노력해야 한다.
- 환자의 관점을 인정하라(Acknowledge) : 의료인의 생각과 유사한 점이나 차이점을 설명하라. 약사와 환자의 관계는 권위적 관계가 아닌 협동적 관계가 되어야 한다. 환자는 인정 받고 존중 받아야 한다. 사례 연구 3에서 의사와 약사는 모두 환자의 처방약과 약초 요법을 비교 설명할 기회를 놓쳤다. 환자가 선택 사항에 대해 교육을 받을 때, 그들은 자신의 건강에 대해 더 좋은 결정을 내릴 수 있게 된다.
- 치료법을 추천할 때, 환자의 문화적 배경을 기억하라(Remember) : 환자에게 자신의 태도와 믿음, 가치관을 강요해서는 안 된다. 사라는 많은 환자들이 대안 요법에 관심을 갖고 있음을 인정해야 한다. 대안 요법에 대한 환자들의 관심 혹은 믿음을 외면하기보다는 그 기회를 이용하여 환자들의 요구를 더 충족시킬 수 있도록 함께 노력해야 한다.
- 동의를 얻기 위해 협상하라(Negotiate) : 환자의 건강은 결국 환자의 손에 달려 있다. 약물 요법을 효과적으로 조정하기 위해서는 환자의 태도와 믿음, 가치관이 매우 중요함을 인정해야

한다. 사례 연구 3에서 환자는 자신을 위해 처방된 치료를 '믿지 않았고' 고 결국엔 의사도 약사도 아닌 제3자에게 도움을 청하게 되었다. 어떤 약이든 효과를 내려면 약사는 환자와 동반자가 되어 그들의 협력과 순응을 끌어내야 한다.

사례 연구 3에서 약사가 환자에게 생명의학적 접근보다는 서술적 접근법을 이용했다면, 환자에게 더 좋은 서비스를 제공하기 위한 중요한 정보를 얻을 수 있었을 것이다. 약사는 서술적 접근법이 다음의 사실을 알려줄 것이라고 생각한다. (1)환자의 혈압이 높아지는 이유, (2) 환자가 용량의 증가를 원하지 않는다는 사실, (3) 환자가 종래와 다른 요법을 중요하게 여긴다는 점, (4)이 환자의 이야기를 단순히 들어주는 것도 치료적 개입이라는 점. 만약 사라가 이 접근법을 이용했다면, 폴라는 영적치료사에게 가지 않았을 것이다.

요약

문화적 이해력을 갖기 위한 첫 번째 단계는 의료 서비스 내에 여전히 소수 집단의 사람들에 대한 차별과 불평등이 존재함을 인정하는 것이다. 두 번째 단계로 우리가 타인의 믿음과 행동에 대해 해석하고 의미를 부여하며 가치 판단을 내리는 방식에 대해 우리 자신의 문화적 배경이 어떤 영향을 미치는지 이해해야 한다. 환자들은 그동안의 경험들로 인해 의료 서비스에 대해 각자의 인식을 갖고 있다.

자민족 중심주의 검사

다음 단계들을 순서대로 이행하도록 한다.

1. 자신이 속해 있다고 생각하는 하위 문화(예: 여성, 약사, 기독교인, 백인) 한 가지를 떠올려 본다.
2. 자신이 속해 있지 않다고 생각하는 하위 문화(예: 남성, 환자, 이슬람교인, 아프리카계 미국인) 한 가지를 떠올려 본다.
3. 표를 그려, 가장 위에 나의 하위 문화와 다른 하위 문화라는 각각의 칸을 만든다.
4. 다음 목록에서 자신의 하위 문화에 해당되는 형용사 다섯 가지를 골라서 해당 칸에 적는다.

똑똑한	우쭐대는
물질주의적인	깔끔한
야심 있는	기민한
부지런한	충동적인
부정직한	고집스러운
보수적인	전통적인
실용적인	진보적인
날카로운	교활한
거만한	전통을 추구하는
공격적인	쾌락을 추구하는
세련된	

5. 그리고 두 번째 칸에는 다른 하위문화에 해당되는 다섯 가지를 골라서 써 넣는다.
6. 당신이 선택한 각각의 형용사에 대해 다음과 같이 평가한다.

   5=매우 동의한다 4=약간 동의한다 3=동의도 반대도 하지 않는다

   2= 약간 동의하지 않는다 1=매우 동의하지 않는다
7. 각 칸에 있는 숫자를 합한다. 당신이 고른 형용사는 당신의 문화와 다른 하위 문화에 대한 당신의 고정관념을 나타낸다. 각 점수는 5~25 사이에 분포한다. 점수가 높을수록, 고정관념에 대해 동의하는 정도가 높음을 의미한다.
8. 자신의 자민족 중심주의 정도에 대해 말해 주는 두 가지 점수에 대해 생각해본다. 당신은 어떤 형태의 자민족 중심주의자인가? 다른 집단에 대한 당신의 고정관념은 어느 정도나 정확한가? 자신의 고정관념이 그 집단의 모든 사람을 설명해준다고 생각하는가? 고정관념은 언제나 맞아 떨어지는가?

과거의 부정적 경험들이 환자 스스로 의료 시스템을 거부하도록 만들기도 하지만, 그렇다고 해서 의료인이 그들을 차별대우해도 된다는 의미는 아니다. 문화적 이해력을 갖기 위한 세 번째 단계는 환자의 인종, 민족, 성별, 나이, 경제적 지위와 상관없이 환자와 약사의 관계를 향상시키는 의사소통 전략을 이용하는 것이다. 또한 고정 관념을 피하고, 환자 개인의 욕구를 충족시킬 수 있는 치료 계획을 함께 세울 수 있도록 노력하는 의료인의 자세가 필요하다. 환자에게 더 좋은 서비스를 제공하는 것이 당신의 목표라면, 문화적 이해력의 향상은 평생 동안 노력해야 할 일이다.

References

1. Population Projections of the United States by Age, Sex, Race, and Hispanic Origin: 1995–050. Washington, DC: Bureau of the Census, U.S. Department of Commerce; 1996:1125–30.
2. Mental Health: Culture, Race and Ethnicity–A Supplement to Mental Health: A Report of the Surgeon General. Washington, DC: U.S. Department of Health and Human Services; 2001.
3. Betancourt JR, Green AR, Carrillo JE. Cultural Competence in Health Care: Emerging Frameworks and Practical Approaches (Field Report). New York: The Commonwealth Fund; October 2002.
4. Institute of Medicine Board on Health Sciences Policy. Unequal Treatment: Confronting Racial and Ethnic Disparities in Health Care. Washington, DC: National Academies Press; 2002.
5. Williams DR. Race, socioeconomic status, and health: the added effects of racism and discrimination. Ann N Y Acad Sci. 1999;896:173–88.

생각해 볼 문제들

1. 다른 문화에 대한 자신의 고정관념을 잘 인식하려면 어떻게 해야 하는가?
2. 3장에 따르면, 환자에게 올바른 서비스를 제공하기 위해서는 환자를 사람으로 바라보는 관점이 필요하다. 고정관념과 편견은 환자를 사람으로 보는 것에 어떤 문제를 가져오는가?
3. 문화적 이해력의 결핍은 부적절한 환자 서비스에 어떻게 기여하는가?
4. 문화적 이해력을 갖게 되는 것의 이점은 무엇인가?
5. 무엇을 통해 약에 대한 환자의 문화적 믿음을 알 수 있는가? 건강에 관한 믿음은? 더 좋은 서비스를 제공하는 데 필요한 정보를 알기 위해 환자에게 어떤 질문을 할 수 있을까?

6. The Harvard Forums on Health. Americans Speak Out on Disparities in Health Care. 2003. Executive summary available at: http://www.phsi.harvard.edu/health_reform/poll_media_report_disparities.pdf.
7. Van Ryn M, Burke J. The effect of patient race and socio-economic status on physicians' perceptions of patients. Soc Sci Med. 2000;50:813–28.
8. Tylor EB. Primitive Culture, Researches into the Development of Mythology, Philosophy, Religion, Art and Custom. London: John Murray; 1871.
9. Kearney P, Plax TG. Public Speaking in a Diverse Society. 2nd ed. Mountain View, Calif: Mayfield Publishing Co; 1999.
10. Berlin EA, Fowkes WC. Teaching framework for cross-cultural care: application in family practice. West J Med. 1983;139(6):934–8.

CHAPTER 16

민감한 주제와 관련한 의사소통

COMMUNICATING ON SENSITIVE TOPICS

CHAPTER 16 COMMUNICATING ON SENSITIVE TOPICS

민감한 주제와 관련한 의사소통

환자들에게 특히 어떤 주제는 의료인과 상의하기 어려운 문제일 수 있다. 성(性)적 문제, 정신적 장애, 약물 남용, 혹은 비만 등의 주제가 여기에 해당한다. 성별에 따라 환자가 이야기하기 꺼려하는 주제가 조금씩 다를 수도 있다. 예를 들어 어떤 남성들은 남성 불임증에 대해 언급하는 것을 어려워하는데, 이는 그것이 자신의 남성성을 반영한다고 생각하기 때문이다. 남성성이나 정력, 생식력, 그리고 후손에 높은 가치를 매기는 문화에서는 이것이 매우 어려운 문제가 될 수 있다. 이와 대조적으로, 불임을 겪고 있는 어떤 여성들은 쉽게 의학적 조언을 구하고, 종종 약사에게 배란기 예측 기구나 비타민, 보충제, 임신 테스트기 등에 대한 도움을 요청하기도 한다.

약사는 환자들과 가장 가까운 위치에 있고, 수시로 그들과 소통하기 때문에 이런 민감한 주제에 대해 이야기하게 되는 경우가 많다. 이럴 때 약사는 환자에게 안정되고 편안한 분위기를 제공하여 부끄러움이나 망설임을 느끼는 환자들이 고민을 털어놓을 수 있도록 만들어야 한다. 이런 상황에 대해 준비가 덜 됐거나 약사 스스로가 민감한 주제 다루기를 꺼려한다면 결코 좋은 약국이라 할 수 없을 것이다. 이 장에서는 환자에게서 민감한 건강 문제에 대한 이야기를 이끌어내는 방법을 소개한다.

시간과 장소 선택하기

민감한 건강 문제로 환자와 대화하려면 우선 준비가 필요하다. 가장 중요한 요소 중 하나는 이 대화를 위한 적절한 시간과 장소를 확인하는 것이다. 먼저, 약사는 다른 방해를 받지 않고 환자에게 온전히 집중할 수 있는 시간을 선택해야 한다. 환자와 신뢰 관계를 만들고, 민감한 주제에 대해 깊이 알아내기 위해 시간적 여유가 꼭 필요하다. 만약 이런 상담을 하는 도중 다른 업무 때문에 수시로 약사가 자리를 뜬다면 어떤 환자도 자신의 민감한 걱정거리를 털어놓으려 하지 않을 것이다. 상담 중에 방해 받는 일을 최소화하려면 미리 계획을 세워야 한다. 여기에는 상담 장소에 필요한 모든 것이 포함된다(예: 조제된 약, 환자 교육 자료, 신체 측정 도구, 의학적 기록, 약국 프로필, 펜과 종이, 노트북 컴퓨터). 약국에 함께 근무하는 다른 직원들도 상담 도중 환자의 사생활 보장이 중요함을 인식하고, 상담의 소요 예상 시간이 어느 정도인지 미리 알고 있어야 한다. 현재 상담이 진행 중임을 알리는 인쇄물이나 문패를 상담 장소 앞에 걸어두면 좋을 것이다. 꼭 환자의 조제 대기 시간만을 이용하여 상담할 필요는 없다. 환자의 문제에 약사가 집중할 수 있는 시간으로 별도의 약속을 잡는 것이 더 효과적일 수 있기 때문이다.

상담 내용이 다른 사람에게 들리지 않도록 사생활이 보장되는 독립적 공간을 확보해야 한다. 별도의 상담실을 마련하는 것이 가장 좋겠지만, 다른 업무로부터 독립된 공간이라면 상담 공간으로 활용 가능하다. 창문이 있는 방인 경우 블라인드를 설치해 두고, 환자의 의사에 따라 외부의 시야를 차단하는 배려도 필요하다. 항상 기억할 것은 약국 업무로부터 방해 받는 일은 최소화하는 한편, 환자의 비밀 보장은 최우선으로 생각해야 한다는 점이다.

상담 공간은 약사가 환자에게 온전한 관심을 쏟을 수 있는 공간이어야 한다. 또한 밖에 있는 사람에게는 들리지 않으면서도 환자가 이해하기에 충분한 목소리 크기를 유지하는 것이 중요하다. 대화 도중 계속 해서 환자와 눈을 마주치면 상담의 분위기를 편안하게 만드는 데 도움이 된다. 환자는 민감한 주제에 대해 이야기할 때 종종 감정적인 상태가 될 수 있으므로 상담 공간에 휴지를 비치해두는 것도 좋겠다. 상담을 시작하기 전에, 약사는 환자가 주변 환경에 대해 편안함을 느끼는지 확인해야 한다.

상담 시작하기

이 환자와의 상담이 처음이라면 약사는 소개말과 함께 상담의 목적을 설명하게 된다. 약사는 상담 내내 전문가적 면모와 함께 정중하고 공손하며 참여적인 태도를 보여주어야 한다. 상담이 지나치게 격식 없는 상태에서 진행되는 것도 좋지 않다. 환자와 의료인 사이에 공적인 관계가 유지되지 않으면 환자는 민감한 개인 문제나 걱정을 드러내기를 꺼려할지도 모른다.

약사는 환자의 이야기를 주의 깊게 들어야 한다. 눈을 보고 이야기하는 것도 중요하다. 대화 도중 필요한 의학적 정보를 기록해야 하는 경우도 있지만, 상담을 방해하지 않는 수준에서 이루어져야 한다. 환자가 말하는 동안 고개를 숙여 무언가를 적는 일은 집중하지 않거나 관심이 부족한 것으로 해석될 수 있다. 당신이 무엇을 왜 적고 있는지 환자가 의아해하지 않도록, 상담 내용의 문서화가 필요하다는 사실을 미리 설명해주는 것이 좋다. 기록의 필요성을 알리지 않은 채 상담을 진행하다 보면 환자가 약사의 행동에 대해 오해하게 될 수도 있다. 예를 들어 환자가 헤르페스 감염의 원인으로 남편을 지목할 때 약사가 갑자기 무언가적는 행동을 보인다면, 이 여성은 부끄러운 마음에 대화에 대한 열린 마음을 닫아버릴지도 모른다. 이럴 때 약사는 환자를 놀라게 하거나 창피하게 만드는 행동을 피하고, 계속 눈을 마주치며 환자의 걱정거리에 대해 열심히 귀를 기울여야 한다. 상황에 대한 개인적인 판단은 자제하면서 환자가 받고 있는 고통에 공감적으로 대응하는 것이 중요하다(예: "환자분께 매우 어렵고 힘든 상황인 것 같군요").

열린 소통의 효과를 최대화하려면, 약사는 환자의 상태를 평가하고 관련 교육을 제공하기 위한 사전 준비를 철저히 해야 한다. 환자를 대하는 태도에서는 무엇보다 전문성과 자신감, 배려심이 중요하다. 자신감이 부족하여 말을 더듬거나, 얼굴이 빨개지고, 눈을 마주치지 못하고, 주저하는 모습을 보이는 약사는 환자에게 잘못된 신호를 보내게 될 수도 있다. 이 경우 환자는 약사가 자신의 민감한 이야기에 당황했거나 자신을 안 좋게 생각할 거라고 오해할지도 모른다. 그러므로 약사는 조직화된 방식으로 상담을 준비해야 한다. 여기에는 그 질병 및 약물 치료적 선택에 대한 검토, 환자가 보이는 증상의 원인이나 악화 요인이 될 수 있는 다른 질병 또는 약에 대한 숙고, 그리고 그 질병 및 약에 대해 상담 시 필요한 중요 사항 등을 검토하는 일 등이 포함된다. 상담의 전체 내용을 대략 구상해보고, 질문 목록을 미리 작성하는 일도 도움이 될 것이다. 표 16-1은 상담 시 물어볼 수 있는 질문 목록의 예를 보여준다. 질문은 대부분 개방형으로 해야 하며 환자의 깊이 있는 반응을 이끌어내기 위해 후속질문도 미리 준비해야 한다.

공감 표현하기

건강과 관련된 민감한 문제에 대해 환자들이 겪는 복합적인 감정들을 예상하는 것은 매우 어려운 일이다. 이런 감정들이 상담을 하는 동안 표면으로 드러날 수도 있다. 예를 들어 발기부전을 겪고 있는 남

표 16-1 면담 질문 샘플

발기 부전(ED)

성욕을 느끼십니까?

성관계를 하고 싶은 생각이 드나요?

성적 파트너와의 친밀감에 관한 문제를 겪고 있나요?

발기를 하고 유지하는 데 어려움이 있나요?

발기에 성공하는 빈도는 어떻게 되나요?

수면 중이나 꿈 속에서, 혹은 아침에 발기를 경험하나요?

삽입이 이루어질 정도로 충분히 단단하게 발기가 되나요?

절정에 이르는 데 어려움이 있나요?

사정을 하는 데 어려움이 있나요?

성관계를 생각할 때 불안함을 느끼나요?

발기 부전이 악화되는 경우가 있나요? 어떤 상황에 그렇게 되나요?

우울증을 겪고 있나요?

슬프거나 우울하거나 혹은 '쓰레기 더미에 빠진 것 같은' 기분이 드나요?

삶의 기쁨이 줄어든다는 생각을 하고 있나요?

성적 파트너에 대해 만족하나요?

성적 파트너와 좋은 관계를 맺고 있나요?

이 문제가 시작된 것은 언제인가요? 갑작스러운 일이었나요, 아니면 서서히 일어났나요?

발기 부전이 당신의 성생활에 어떤 영향을 미쳤나요?

당신이나 당신의 파트너는 이 문제에 대해 화가 난 상태인가요?

당뇨나 고혈압, 고콜레스테롤증 등을 진단 받은 적이 있나요?

식욕, 갈증, 소변의 패턴, 체중 등에 어떤 변화가 나타나고 있나요?

심장, 혈관, 신경, 호르몬등과 관련된 질병에 대한 병력이 있나요?

비뇨생식기 외상이나 수술을 겪은 적이 있나요?

전립선 문제로 진단을 받은 적이 있나요?

소변 배출에 대해 어려움이 있나요? 급뇨, 빈뇨, 복압배뇨, 배뇨지연, 요실금, 약뇨 등의 문제가 있나요?

흡연을 하거나 담배 관련 제품을 이용하나요?

음주를 하나요?

마리화나, 코카인, 헤로인과 같은 향락성 약물을 이용하나요?

하루 동안 몸을 많이 움직이나요? 유산소 운동을 정기적으로 하고 있나요?

취미가 뭔가요? 자전거나 오토바이 등을 일상적으로 타나요?

폐경기

월경을 얼마나 자주 하나요?

(이어서)

표 16-1 면담 질문 샘플 (이어서)

각 월경 기간은 얼마동안 지속되나요?

월경을 하면 시작하는 날과 다음 월경이 시작하는 날 사이에 며칠의 간격이 있나요?

생리 양이 많거나 적은 경우가 있나요?

마지막 월경은 언제였나요?

자궁절제술을 받았나요? 만약 그렇다면 난소를 한 쪽만 제거했나요, 아니면 양 쪽 모두 제거했나요? 자궁 경관을 제거했나요? 그 수술을 받은 지 얼마나 됐나요?

호르몬의 변화를 경험하는 많은 여성들이 안면홍조와 식은땀을 호소합니다. 체온 조절에 어떤 어려움이 있다는 생각을 해본 적이 있나요?

정수리에서 시작된 열이 상체로 흘러가는 느낌을 받은 적이 있나요?

다른 가족들이 쾌적하다고 하는데도 덥다고 느꼈던 적이 있나요?

집에 있을 때 다른 사람들이 시원하다거나 춥다고 하는데도 당신은 집안의 온도를 더 낮추려고 하나요?

집에서 종종 더위나 불편함을 느껴서 더 얇은 옷을 입고 있나요?

밤중에 안면홍조나 식은땀 때문에 잠에서 깬 적이 있나요?

잘 때 땀이 많이 나서 덮는 이불을 교체하거나 혹은 이불을 걷어차는 일이 있었나요?

밤 시간대에 잠을 잘 자나요?

수면 장애로 인해 낮 시간에 피로를 느끼나요?

기침할 때, 웃을 때, 혹은 재채기를 할 때와 같이 의도하지 않은 상황에서 소변이 나온 적이 있나요?

질의 건조함이나 어떤 불편함을 겪고 있나요?

성욕과 관련해서 어떤 변화가 있다는 생각이 드나요?

성적 파트너와 친밀감에 대한 문제를 겪고 있나요?

질의 윤활성과 관련하여 어려움이 있나요?

절정에 이르는데 어려움이 있나요?

성관계 이후 질에서 출혈이 있나요?

성관계에 대해 생각할 때 불안함을 느끼나요?

우울증이 있나요?

슬프거나 우울하거나 혹은 '쓰레기 더미에 빠진 것 같은' 기분이 드나요?

삶의 기쁨이 줄어든다는 생각을 하고 있나요?

성적 파트너에 대해 만족하나요?

성적 파트너와 좋은 관계를 맺고 있나요?

성기능 약화에 대해 처음 인지한 것은 언제인가요? 문제가 갑자기 진행됐나요, 아니면 서서히 진행됐나요?

성적 기능에 문제가 있음을 알게된 후 당신의 기분을 설명해 보세요. 예를 들면, 당신이나 당신의 파트너는 이 문제에 대해 화가 난 상태인가요?

성은 당황스러움과 수치심, 고립감, 무능함 등을 느끼며 이 모든 감정들이 대화에 장애가 된다. 우울증 환자의 경우 정신적 질환에 대한 사회적 낙인에 두려움을 느껴서, 증상에 대해 이야기하기를 꺼려할 우려가 있다. 섬유근육통 환자는 자신의 병이 심각하게 받아들여지지 않을까봐 걱정한다. 그들은 좌절감과 분노, 낙담, 절망 등에 시달리고 있다.

상담 시 나타나는 감정이 무엇이든 상관없이, 환자와 대화하는 동안 공감을 표현하는 것이 중요하다. 예를 들어, "밤에 잠을 못 자면 제대로 일을 하기가 어렵겠네요." 와 같은 말이 효과적일 수 있다. 이것은 당신이 환자의 이야기를 듣고 환자의 생활에 미칠 수 있는 영향을 이해했음을 보여주는 것이다. 약사가 무슨 말을 해야 할지 모른다면, 환자가 한 말을 그대로 반복하는 방법 – "새로운 곳으로 이사를 했기 때문에 외로움과 고립감을 느끼고 있군요" 와 같은 말–이 매우 효과적일 수 있다. 환자가 말한 내용이라면 어떤 것도 깎아내리거나 축소하려 해선 안 된다. "걱정마세요. 다 잘 될 거예요." 와 같은 말은 오히려 환자의 고통을 축소시켜 소외감을 느끼게 할 수 있으니 주의하자. 가장 좋은 대응은 환자의 걱정을 존중하고, 약사 또한 진지하게 받아들이고 있음을 알리는 것이다.

환자가 문제에 대해 이야기할 때, 의료인은 환자의 감정 상태를 살피는 대신, 문제를 바로 해결하거나 축소화하는 단계로 넘어가려는 성향을 갖고 있다. 다음의 대화에서 두 명의 환자와 나눈 이야기를 살펴보자. 첫 번째 대화는 약사가 부적절한 반응을 보인 경우이고, 두 번째는 효과적인 대응에 대한 예이다.

발기 부전에 관한 대화1

환자: (직원에게) 약사분과 이야기할 수 있을까요?

직원: 물론이죠. (뒤돌아서 약사에게 큰 소리로 말한다) 이 손님이 약사님과 이야기하고 싶어 하시네요.

약사: (조제실에서 환자를 향해, 약 6미터의 거리에서) 네, 무슨 일이죠?

환자: (약사에게 앞으로 오라는 손짓을 하며) 약사님께 여쭈어볼 것이 있는데요.

약사: (눈동자를 굴리며 환자에게 다가온다) 말씀하세요.

환자: (처방전을 건넨다) 조금 창피하네요. 이런 약까지 먹어야 하는지 속상하기도 하구요. 이게 정말 저한테 효과가 있을까요?

약사: 아, 물론이죠... 걱정 마세요! 이런 일로 약국에 오시는 분들이 한 두 분이 아니에요. 지금 당장 조제해 드릴게요. 걱정하지 마세요. 약의 도움이라도 받을 수 있다는 게 어딘가요.

환자: 제가 요즘 아내와 사이가 별로거든요, 게다가 벌써 약에 의존해야 한다는 사실이 속상하네요.

약사: 네, 압니다. 하지만 말씀 드렸듯이 최소한 도움이 될 약은 있잖아요. 그러니까 제가 가서 당장 약을 제조해 올게요.

환자: (소심하게) 네.

논의

이 대화에서 약사가 환자의 걱정을 빨리 안심시키고 넘어가려고만

한 것이 아쉬운 부분이다. 약사는 환자의 걱정을 진심으로 해결해주지는 못 하고 있다. 아마도 약사가 이 주제에 대해 이야기하기를 불편해하기 때문일 것이다. 게다가 환자는 지금 당황스럽고 불편한 감정에 빠져있는 상태이다. 환자의 도움 요청을 직원이 큰 소리로 말함으로써 환자의 당혹감과 불안함은 더 커질 수밖에 없게 어떻게 하면 이 상황을 더욱 적절하게 처리할 수 있을지 함께 생각해보자.

발기 부전에 관한 대화 2

환자: (직원에게) 약사분과 이야기할 수 있을까요?

직원: 물론이죠. (약사에게 걸어간다) 카운터 앞에 계신 남자 손님이 약사님과 이야기하길 원하세요.

약사: (조제실을 나와 환자에게 걸어온다) 안녕하세요. 저는 약사인 켄 브라운입니다. 무엇을 도와드릴까요?

환자: (처방전을 건넨다) 조금 창피하네요. 이런 약까지 먹어야 하는지 속상하기도 하구요. 이게 정말 저한테 효과가 있을까요?

약사: (처방전을 본다) 좀 더 조용하게 이야기할 수 있는 곳으로 가실까요? (손짓으로 환자를 조용한 장소로 이끈다) 이런 문제를 얘기하는 일은 조금 어색하고 불편할 수도 있습니다. 남성으로서 이런 증상이 있다는 것과 약을 먹어야 한다는 사실을 받아들이기가 쉽지 않으실 거예요.

환자: 네, 정말 싫어요.

약사: 저도 이해합니다. 이 약은 발기부전을 치료하는 데 매우 효과적인 약으로 알려져 있습니다. 다른 건강 관련 원인이 있는 것

은 아닌지 의사가 확인했나요?

환자: 네, 매우 철저하게 했어요. 내 나이가 되면 혈액의 흐름이 충분치 않아서 그런 문제가 생길 수 있다고 말씀하시더군요.

약사: 맞는 이야기에요. 그리고 생각보다 많은 남성들이 겪는 흔한 문제이기도 하구요. 이 약이 혈액순환을 원활하게 하여 발기부전을 치료하는 데 많은 도움을 줄 겁니다.

환자: 글쎄요...근데 제가 하고 싶은 말은...

약사: 성관계를 위해 약에 의존해야 한다는 것이 싫으실 겁니다.

환자: 네... 저는 평범한 성생활을 원하지만, 그것을 위해 약을 먹어야 한다는 사실이 싫어요.

약사: 이해가 됩니다. 처음엔 자연스럽게 받아들여지지 않을 거예요.

환자: 네, 그런 비슷한 느낌입니다.

약사: 그래도 이 약이 도움이 될 수 있고, 사용법도 꽤 간편하다는 점이 다행스럽네요. 제가 가서 약을 조제해 오겠습니다. 그리고 이 약을 통해 최대의 효과를 보는 방법과 환자분이 아셔야 할 예방조치에 대해 설명해 드릴게요.

환자: 네. 다시 한 번 감사합니다.

논의

이 대화에서 약사는 통찰력과 이해심을 보여주고 있다. 그는 환자가 지금 무엇을, 왜 걱정하는지 파악했으며, 환자에게도 이 점을 분명히 알렸다. 이를 통해 신뢰 관계가 형성되고 환자는 문제에 대해 좀 더 개방적으로 이야기할 수 있게 되었다. 단순한 정보 전달을 넘어 약사의 배려와 공감을 함께 보여준 상담을 통해 환자의 무거운 마음은 한결 가벼워졌을 것이다.

여기서 약국 직원은 환자의 상담 요청을 조용히 약사에게 전달했고, 약사는 환자 앞으로 다가가 환자의 걱정에 공감을 표시하며 상담 공간으로 안내했다. 이 과정에서 약사는 문제를 고치려고도, 축소하려고도 하지 않는다. 단지 그 문제가 환자에게 어떤 의미인지 이해해주고 공감을 표시했을 뿐이다. 공감은 궁극적으로 사람들을 진정시켜 앞으로 나아갈 수 있게 만들어준다.

공감이 매우 중요한 또 다른 민감한 상황은 환자가 생명에 지장이 없는 만성 질환을 갖고 있는 경우이다. 이 경우 의료인은 환자의 상황을 대단치 않게 생각하거나 환자에게 "더 나쁜 상황일 수도 있었다"는 점을 납득시키려 할 수도 있다. 하지만 그 질병이 치명적인 것이 아닐지라도 환자의 삶의 질에 상당한 영향을 미칠 수 있다는 점을 고려해야 한다. 한 가지 예가 건선증이다. 건선증을 가진 환자는 통증과 고통, 수면 장애, 감정 변화 등을 경험한다. 건선의 병변이 나타나고 감추기가 어려워지면 환자는 당혹감과 함께 사회적 낙인에 대한 두려움을 느낄 수 있다. 의사소통 시 한 가지 흔한 실수는 '환자의 기분을 좋게 하기 위해' 생명에 위협적인 다른 질병과 비교함으로써 환자가 갖고 있는 만성질환의 심각성을 애써 축소시키려 하는 것이다. 그 병이 생명에 지장을 주지는 않더라도 환자의 삶에는 큰 영향을 미치는 걱정거리임을 잊지 말아야 한다. 이럴 땐 환자의 불안함이나 당혹감에 대한 이해를 표현하고 공감을 보여주면서 적절한 치료 계획을 제공하는 것이 최선이다.(공감에 대한 더 자세한 내용은 4장을 참고한다.) 이제, 또 다른 환자에 대한 시나리오를 살펴보자. 여기에서도 먼저 부적절한 대응 방식을 보고, 그 후 훨씬 적절한 방법을 살펴보겠다.

건선증에 관한 대화1

이 대화의 주인공은 25세의 여성 건선증 환자다. 그녀는 만성 판상형 건선을 앓고 있는데, 증상은 양 손에만 제한적으로 나타나므로 치료적 분류 체계에 따라 경미한 건선증으로 분류된다. 하지만 자신의 손에 나타난 병변만으로 그녀는 극심한 당혹감에 시달리고 있다. 약사의 소통 전략에서는 그녀의 개인적인 걱정들도 함께 고려해야 한다.

환자: 내 손이 사람들에게 어떻게 보일지 두려워요. 너무 끔찍해요. 남편은 병이 옮을까봐 내 손도 잘 잡지 않아요. 심지어 역겨워보인다고까지 말했는걸요.

약사: 아, 그렇게 나쁜 건 아니에요. 남편에게 이건 옮는 병이 아니라고 약사가 말했다고 하세요.

환자: 하지만 제겐 너무 끔찍한 병이에요.

약사: 환자분, 이보다 훨씬 안 좋은 병도 많아요. 생명에 지장이 있는 것도 아니고, 단지 손만 좀 그런 거잖아요.

환자: (불신하는 말투) 손만이라니요... 저는 이것만으로도 충분히 괴롭다구요.

약사: 어떤 환자들은 온 몸에 이런 증상이 나타나요. 손에만 나타나는 걸 고맙게 생각하셔야죠.

환자: (비꼬듯이) 참 고맙군요. 기분이 아주 좋아지네요. 이젠 불평도 맘대로 못 하겠네요. 약이나 얼른 주세요.

논의

이 약사는 환자가 겪는 심각한 문제를 별 일 아닌 것으로 치부하고 있다. 환자가 매우 당황스럽고 상처 받았다는 사실을 알아차리지 못하는 상태이다. 약사가 한 말들은 모두 사실이지만 배려와 연민이 부족했다. 다음과 같이 반응했다면 어땠을까?

환자: 내 손이 사람들에게 어떻게 보일지 두려워요. 너무 끔찍해요. 남편은 병이 옮을까봐 내 손도 잘 잡지 않아요. 심지어 역겨워 보인다고까지 말했는걸요.

약사: 환자분께 얼마나 힘든 일인지 충분히 이해가 됩니다. 남편이 손마저 안 잡으려 한다니 정말 속상하시겠어요.

환자: 네, 너무 끔찍해요.

약사: 이해해요. 남편에게 이 병은 옮지 않는다는 사실을 말해주면 좋을 것 같습니다. 건선증은 전염병이 아니에요. 그렇다고 환자분의 기분이 나아지지는 않겠지만, 어쨌든 남편도 사실을 알아야죠.

환자: 그냥 이 병이 사라졌으면 좋겠어요.

약사: 그렇죠. 약을 조제한 후에 손이 깨끗이 나을 수 있도록 올바른 복용법과 효과를 최대화하는 방법에 대해 설명해 드릴게요.

환자: 네. 고맙습니다.

논의

이 약사는 먼저 환자의 아픈 마음과 당혹감에 대한 공감을 표시했다. 누구의 편을 드는 대신 남편에게 유용한 정보를 전해주라고 강조함으로써 속상한 환자의 마음을 어루만진다. 또한 문제를 완전히 없애고 싶은 환자의 욕망에도 전문가로서 적절히 대응하고 있다.

환자의 준비성 평가하기

환자가 민감한 주제에 대해 이야기하거나 질병 치료를 시작할 준비가 되었는지 평가하는 것이 중요하다. 어떤 환자들은 자신의 건강상태와 위험요소, 선택 가능한 치료법을 잘 알고 있지만 그것에 대해 이야기 하고 실행에 옮길 준비는 되지 않은 경우가 있다. 비만이나 과도한 흡연, 알콜중독 등 민감한 문제를 가진 환자들을 예로 들어보자. 이들 중 일부는 이러한 문제에 대해 이야기하는 것을 싫어한다. 또 어떤 환자들은 이야기하는 것까지는 괜찮지만 그 문제를 해결하기 위해 당장 행동을 취하는 것은 거부한다. 처방약을 복용할 준비는 되었지만 담배를 끊고 싶지는 않은 고혈압 환자도 있을 수 있다. 의료인의 의사소통 전략이 각 행동에 대한 환자의 준비성 수준과 맞아 떨어지지 않으면 그 전략은 효과를 보지 못할 것이다. 그 일치성을 확인하기 위한 한 가지 방법으로 의사 결정 저울을 이용할 수 있다.

의사 결정 저울의 개념은 환자가 행동의 변화에서 얻는 이점이 그 행동의 변화(약의 복용, 체중 감소, 금연, 운동) 이전에 있었던 문제점보다 더 크다는 점을 인식해야 한다는 것이다. 약사는 환자가 이 저울을 변화 쪽으로 기울이도록 이끄는 역할을 할 필요가 있다. 환자가 정말 변화가 필요한지에 대해 상반된 마음을 갖거나 확신하지 못 하고 있다면, 그들은 그 변화에서 얻는 이점과 장애물이 동등하다고 여기고 있는 것이다. 무턱대고 변화의 이점만을 나열할 경우 환자는 오히려 방어적인 태도를 취하게 된다. 이런 접근법이 효과를 보는 경우는 드물다. 좀 더 좋은 방법은 환자에게 그 변화로 인해 얻을 수 있는 것이 무엇이라고 생각하는지 질문하는 것이다. 이 방법을 통해 환자는 장애물보다는 좋은 점에 집중하게 되고, 스스로 성찰하는 기회를 갖게 된다.(행동의 변화에 대한 자세한 내용은 9장을 참고한다.) 이때 약사가 환자에게 변화해야 한다고 설득하는 것은 신중해야 한다.(설득에 대한 내용은 13장을 참고한다.) 이제, 상반된 마음을 갖고 있거나 변화에 반감이 있는 환자가 의사 결정 저울을 기울게 만드는 과정을 사례와 함께 살펴보자.

환자: 고혈압 때문에 꼭 이 약을 먹어야 하는 건지 잘 모르겠어요. 난 괜찮은데 말이죠.

약사: 그러니까, 몸 상태가 괜찮다고 느끼시기 때문에 이 약이 꼭 필요한지 의문이 드신다는 이야기군요.(공감과 이해를 표현)

환자: 맞아요.

약사: 이해가 되네요. 혈압이 상승해도 잘 느끼지 못 하는 일들이 흔합니다. 이 약을 복용해서 얻을 수 있는 혜택은 뭐라고 생각하세요?

환자: 음, 혈압이 낮아져서 뇌출혈이나 심장 마비의 위험이 감소하는 것이겠죠.

약사: 정확히 알고 계시네요. 몇 가지 추가로 말씀드려도 될까요? (환자에게 추가 정보 제공에 대해 허가를 요청함으로써 환자의 자주성을 존중함)

환자: 좋아요.

약사: 혈압을 낮추면 좀 더 일상적인 생활을 즐길 수 있습니다. 환자분, 조깅 좋아하시잖아요. 운동으로 인해 혈압이 높아질 수 있기 때문에 계속해서 운동을 즐기려면 먼저 혈압을 안정적으로 유지하는 것이 중요합니다.

환자: 그렇군요. 그 문제는 생각해 보지 못했네요.

약사: 약을 복용하는 데 작용하는 문제점은 무엇인가요?

환자: 음, 말씀 드렸듯이 저는 괜찮은 것 같은데, 혈압이 높아져도 잘 모를 수 있다고 약사님이 말씀하셨잖아요?

약사: 네. 혈압측정기를 이용해 꾸준히 혈압을 체크해보셔야 해요. 또 다른 어떤 점들이 약을 복용하는 데 문제가 되나요?

환자: 이 약을 먹으면 무력해지거나 어지러움을 느낄 수 있다는 말을 들었어요.

약사: 일리 있는 걱정이네요. 어떤 환자들은 신체가 약에 익숙해지기 전까지 무력감을 느끼기도 해요. 또한 약을 처음 복용하기 시작하는 경우, 아침에 일어날 때 약간 어지러울 수도 있습니다. 이런 문제들은 보통 복용을 시작하고 일주일 정도가 지나면 사라집니다. 약이 환자분께 어떻게 작용하는지 지켜보는 것이 가장 좋은 방법이에요. 현기증이 걱정된다면 아침에 일어날 때 되도록 천

천히 이불 속에서 나오도록 하세요.

환자: 좋은 방법이네요. 이 약을 먹으면 발기부전이 나타나기도 한다는데 그게 사실인가요?

약사: 부작용으로 발기부전이 일어나는 경우는 아주 드문 일이에요. 그리고 나타난다 해도 보통 일주일 정도면 사라집니다. 만약 문제가 지속되면 저에게 전화해서 알려주세요. 그러면 제가 의사 선생님께 용량을 줄이거나 다른 약으로 바꿀 수 있는지 여쭤볼께요. 약의 복용을 중단하면 부작용도 완전히 사라집니다.

환자: 그렇군요. 좀 걱정되네요. 왜 그런 약을 처방해 주셨을까요?

약사: 걱정스러우신 건 이해합니다. 말씀 드렸듯이, 이런 부작용은 자주 있는 일도 아니고, 그 약은 혈압을 낮추는데 매우 효과적인 약이기도 합니다.

이 대화에서 약사는 환자의 걱정을 정중하게 다루고, 허가를 얻은 뒤 정보를 제공하며 약 복용의 문제점들도 해결해준다. 운동이나 다이어트에 대해서도 같은 방식으로 상담을 할 수 있다. 먼저, 장점을 잘 설명하고, 그 후에 문제점을 다루도록 한다. 생각보다 많은 환자들이 운동을 시작하는 것에 대해 두려움을 느낀다는 점을 기억해야 한다. 이 경우 엘리베이터 대신 계단 이용하기, 가까운 거리는 걸어서 가기 등 가볍게 실천할 수 있는 운동부터 제안해보자.

변화를 시작하는 데 만만치 않은 장애물이 있다면 그 극복 방법을 환자에게 물어보는 것이 좋다. 환자의 라이프스타일을 가장 잘 아는 사람은 환자 자신이기 때문이다. 환자가 대답을 하지 못하는 경우에는

"다른 환자들이 이용한 방법을 말씀드려도 될까요?" 라며 도움을 시도한다. 그리고 해결법을 설명한 후, "어떻게 생각하세요?" 혹은 "이 중에 어떤 것이 환자분께 가장 효과적일 거라고 생각하세요?" 라고 물어본다. 환자가 변화를 적극적으로 고려할 수 있도록 도움을 주는 방법이다.

민감한 주제에 대한 접근

약사는 환자의 질병 상태와 관련된 민감한 문제(표 16-2)에 대해 환자와 이야기할 기회를 다양하게 경험한다. 중요한 것은 관찰력과 몰두하는 자세이다.

예를 들어, 건강과 관련해 민감한 문제를 갖고 있는 환자는 그 문제로 의료 기관에 가지 않기 위해 대체 치료법을 찾으려 할 수도 있다. 발기부전이나 불임 문제를 갖고 있는 남성에게 정력을 강화해준다는 대체요법들은 매력적으로 다가올 것이다. 폐경기 여성들은 승마(black cohosh)나 콩 추출 이소플라본(soy isoflavones), 질 윤활제 등의 구매에 관심을 보이기도 한다. 이와 같은 각각의 상황들을 통해 약사는 환자의 증상이 나타나는 패턴을 설명하고, 그 질병 및 치료법에 대한 상담으로 연결시키는 노하우를 얻을 수 있다.

환자가 특정 질병에 취약한 위험한 상태임을 약사가 인지한다면, 이 부분에 대해 이야기해주어야 한다. 예를 들어, 약사는 환자의 현재 건강 상태가 성기능 문제를 일으킬 위험이 있음을 인지한 순간, 환자

표 16-2 민감해질 수 있는 대화 주제

환자가 겪는 문제	관련된 의학적 문제의 예
질병은 신체적, 정신적, 사회적 기능을 영향을 준다.	관절염, 섬유근육통, 감정 장애, 비만, 알츠하이머
환자는 만성 통증, 수면 장애, 혹은 낮 시간 동안 기면증을 경험한다.	불면증, 만성 통증, 섬유근육통, 관절염, 폐경기
환자는 당혹감과 자의식, 좌절감, 무력함 등을 느끼고, 이로 인해 상태의 유형과 심각성에 따라 불안감, 우울증, 약물 남용 심지어 자살충동까지 느낄 수 있다.	성기능부전, 불임, 비만, 건선, 만성 통증, 정신 질환, 알츠하이머, 파킨슨병
환자는 감추기 어려운 증상에 대해 부끄러움을 느끼거나 스스로 의식하게 된다.	탈모증, 건선, 습진, 여드름, 낭창, 파킨슨병
질병으로 인한 사회적 낙인에 대해 두려움을 갖게 된다.	성전염병, 인체면역결핍 바이러스(HIV)/에이즈, 건선, 약물 남용
관련 약물 요법이 복잡하고 불편하면 순응성에 영향을 준다.	암, HIV/에이즈, 관절염

에게 이 점을 언급할 수 있다. 당뇨나 고혈압 환자에게 발기 부전의 위험이 존재한다는 사실을 미처 몰랐던 환자도 많을 것이다. 이 때 약사는 환자의 전체적인 건강을 향상시키기 위한 방법을 추천하거나 혈당 및 혈압 관리를 최적화 하도록 복약 순응도를 강조하는 방식으로 도움을 줄 수 있다.

또 다른 기회는 환자가 약을 재공급 받으러 오는 바로 그 순간이다. 이것은 환자가 상담하기 꺼릴 수 있는 문제(예: 체중 증가, 성적 기능 약화, 감정의 변화)가 그 약으로 인해 발생하거나 악화되지 않았는지 평가할 수 있는 좋은 기회이다. 환자가 원치 않은 결과가 나타난 상황이라면 약을 처방한 의사에게 이에 대해 추천사항들을 제안할 수 있다.

마지막으로, 환자가 민감해할 수 있는 질병(예: 인간 면역 결핍증/에이즈, 성전염병, 암, 성적 기능 저하, 불임, 정신 질환)에 대해 약이 처방된 경우가 있는데, 이는 반드시 약사가 환자와 상담을 해야 하는 상황이다. 이 때, 약사는 다음 중 한 가지의 방식으로 대화를 시작할 수 있다.

"새 처방을 통해 환자분이 분명한 효과를 볼 수 있도록 이에 대해 이야기를 하고 싶습니다. 이 문제에 대해 이야기하는 것이 내키지 않으실 수도 있지만, 지금 환자분이 궁금해 하시는 문제에 대해 어떤 것이든 답을 해드리고 싶어요."

"이 질병에 대해, 그리고 이 약이 어떻게 도움이 될지에 대해 의사에게 어떤 말을 들었나요?"

"이 질병을 치료하기 위한 처방전을 받으셨는데, 어떤 게 궁금하신가요?"

"이 약에 대해서 환자분이 알아야 할 것들에 대해 이야기해 드릴게요. 질문이 있으면 물어봐주세요. 환자분이 가능한 한 많은 정보를 알게 되시길 바랍니다."

생각해 볼 문제들

1. 환자와 민감한 주제에 대해 이야기할 때, 환자의 불안을 증가시키지 않기 위해 당신 자신의 불안감이나 자신감 부족에 어떻게 대처할 것인가?
2. 당신을 가장 불편하게 하는 주제는 무엇인가? 이것을 극복하는 방법은? 이에 대해 동료와 논의해보자. 당신에게 불안을 일으키는 주제에 대해 편안하게 여기는 동료들도 있다. 그들이 자신의 불안을 통제하는 방법은 무엇인가?
3. 환자와 민감한 주제에 대해 상담을 할 때, 공감이 하는 역할에 대해 설명해보자. 공감이 그렇게 중요한 이유는 무엇인가?
4. 환자와 민감한 주제에 대해 다룰 때, 약이 어떻게 작용하는지에 대한 그들의 이해를 평가하는 것이 특히 중요한 이유는 무엇인가? 환자가 느끼는 당혹감이나 수치심은 그들이 병원에서 정보를 수용하는 능력에 어떤 영향을 미치는가? 약사의 냉담함이나 무관심, 비판적 혹은 거북한 태도 등은 환자의 정보 수용력에 어떤 영향을 미치는가?

요약

약사는 건강과 관련한 민감한 문제를 갖고 있는 환자에게 중요한 정보원이 될 수 있다. 환자의 질문과 기타 신호에 주의를 기울임으로써, 환자와의 상담이 필요한 상황인지 판단할 수 있을 것이다. 약사는 또 부작용 위험이 있는 처방의 경우 철저한 사후관리를 통해 약의 안전과 효용을 평가해야 하며, 이 질병의 치료에 효과적인 다른 약에 대해 환자에게 정보를 줄 수 있어야 한다. 환자와 이런 문제로 대화를 하는 동안에는 환자의 사생활 존중, 귀 기울여 듣기, 집중, 공감의 표현 등이 중요하다.

ADDITIONAL READINGS

LAvailable at www.uspharmacist.com/index.asp?show=archive

Berger BA, Lloyd KB. Communication concerning sensitive issues: counseling on erectile dysfunction. US Pharm. 2006;31(8):96–102.

Lloyd KB, Berger BA. Communication concerning sensitive issues: the depressed patient.

US Pharm. 2006;31(11):62–8.

Lloyd KB, Berger BA. Communication concerning sensitive issues: counseling on menopause. US Pharm. 2007;32(1):73–6.

Lloyd KB, Berger BA. Communication concerning sensitive issues: coronary heart disease. US Pharm. 2007;32(2):72–5.

Lloyd KB, Berger BA. Communication concerning sensitive issues: psoriasis. US Pharm. 2007;32(4):49–55.

Lloyd KB, Berger BA. Communication concerning sensitive issues: fibromyalgia. US Pharm. 2007;32(9):49–55.

CHAPTER 17

문해력이 부족한 환자와의 의사소통

Communicating with Patients Who Have Literacy Limitations

CHAPTER 17 COMMUNICATING WITH PATIENTS WHO HAVE LITERACY LIMITATIONS

문해력이 부족한 환자와의 의사소통

약국에서 만나는 다양한 사람들 중 문해력(글을 읽고 이해하는 능력)이 부족한 환자들이야말로 약사의 도움이 가장 필요한 부류이다. 이들이 자신의 질병이나 복용해야 할 약, 치료법 등에 대해 정확히 알 수 있도록 약사의 적절한 의사소통 전략이 발휘되어야 한다.

다른 의료인들과 마찬가지로, 약사는 매우 기술적인 언어로 의사소통하는 교육을 받는다. 동료들 사이에서는 이런 수준으로 대화하는 능력이 사회성 혹은 전문성 면에서 도움이 될 수 있다. 약대 학생과 레지던트들은 약의 이름과 구조, 약리적 치료 및 치료 기전을 암기하고 상술해야 한다는 압박 속에서 늘 생활하며 이런 용어들을 이용해서 말하는 능력이 성공의 기준이라고 생각하기도 한다. 불행히도, 그런 높은 수준의 전문적인 언어가 건강 관련 잡지의 환자 교육란에까지 이용되는 경우가 종종 있다. 최근의 한 연구는 10개의 건강 관련 잡지에 소개된 환자 교육 자료의 수준을 평가했는데, 이들 중 겨우 2개의 잡지만이 권장 수준인 5~6학년 수준 내의 자료인 것으로 나타났다.[1]

몇 년 전 나는 동료와 함께, 약대 2학년 학생들의 쓰기 과제에 이용된 의사소통의 수준을 평가하는 연구를 진행하였다. 학생들은 약이나 건강 관련 문헌을 바탕으로 일반적인 건강 문제에 대해 답하는 간단한 논문을 준비하라는 요구를 받았다. 그리고 단어 처리 소프트웨어의 독해 통계 기능을 이용하여 그들의 작문이 몇 학년 수준인지 검사하였다. 명시된 목표는 질문에 대해 4~5학년 독해 수준으로 답을 쓰는 것으로, 4~5학년 수준은 메디케이드의 보장을 받는 환자들의 평균 수준이다. 하지만 학생들의 첫 논문의 평균 수준은 11학년 수준이었고, 목표 수준에 맞추기 위해 수정할 단어는 평균 4.67개였다. 대부분의 학생들은 자신들이 그렇게 높은 수준으로 썼다는 것을 인식하지 못했다. 그리고 목표 수준에 맞추기 위해 노력이 필요하다는 사실에 놀라워했다. '혈중 포도당 점검(monitoring your blood glucose)' 을 '혈당 검사(checking your blood sugar)' 로 바꾸는 것과 같은 간단한 수정만으로도 상당한 변화가 발생하여 독해 수준이 낮아지게 된다.

최근 몇 년 동안 의학적 내용을 포함한 독해력 부족의 문제가 사회문제로까지 대두되고 있다. 어떤 이유에서든 이해하는 데 문제를 가진 환자는 약사에게 다루기 어려운 상대이다. 약사는 환자의 문해력 문제를 기민하게 알아차려야 하고, 이 문제에 대해 환자에게 기술적인 배려를 담아 접근할 필요가 있다. 이 장에서 우리는 (1)기본적 문해력과 의학적 문해력, 두 가지의 결핍이 주는 영향, (2)환자의 문해력 부족을 감지하고 이에 대처하는 세심한 방법, (3)약사가 이런 환자들에게 이용할 수 있는 의사소통 전략에 대해 알아볼 것이다. 이 장의 마지막에는 환자와 의료인을 위한 관련 자료의 목록을 제공한다.

문해력에 대한 정의와 설명

미국 문해력 국립 연구소(The National Institute for Literacy, NIFL)는 미국 내에서의 문해력 문제에 대한 연구와 이를 해결하기 위한 법안 발의의 지원에 상당한 영향력을 갖고 있다. 이 조직의 중요한 법안 발의안 중 하나가 미국 문해력법(National Literacy Act)으로, 여기에서는 이 나라의 문해력을 "개인이 영어를 읽고, 쓰고, 말하는 능력, 직업과 사회에서 역할을 하기 위해 필요한 능력의 수준에서, 문제를 분석하고 해결하는 능력, 그리고 자신의 목적을 달성할 수 있는 능력, 자신의 지식과 가능성을 발전시킬 수 있는 능력" 이라고 정의했다.

학년과 수준을 등가로 표현하는 것처럼, 역사적으로 기능적 문해력은 교육 받은 양의 정도에 의해 달라진다. 최근에는 특히 1990년의 전국 성인 문해력 조사와 2003년의 성인 문해력에 대한 전국 평가를 근거로, 학년 수준이 독해력을 측정하는데 좋은 방법이 아니라는 주장이 나오고 있다.[3,4] 문해력은 기능상으로 네 가지 수준, 즉, 기본 미만, 기본, 중급, 숙련의 네 가지 단계로 구분된다. 그럼에도 불구하고 아직도 학년 수준으로 구분하는 것이 일반적으로 이용되는 방식이다. 미국의 기능적 독해 수준이라고 언급되는 모든 미국인의 평균적인 독해 능력은 8학년이다. 마이크로소프트에 있는 플레시와 킨캐이드 (Flesch-Kincaid)의 통계에 따르면, 당신이 읽고 있는 이 장은 전체적으로 11학년 수준에 해당한다.

미국 성인의 문해력 조사에서는 거의 9천만 명에 가까운 사람들이 어떤 형태의 문해력 결핍 문제를 갖고 있다고 추정하고 있다. 문맹의 정도는 1990년대 후반에 정의되었다. 우리는 읽거나 쓰는 능력이 부족한 사람들을 문맹이라 부른다. 5학년 수준 혹은 그 미만으로 읽는 사람들은 기능적 문맹으로 분류할 수 있다. 또 5~8학년 수준에서 읽을 수 있는 사람들은 경계성 문해력을 가진 것으로, 5~8학년 수준으로 읽고, 쓰고, 이해하는 사람들은 낮은 문해력을 가진 것으로 각각 평가한다.[5]

미국인들 중 약 42%는 기능적 문맹이며 신문의 1면을 제대로 읽지 못 한다. 또 20% 이상의 미국 성인들이 5학년 수준보다 낮은 독해력을 갖고 있다. 메디케이드 환자들의 경우, 평균 독해 수준은 5학년 이하이다. 노인들과 도시 내 소수 집단의 문맹률은 다른 집단의 경우에 비해 두 배가 더 높다.[4,6] 약국에서는 환자의 문해력 부족을 약사가 먼저 알아차리는 것이 중요한데, 특히 문해력에 문제가 있는 것으로 알려진 집단의 환자라면 더욱 주의를 기울여야 한다.

제한적 문해력이 건강과 치료 결과에 미치는 영향

많은 학자들은 문해력 부족이 환자의 치료 결과에 미치는 영향을 조사해 왔다. 결과는 환자와 의료인 모두에게 많은 것을 생각하게 만든다. 문해력이 낮은 환자는 상대적으로 건강 관련 지식이 부족할 뿐 아니라 만성 질환과 입원의 비율이 높고, 의료 서비스의 예방적 이용이 적은 것으로 드러났기 때문이다.

두 공립 병원 진료소의 환자 중 저소득층 외래 환자 2,659명을 연구한 결과, 26%가 예약 서류를 읽지 못 했고, 47%가 음식 없이 약을 복용하라는 서면으로 된 지시사항을 이해하지 못 했으며, 60%는 동의서를 이해하지 못 했다. 4학년 수준의 지시사항을 읽지 못 하는 사람은 21%였다. 낮은 독해력을 가진 성인들은 또한 약의 용법지를 정확히 읽지 못하고 자궁경부암 검사나 혈압 검사 등을 잘 받지 않거나, 흡연과 음주를 많이 하고 커피도 더 많이 마시며 운동은 적게 하는 경향이 있다. 또한 일을 하다가 다치는 비율도 높고 치료법에 대해 정보가 부족한 상태에서 결정을 내리거나 더 높은 의료비를 발생시키는 경향도 보였다. 이들은 의료인과 어떻게 이야기를 시작해야 할지 잘 모르는 경우가 종종 있어서, 이로 인해 효과적인 진단 및 치료 결정을 위한 과정에서 손실을 보기도 한다.[8]

제한된 문해력을 가진 환자들은 특히 HIV 감염이나 당뇨와 같은 복잡 만성 질병의 관리를 어려워한다. HIV의 경우 특히 문제가 되는데, 이는 항바이러스 약을 먹는 환자가 용법을 제대로 따르지 않으면 내성이 쉽게 생기기 때문이다. 고성능 항바이러스 요법은 HIV 양성 환자의 수명과 삶의 질을 상당히 향상시켜주는 치료법이지만 효과적인 치료가 되려면 용법을 완벽에 가깝게 따라야 하는 복잡한 '칵테일(cocktail)' 요법이다. 당뇨병의 경우, 대단위 종적 연구(예: 당뇨병 조절과 합병증에 관한 연구 Diabetes Control and Complication Trial, 영국 당뇨병 예측 연구 United Kingdom Prospective Diabetes Study) 결과, 혈당을 집중적으로 관리할수록 망막병증이나 신경병증, 신장병과 같은 심각한 합병증의 위험이 낮아지는 것으로 나타났다. 집중적 혈당 관리를 위해서는 생활 속 여러 가지 부분들을 꾸준히 신경 써야 한다. 경구약을 먹거나 인슐린을 자가 투여하고, 이 두 가지가 모두 필요한 환자도 있다. 또한 혈당을 측정하고 그에 따라 식단을 제한해야 하는데, 이를 위해서는 식품 설명서에 대한 이해력이 필요하다. 마지막으로 운동도 규칙적으로 해줘야 한다. 제한적 문해력을 가진 환자가 HIV나 당뇨, 또는 기타 만성 질환을 관리하는 데 어려움을 겪는 것은 분명한 사실이다. 이런 환자일수록 좋지 않은 치료 결과가 나올 위험이 높아진다.

최근 연구에 따르면,[9] 약 10%의 약국만이 문해력이 제한적인 환자를 확인하기 위한 사전 대책을 강구하고 있다고 한다. 연구에서는 교육이 가장 많이 필요한 대상이자 치료 결과에 영향력을 가장 많이 갖고 있는 환자에 대해, 약국이 전략적으로 면담할 기회를 잃고 있다고 주장한다. 약사들이야말로 이런 환자들에게 가장 많은 도움을 줄 수 있는 위치인데 말이다. 환자들을 만날 때 약사는 한 번에 한 명씩, 문해력 부족을 나타내는 신호에 주의를 기울이고 그런 신호를 보여주는 환자와 세심한 방식으로 대화하기 위한 준비를 항상 하고 있어야 한다.

제한적 문해력을 가진 환자 구분하기

바이스(Weiss)와 아리조나 대학[10]의 동료들은 1차 치료 시, 환자의 섭취를 확인하기 위해서는 문해력의 평가가 '새로운 활력 징후' 가 되어야 한다고 주장한다. 그들은 환자의 문해력을 평가하기 위해 표준 인증을 받은 측정법들의 이용을 추천한다. 환자 교육에 관심이 많고 당뇨, 천식 등 만성질환자와의 상담이 빈번한 약국이라면 이 도구가 매우 효과적일 수 있다.

문해력 및 의학 정보 이해력에 대해, 몇 가지 입증된 측정법은 다음과 같다. 바이스와 그 친구들은 'Newest Vital Sign' 이라는 도구를 개발하였다. 그 밖에 널리 이용되는 다른 도구로는 성인의 기능적 의료 정보 이해력 검사(Test of Functional Health Literacy in Adults)의 간단한 형태인 '의학에 대한 성인 문해력의 빠른 측정(Rapid Estimate of Adult Literacy in Medicine)', '광범위한 성취도 검사(Wide Range Achievement Test)' 등이 있다.[8]

자신의 문해력 문제에 대해 솔직하게 털어놓는 환자들도 있다. 그런 환자들은 의료인에게 분명하게 말하거나 도움을 요청할 것이다. 어떤 환자들은 간접적으로 표현하거나 미묘한 신호를 보내기도 한다. 예를 들어 자기가 받은 설명서를 읽지 못하는 것에 대해 변명 하거나(예: "안경을 집에 두고 왔어요"), 유난히 긴 시간 동안 보고 있거나, 보호자 또는 다른 사람의 도움을 받으려 하는 환자가 대표적이다. 환자에게 자료를 전달하면서 그의 반응을 유심히 지켜본다는 약사도 있었다. 문해력을 갖춘 환자의 경우 별다른 동요나 시선의 이동 없이 자연스럽게 글을 읽어나가는 반면, 한 부분을 오랫동안 응시하는 환자가 있다면 제한적인 문해력을 감추려는 행동일지도 모른다. 또 다른 약사는 문해력 부족이 많이 나타나는 지역의 궁핍한 진료소에서 일을 하고 있는데, 이 약사는 환자에게 정보지를 거꾸로 준 뒤, 환자가 그것을 똑바로 돌려서 보는지 아닌지를 지켜본다.

항상 보호자를 대동하는 환자가 있다면 문해력 부족을 의미하는 신호일 수도 있다. 이 경우 한 약사는 약병을 들고 있는 환자에게 그 약이 어떤 약인지, 용량은 얼마나 되는지, 그리고 무슨 질병에 대해 그 약을 먹을 수 있는지에 대해 물어보는 것으로 시작한다고 말했다. 이 때 환자가 대답을 잘 못하면서도 설명서를 읽는 대신 용기를 열어 약을 보려하는 등의 행동을 보인다면, 이는 문해력 부족을 나타내는 신호가 될 수 있다.

환자의 단어 선택도 문해력 부족을 의심해볼만한 단서가 된다. 임신 대신 '애를 뱄다(in the family way)' 혹은 당뇨 대신 '당이 있다(a touch of sugar)' 는 표현을 사용하는 환자는 쓰기 혹은 말하기 능력의 숙련성이 제한적일 수도 있음을 보여주는 것이다. 억양이 특이하거나, 어눌한 언어를 구사하는 환자의 경우도 문해력에 문제가 있는 건 아닌지 살펴보아야 한다.

대부분의 환자들은 약사나 다른 의료인에게 자신의 문해력이 부족하다는 사실을 알리고 싶어하지 않을 것이다. '무식은 곧 죄' 라는 인식이 오래 전부터 우리 일반화되어 왔기 때문이다. 낮은 문해력을 가진 성인이 자신의 문해력 부족을 인정하거나 도움을 요청하려 하지 않는다면, 이는 그에 따른 무기력이나 취약함을 피하고자 하는 욕망에서 나온 행동일 수 있다. 그들은 제한된 문해력 때문에 수치심이나 당혹감에 직면하는 것을 원치 않는다. 필시 그들은 일생동안 문해력 부족에 대해 부끄러워해 왔을 테니, 모르는 사람에게 자신의 약점을 드러내고 싶지 않다고 생각할 수 있다. 약사는 환자의 문해력이 제한적이라는 생각이 들면, 문해력을 평가하고 환자가 정보를 가장 편하게 받아들일 수 있는 방법을 알아내기 위해 이 책의 앞에서 다룬 들어주기와 공감하기, 자기표현 등의 의사소통 전략을 신중하게 적용해야 한다.

문해력 제한을 확인하기 위해 다른 형태의 직접적 · 대화적인 접근법을 이용할 수 있다. 환자에게 자신의 질병과 관련된 주제에 대해 어떤 감정을 느끼는지 글로 표현해보라고 요청하는 것은 어떨까? 의사의 설명이나 처방 약병의 라벨에 적혀 있는 글의 내용이 어떤 의미인지 설명해보라고 하는 방법도 있다. 예를 들면 "여기 라벨에 있는 내용은 혼란스러울 수도 있는데, 이 부분이 의미하는 건 뭐라고 생각하세요?"[12]라고 물어보는 것이다. 또 다른 전략으로, 환자가 받은 인쇄물을 읽거나 이해하는데 도움이 필요한지, 환자에게 직접 물어보는 방법도 있다.

약사가 도울 수 있는 방법

문해력에 문제가 있는 일부 환자들의 경우 도움 받는 것을 거부할 수 있음을 알아야 한다. 그들은 자존심 때문에 문해력 부족의 문제를 애써 회피하려 한다. 다른 저항형 환자와 마찬가지로, 중요한 첫 번째 전략은 즉각적인 공감적 반응과 저항에 대한 분석이다.

보호자나 가족 구성원에게 의존적인 환자에서는 '학습된 무기력'으로 알려진 태도가 나타난다. 그들은 수동적인 역할만 하고, 건강정보 습득이나 치료 결정을 다른 사람에게 넘기려는 경향이 있다. 이상적인 방법은 아니지만, 그렇게 하는 것이 문해력이 부족한 환자에게 적절한 치료를 받도록 하는 유일한 방법일지 모른다. 그런 환자에 대해서는 보호자의 도움이 필요하다는 사실을 분명히 해야 한다. 특히 환자가 고위험군 질병을 갖고 있거나 부작용 위험이 있는 약을 복용하는 경우라면 더욱 그런 조치가 중요하다. 다음 대화에서 그 예를 보여주고 있다.

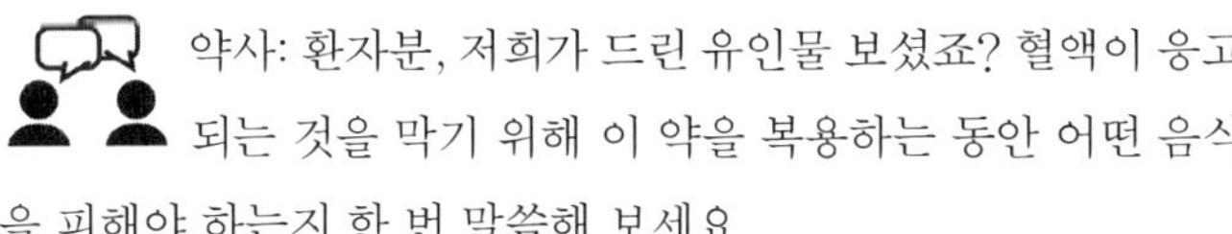

약사: 환자분, 저희가 드린 유인물 보셨죠? 혈액이 응고되는 것을 막기 위해 이 약을 복용하는 동안 어떤 음식을 피해야 하는지 한 번 말씀해 보세요.

환자: 제가 굳이 알 필요가 있나요? 우리 딸이 요리도 하고, 약도 다 관리한답니다. 딸 아이에게 유인물을 주고 읽어 보라고 할게요.

약사: 따님이 병 관리를 도와주신다니 좋으시겠어요. 정말 훌륭한 따님을 두셨네요. 유인물에 적힌 음식에 관한 정보는 환자분의 질병을 관리하는 데 정말 중요한 내용입니다. 따님이 환자분을 잘 도울 수 있도록 제가 따님과 이야기를 하고 싶어요. 어떻게 생각하세요?

환자: 네, 그게 좋겠네요. 딸 아이에게 약사님과 꼭 이야기하라고 전할게요.

약사는 환자가 항응고 치료에 방해가 될 수 있는 식품에 대해, 유인물에 적힌 대로 이해하고 있는지 질문을 하면서 이야기를 시작한다. 이 환자는 자신이 직접 정보를 얻는 것에 저항적인 태도를 보이며, 그 일을 보호자에게 미루고 있다. 약사는 환자의 저항에 말려들지 않고 적절히 대처하여 논쟁을 하지 않는다. 대신 먼저 환자가 보호자로부터 얻는 편안한 감정을 떠올리도록 만든다. 그런 후 정보의 중요성에 대해 단호하게 자신의 생각을 표현하고, 사실 지향적인 중립적인 방식으로 '나' 화법을 이용하여 자신이 그 중요한 정보를 환자의 딸에게 전해주고 싶다는 점을 분명히 하고 있다. '나' 화법은 자신감과 진실함을 보여주어, 정보의 중요성을 강조하는 효과를 갖는다. 약사가 간접적인 화법을 사용하면 환자는 정보를 받는 것이 중요하다는 사실을 의심할 수도 있다. 이 대화에서 약사는 개방형 질문으로 말을 끝맺고 있는데, 이는 환자에 대한 존중과 함께 보호자에게 연락을 하는 것은 환자의 결정에 달린 일임을 알리는 의미이기도 하다.

들어주기와 공감하기라는 의사소통의 기술들은 환자와의 치료적 동맹관계를 이루는 기본이 된다. 그런 기술들은 특히 문해력에 제한이 있는 환자에게 건강과 관련된 정보를 제공하는 동안, 자존감이나 '체면' 을 지키도록 도와줄 때 중요한 요소들이다. 어떤 약사들은 환자와 대화하는 동안 비판하지 않는 태도를 지키기 위해 의식적인 노력이 필요할 수도 있다. 사실을 중심으로 자기표현적 기술을 자신감 있게 구사하는 것이 중요하다. 자기표현적 사람이 되는 일은 처음엔 다소 어색할 수 있지만 7장에서 소개한 내용들을 참고하여 연습하다보면 불편함을 극복하고 자신감을 얻는 데 도움이 될 것이다.

의료인이 자신의 불안감 때문에 환자와의 상호작용에 불편함을 느끼기 시작하면, 요점을 말하지 못하고 간접적으로만 표현하며 분위기를 '부드럽게' 하기 위한 언어 · 비언어적 회피성 표현에 치중하는 실수가 나타날 수 있다. 이것은 의료인의 불편함과 불안함을 다른 사람에게 적나라하게 보여준다. 간접적인 표현은 진실 되지 못한 것으로 인식될 위험성이 높다. 이는 결국 불협화음을 일으켜 신뢰 관계를 약화시킬 것이다. 직접적이고 자기표현적인 방식으로 대화를 하는 사람은 – 비언어적 신호와 어조를 통해서 – 배려하는 마음과 확신 등을 전함으로써 환자와 굳건한 신뢰 관계를 쌓게 된다. 이런 요점들이 다음 대화에서 약사의 부적절한 반응과 적절한 반응을 통해 설명되고 있다. 이 시나리오에서 약사는 자신이 준 질병에 관한 유인물을 환자가 멍한 표정으로 응시하는 모습을 보게 된다.

대화1

약사: 제가 뭐 도와드릴 것이 있을까요? 제 말은... 환자분을 위해 제가 해드리고 싶은데, 다만 환자분이 원한다면 제가 그렇게 해드리겠습니다... 어, 필요한 것에 대해 말씀만 해주세요.

환자: 무슨 뜻이죠? 뭘 해준다는 건요?

약사: 아, 제가 드린 유인물을 이야기한 겁니다. 그걸 읽는데 어려움 같은 게 있으신 것처럼 보여서, 제 생각에는 아마도... 어... 읽어줄 사람이 필요하신가요?(질문하는 억양으로)

환자: (한동안 말이 없다가) 그냥 가져갈게요. 지금 당장은 생각

해볼 시간이 없네요.

약사: 하지만, 환자분이 정보를 제대로 이해했는지 확실히 해야 할 필요가 있어요.

환자: 됐어요. 갈게요. (걸어 나간다)

논의

약사는 환자의 문해력 부족에 대해 우회적인 방식으로 다루고 있다. 이것은 환자의 진실을 밝혀냄으로써 불편한 분위기가 연출되는 것을 부담스러워하기 때문이다. 환자는 약사의 의도를 오해하고, 자신의 문해력 부족이 탄로난 것에 대해 부끄러움을 느낀 듯하다. 약사는 자신이 그녀에게 정보를 줄 '필요' 가 있음을 주장한다. 여기서 약사의 첫 번째 실수는 환자에게 간접적인 방식으로 접근한 것이다. 단어를 말할 때도 자신의 불편함을 드러내고("같은 게" , "어"), 비자기표현적인 태도로 자신의 말을 질문하는 어투로 끝내고 말았다. 환자가 저항적인 태도를 보이자, 이를 받아들여 대처하기보다는 자신의 필요에 초점을 맞추고 있는데, 이것이 바로 두 번째로 부적절한 대응이다. 세 번째는 갈라진 신뢰와 연대감을 고쳐줄 수도 있을 '공감하기' 에 대한 기회를 놓친 것이다. 환자가 "그냥 가져갈게요" 라며 시간이 없다고 말할 때, 약사가 다음과 같이 대응했다면 어땠을까? "서두르시는 것 같은데 아마 제가 접근한 방식 때문에 불쾌하셨나 보네요. 그런 뜻은 정말 아니었습니다. 다시 말씀드릴께요. 이 약에 대해 필요한 정보들을 전해드릴 수 있도록 몇 분만 시간을 내주시겠습니까?"

대화2

약사: 환자분이 댁에서 병을 관리하기 위해 필요한 정보를 제가 다 알려드렸는지 확실히 하고 싶습니다. 제가 드린 정보에 대해 어떻게 이해하고 계신가요?

환자: 음, 글쎄요. 어떤 부분을 말씀하시는 거죠? 앞면이요, 아니면 뒷면이요?

약사: 제가 환자분을 혼란스럽게 한 것 같네요. 잠시만 시간을 내서 여기에 앉아보시겠어요? 제가 한 부분씩 다시 검토하면서 중요한 부분을 강조해드리고 헷갈리는 점이 있다면 설명해 드리고 싶어요.

환자: 네, 그게 좋겠네요. 그렇게 하면 뭐가 제일 중요한지 알 수 있겠네요

약사는 직접적이면서 배려하는 태도를 보여준다. 첫 질문은 이해 여부를 확인하는 것으로, 단호하게 표현되었다. 그것은 문해력을 평가하는 과정인 동시에 환자가 당혹감을 느끼지 않도록 약사가 책임을 지려는 행동이기도 하다. 환자는 문해력 부족을 감추려는 반응을 보인다. 환자가 의학적 정보보다는 전반적인 문제(약사가 유인물의 앞면을 얘기하는 것인지 아니면 뒷면을 얘기하는 것인지와 같은 문제)에 초점을 맞춘다면, 바로 이런 모습이 인쇄물을 읽거나 이해하는데 어려움이 있음을 보여주는 적신호이다.

이 약사는 적절한 공감적 반응을 보여주는데, 이는 환자에게 이해받았다는 기분을 들게 할 뿐 아니라 이해에 대한 부담을 약사가 짊으

로써 환자가 취약성을 드러내지 않을 수 있도록 만들어준다. 조용한 곳으로 안내하는 것 또한 환자에 대한 존중을 보여준다. 환자가 문해력 부족에 대해 당황할 것을 고려한 행동이기 때문이다. 이 담화에서 약사는 환자의 이해에 대해 개방형으로 질문하고 있는데, 이는 대화가 심문처럼 느껴지지 않도록 해주는 역할을 한다. 그 후 환자에게 정보를 주는 일에 대해 허락을 구하는 것은 환자의 선택할 권리를 존중하는 모습으로, 이를 통해 환자의 자주성을 지켜줄 수 있다. 무엇보다 중요한 것은 환자가 편안해야 한다는 점이다. 이후 어느 시점이 되면 문해력 문제를 스스로 언급하고 여기에 도움이 되는 도구나 자원의 제공, 혹은 교육을 받을 기회에 대해 편하게 이야기할 수 있을 것이다. 환자와의 첫 만남에서 이런 주제를 꺼내는 것은 약사나 환자 모두에게 부담스러운 일일 수 있기 때문이다.

의학정보 이해력 부족이 미치는 영향

문해력과는 별도로 의학정보에 대한 이해력 부족도 사람들의 건강에 상당한 악영향을 끼치는 것으로 알려지고 있다. 2004년 미국 보건의료 연구 및 질 조사기관(Agency for Healthcare Research and Quality)과 의학 협회 (Institute of Medicine), 미국 의사회(American Medical Association) 등은 모두 의학 정보 이해력에 대한 보고서를 발행했다. 이들 보고서에서는 미국 인구 중 많은 사람들이 현재 의료 서비스 체계에서 적절한 치료 결과를 위해 필요한 의학 정보에 대해서 이해력이 부족하다는 점에 동의했다.[8,13] 의학 정보를 처리하고 이해하려면 일정 수준의 인지 능력 및 사회적 능력이 필요한데 상당수의 환자들이 이런 능력을 갖지 못 하고 있는 것이다. 위의 세 가지 보고서에 따르면, 미국 성인 중 최대 절반 정도가 의료 서비스 환경에서 알맞게 대처하기 위해 필요한 능력, 예를 들면 아이에게 정량의 감기약을 주거나 정보가 담긴 동의서를 해석하는 등의 능력을 갖추지 못 한 것으로 나타났다. 또한 2003 미국 성인들의 문해력 평가(National Assessment of Adult Literacy)는 미국 성인 중 약 12%만이 능숙한 정도의 의학 정보 이해력을 갖고 있고, 15%(약 3천 만 명)는 기본적인 의학 정보 이해력보다 더 낮은 수준이라고 보고하였다.[14,15]

미국 보건복지부의 Healthy People 2010 계획에서는 의학 정보 이해력에 대해 "개인이 건강과 관련하여 적절한 결정을 내리기 위해 필요한 기본적인 건강 및 의료 서비스 정보를 획득하고 처리하며 이해할 수 있는 능력의 정도"라고 정의한다. 환자가 읽고 쓰고 말할 수 있어도, 의료인과 상호 작용 시 의미를 처리하는데 필요한 인지적 혹은 사회적 기술은 부족할 수 있다. 의학 정보 이해력이 낮으면 잦은 입원, 높은 의료비, 건강 악화, 질병 및 약의 관리 방법에 대한 이해 부족, 예방적 의료 서비스 이용 부족, 만성질환자에게 필요한 자가 관리 능력 부족 등으로 이어질 수 있다. 의학 정보 이해력의 부족은 결국 환자의 다음과 같은 능력에 영향을 미친다.

- 의료 서비스의 이용 방법을 알아내거나 의료인 및 서비스 기관에 찾아가는 능력, 서류를 작성하는 능력, 보험 회사와 보장 서

비스에 대해 협상하는 능력

- 자신의 과거 의학 정보 및 기타 개인적인 정보를 의료인에게 알리는 능력
- 질병의 자가 관리를 위해 필수적인 행동에 임하는 능력
- 가능성, 위험성, 수학적 계산(예: 콜레스테롤 수치, 혈당 수치), 약의 분량 측정, 식품 포장지의 영양 분석표 평가하기 등과 같은 개념을 이해하는 능력

교육만으론 충분치 않을 수 있지만 환자가 자기 관리를 계속하도록 동기를 부여하려면 자신의 질병과 치료에 대해 알게 하는 것이 최우선이다. 약사는 문해력이 제한적인 환자들에게 그들이 받는 의료 서비스와 자가 관리 사이의 공간을 연결해주는 독특한 위치에 자리하고 있다.

의학 정보 이해력의 부족에 대한 대처

환자의 이해 정도를 확인하기 위해, 약사는 '반대로 가르치기(teach–back)' 방법을 이용할 수 있다. 원리는 이렇다. 메시지가 전해지고 정확히 해석되었는지 확인하기 위해 약사가 한 말을 반복하여 다시 말해보라고 환자에게 요청하는 것이다. 이런 반복은 환자의 학습을 강화시키는 역할도 한다. 환자가 이해한 것이 부정확하거나 불완전한 경우,

약사는 그가 정확히 다시 말할 수 있을 때까지 정보를 친절하게 반복해서 전해주어야 한다.

'반대로 가르치기' 방법을 이용할 때 유의점은 다음과 같다.

- 환자에게 필요한 것들을 단순하고 쉬운 말로 요약해준다.
- 서면으로 되어 있는 책자나 유인물을 이용하되, 가급적 그림이나 도표를 활용하도록 한다.
- 각각의 약이 무엇을 위한 것인지 설명한다(용량과 부작용, 기대효과 등을 포함하여).
- 유인물에서 관련 정보가 어디에 적혀 있는지 환자에게 확실히 알려준다.
- 환자가 이해했는지 확인한다.

약사는 환자의 이해 여부를 확인하기 위해 다음과 같은 말로 이야기를 시작할 수 있다.

> "제가 환자분께 설명드려야 할 내용들을 빠짐없이 이야기했는지 확인하고 싶어요. 제가 확인할 수 있도록, 방금 설명해드린 내용을 다시 한 번 말씀해 주시겠어요?"

이런 말에는 개인적 평가 대신 환자의 체면에 대한 배려가 담겨 있으며, 환자의 정보 획득을 환자가 아닌 약사의 책임으로 돌려 문해력이나 의학정보 이해력의 부족함에 집중하지 않게 해준다. 환자들은 자신의 이해력 부족에 대한 불편함 없이, 필요한 정보를 얻게 될 것이다. 환자의 문해력이 어떤지 확신할 수 없을 때, 특히 아직 신뢰 관계가 형성되지 않은 새로운 환자인 경우 이런 접근법이 유용하다.

환자와의 면담 시간이 충분히 허락된 상황에서는 개방형 질문들을 이용하면 질병 및 치료에 대한 환자의 이해 정도를 평가하는데 도움이 된다. 예를 들어, 약사는 환자의 의학 정보 이해력을 다음과 같은 방식으로 조사해볼 수 있을 것이다.

1. 이 질병이 환자분께 어떤 의미인지, 저에게 당신의 생각을 말해주세요.
2. 이 질병에 대해 어떤 점을 알고 계신가요?
3. 이 질병이 치료되지 않으면 일어나는 일에 대해 어떻게 알고 계신가요?
4. 이 질병의 치료에서 그 약을 이용하는 목적이 무엇인지 당신의 생각을 말해주세요.
5. 이 질병에 도움이 될 만한 것으로 의사가 또 무슨 이야기를 해주었나요?

이어지는 환자의 답에는 각각 확인을 해주어야 하고, 만약 환자가 이해한 내용에 채워야 할 부분이 있다면 환자에게 허락을 구한 후 추가 정보를 주도록 한다. 예를 들면:

"잘 알고 계시네요. 당뇨를 치료하지 않으면 문제가 발생할 위험이 생긴다는 점을 알고 계셔서 다행입니다. 당뇨가 치료되지 않으면 일어날 수 있는 위험에 대해 제가 몇 가지 더 추가 정보를 알려드려도 될까요?"

다른 분야의 지식 수준은 높지만 의학 정보를 이해하는 능력은 부족한 환자들 만나게 될 수도 있다. 이런 환자의 경우 '능력에 대한 체면' (16장 참고)을 훼손시키지 않도록, 약사는 이해 능력 제한에 대해 평가하고 정보를 전해주는 동안 들어주기와 공감하기, 개방형 질문, 자기 표현적 태도 등을 이용해야 한다. 다음과 같이, 새로운 환자가 항경련제를 처음 처방 받게 된 상황의 담화에 대해 생각해 보자.

대화 1

약사: 여기 약이 나왔습니다. 복용 방법은 알고 계시나요?

환자: 만성 질병으로 약을 받아본 적은 없지만 알약 삼키는 방법쯤은 알고 있어요. 이래봬도 대학에서 학생들을 가르치고 있답니다.

약사: 아, 교수님이시군요. 교수님, 주치의가 약을 처방했으니까 교수님의 검사 결과가 비정상일 거라는 사실은 알고 계시죠? 이 약은 처방대로 정확히 복용하는 것이 정말 중요합니다. 그렇지 않으면 심각한 경련을 겪게 될 수도 있어요. 저기에 앉아 안에 들어있는 설명서를 읽으신 후 카운터에 다시 오셔서 이해한 것에 대해 저에게 말씀해 주실 수 있을까요? 부족한 부분이 있다면 제가 보충해드릴 수 있도록 말이에요.

환자: 시간이 없어요. 그 정도는 스스로 알아낼 수 있다구요. 가볼게요.

논의

환자는 불쾌해하며 방어적인 태도를 보인다. 다음 주제로 넘어가기 전에 약사가 사과와 함께 공감적 반응을 표현했다면 좋았을 것이다. 환자가 스스로 자신의 지위를 밝힐 때는 우월함으로 과시하려는 의도일 경우가 많다. 그녀는 또한 만성 질병으로 약을 복용하는 것은 이번이 처음이라는 말도 덧붙였다. 여기에 약사는 심문하듯 "복용 방법은 알고 계시나요?" 라며 폐쇄형 질문을 던졌다. 만약 진짜 대답이 '아니오' 였다면, 환자는 체면을 살리기 위해 정직하지 않은 답변을 했거나, 혹은 자존심이 상하지 않도록 방어적 태도를 취한 것이다. 그러자 약사는 강의 형식으로 대응을 하는데, 이는 매우 잘난체하는 태도이다. 환자는 무시당하는 기분이 들었을 것이고, 필요한 정보를 얻거나 질문에 대답하지 않은 채 약국을 떠나버렸다. 이는 또한 이해에 대한 책임을 환자에게 떠넘긴 경우이다. 이런 상황에 대처하기 위한 좀 더 적절한 방법을 살펴보자.

대화 2

약사: 환자분이 이 약에 대해 궁금해하실만한 질문을 우리가 다 다루었는지 확인하고 싶어요. 이 약에 대해서,

즉 무슨 약인지, 어떻게 복용하는지에 대해, 의사나 간호사가 어떤 말을 해주었나요?

환자: 나는 검사 결과가 비정상적으로 나온 것 때문에 너무 충격을 받아서 많은 이야기를 듣지 못했던 것 같아요. 이전에는 만성 질병에 대해 약을 복용해 본 적이 한 번도 없고, 저는 제 상태가 좋다고 느끼고 있어요. 병원에서는 제가 어떤 종류의 경련을 갖고 있다고 하더군요. 일을 하거나 운전 할 때 문제가 될 수 있는 심각한 경련을 피하려면 이 약을 먹어야 한다고 했어요. 저는 대학의 교수이고 많은 것을 책임 지고 있어요. 건강 문제로 내 일에 지장을 주고 싶진 않은데 말이죠.

약사: 그런 종류의 소식을 듣게 되면 분명히 아주 불안정하고 두려운 기분이 들 겁니다. 누구나 이 일이 생활에 미칠 영향에 대해 걱정하게 되지요. 좋은 치료 결과를 얻을 수 있도록 이 약을 복용하는 방법에 대해 정보를 좀 드려도 될까요?

환자: 네, 그렇게 하세요. 도움이 될 것 같네요.

논의

약사는 환자에 대해 잘 모르지만, 개방형이면서 비판을 자제하는 질문을 통해 환자를 이해하려 하고 있다. 환자의 대답은 그녀에 대한 몇 가지 사실을 보여준다. 환자는 충격을 받았고 불확실한 것에 대해 두려워하고 있으며, 이로 인해 자신의 경력에 흠집이 나지 않을까 걱정하고 있다. 또한, 이전에 만성 질병에 대해 약을 복용해 본 적이 없고 자신이 느끼기엔 몸 상태가 괜찮다고 말한다. 그녀가 말한 사실로 미루어보아, 그녀는 상황을 이해하려 노력하고 누군가의 지지를 구하고 있다. 이럴 때 약사의 첫 번째 반응은 반드시 공감적인 것이 되어야 한다.

환자의 반응을 통해 우리는 그녀의 지식 수준이 낮지는 않지만 질병과 치료법에 대해서는 제한적인 경험을 갖고 있음을 알 수 있다. 약사는 약의 복용법에 대해 정보를 주어도 되는지 환자에게 허락을 구한다. 이는 그녀의 자주성에 힘을 실어주며 존중하는 태도로, 그녀의 능력에 대한 체면을 훼손시키지 않는다. 약사는 환자의 저항을 불러일으키고 방어적이 되도록 만드는 직접적 조언 형식을 피하고 있다. 정보와 도움을 제공하는 것은 환자에게 큰 힘이 된다. 이제 그녀는 건강과 관련된 문제가 발생할 때 그 약사를 정보의 제공자, 혹은 협력자로 여기고 도움을 청하게 될 것이다.

문해력 부족에 대해 민감해지는 방법

약국에서는 문해력이 부족한 환자들을 더욱 세심하게 배려하며 존중해야 한다. 특히 저소득층 건강 보험 환자, 도시 내 소수 집단 환자, 노인 등 문해력이 낮은 환자들이 많이 찾는 지역의 약국이라면 더욱 그렇다. 첫 번째 전략은 환자의 문해력 부족을 약국의 민감한 이슈로 받아들이는 것이다. 여기에는 분명한 의사소통의 원칙에 대한 모든 직원들의 교육도 포함된다. 자신들의 시간은 절약해주지만 환자들은 이해할 수 없는 의학 용어나 약자(예: 'OTC', 'prn', 'HDL', 'CMS')를 이용하는 것은 좋지 않다. 직원들은 '쉬운 언어', 즉 단순한 일상 언어를 이용하고 전문적인 정보도 쉬운 단어로 표현하도록 교육 받아야 한다(예: '피가 뭉치지 않도록 해주는 약', '혈당이 너무 높아지지 않게 해주는 약').

서면으로 된 자료를 고쳐주는 것도 유용한 방법일 수 있다. 라벨이나 내장된 설명서는 쉬운 말로 고쳐주고 가장 중요한 정보가 먼저 보이도록 구성을 바꾸어 설명한다. 너무 복잡한 정보라면 읽기 쉽게 단락을 나눠주는 것도 좋다. 약국 내의 모든 자료나 신호는 그 지역의 사람들이 이용하는 일반적인 언어로 제작되어야 한다. 처방전 접수와 조제, 약값 계산, 대기공간 등 약국 내 동선에 따라 어디에서 무엇을 해야 할지 알 수 있도록 시간적 안내판을 비치해두면 환자들의 불편이 줄어들 것이다. 신호와 유인물에는 공백을 많이 두어서, 제한적 독해력을 가진 사람도 글자에 의해 압도당하지 않도록 해주어야 한다.[19]

유용한 정보

약국을 포함한 의료 서비스 상황에서, 문해력이 제한적인 환자에 대처할 때 이용 가능한 도구와 정보원들이 많이 있다. 의학협회, 미국 보건복지부의 질병 예방 및 건강 증진청(Office of Disease Prevention and Health Promotion), 미국 보건의료 연구 및 질 조사기관(AHRQ), 그 외 다른 기관들이 의학 정보 이해력에 관한 연구를 수행하였다. 그들의 웹사이트에서는 의료인과 환자를 위한 많은 정보들을 무료로 제공받을 수 있다. 예를 들어, AHRQ는 약국의 환경과 직원들의 기술을 분석해서, 환자의 문해력 부족에 대처하는 효율성과 민감성을 향상시키기 위해 어떤 변화가 필요한지 알려주는 무료 도구를 만들었다.[19] 이 기관은 또한 PILL과 같은 프로젝트를 위해 기금을 조성하는데, PILL은 제한적 문해력에 대한 약국의 개입(Pharmacy Intervention for Limited Literacy)을 말하며, 여기에서는 약물 이용의 지속성을 향상시키기 위해 '3P' 접근법을 이용한다(즉, 전화 알람(Phon reminder), 제한적 문해력에 민감한 의사소통 기술을 교육 받은 약사(Pharmacist trained in literacy-sensitive communication skills), 환자가 먹는 약의 용량과 복용 일정에 대해 그림과 도표로 표현한 알약 카드(Pill card that uses pictures and graphics to organize dosing and scheduling of a patient' s medications)).[20] 문해력이 부족한 환자에게 필요한 정보를 제공하기 위한 시각적 신호를 분석하는 연구들도 있다.[8,16,21]

어떤 회사들은 문해력이 부족한 환자를 도와주는 도구는 물론, 환자들이 사용자 친화적인 안내시스템을 이용할 수 있도록 웹 기반 자료들도 개발하고 있다. 문해력이 제한적인 사람들이 이용할 수 있는 정보 제공원을 만드는 방식에는 다음과 같은 방식이 포함된다.

- 글로 된 내용에 시청각 자료 추가하기
- 상호작용적 특성을 포함시키기
- 자료의 분류를 통해서, 표준화된 이동 과정 이용하기
- 검색과 스크롤의 필요를 최소화 하도록 구성하기
- 찾는 사람들을 위해서 복잡한 정보에 대한 이동 방법 만들기

표 17-1 의학 정보 이해력에 관한 정보

미국 보건의료 연구 및 질 조사기관의 의학 정보 이해력에 관한 정보 (www.ahrq.gov/browse/hlitix.htm)
명확한 보건 의사소통을 위한 계획 Clear Health Communication Initiative (Pifzer) (www.clearhealthcommunication.com)
하버드대 보건대학원 (www.hsph.harvard.edu/healthliteracy)
Literacy and Catalyst 뉴스레터의 전국 협회
National Institute for Literacy and Catalyst newsletter (www.nifl.gov)
세 가지를 물어(Ask Me 3) 명확한 의학적 의사소통을 만드는 파트너십 (미국 환자 안전 재단) (www.askme3.org)
ProLiteracy (www.proliteracy.org)
미국 보건 복지부, 의학 정보 이해력의 향상 (www. health.gov/communication/literacy/default.htm)
Osborne H.Health Literacy from A to Z: Practical Ways to Communicate Your Health Message. Boston:Jones and Bartlett;2005.
Schwartzberz JG, VanGeest JB, Wang CC, eds. Understanding Health Literacy: Implications for Medicine and Public Health. Chicago: American Medical Association Press; 2005.
Zarcadoolas C, Pleasant AF, Greer D. Advancing Health Literacy. San Francisco: Jossey-bass; 2006.

미국 문해력 협회(National Institute for Literacy)는 전문성의 발전을 위한 온라인 토론회를 열어 문해력과 관련한 평가, 의학 정보 이해력, 과학기술, 그리고 문해력에 민감한 직장 등과 같은 주제를 다룬다. 많은 도시 및 국가들이 문맹이거나 낮은 수준의 문해력을 가진 사람들을 위한 프로젝트를 진행하고 있다. 이런 비영리 계획에 대한 정보는 지역의 정부 기관을 통해 확인 가능하다. 표 17-1에는 의학정보 이해력이 제한적인 환자들을 이해하고 그들에게 필요한 도움을 주기 위한 추가 정보원들이 나열되어 있다.

생각해 볼 문제들

1. 문해력의 기술과 제약은 의료 서비스의 이용, 비용, 치료 결과 등과 어떤 관련이 있으며, 인종 혹은 나이에 따른 치료 결과에서의 불평등과는 어떤 관련성이 있는가?
2. 약사가 환자의 정보 및 교육의 필요에 대처할 수 있는 접근 가능한 위치에 있는 상황에서, 10%의 약사만이 환자의 문해력 제한을 평가하는 데 적극적인 이유는 무엇이라고 생각하나?
3. 의학 정보 이해력의 부족은 기본적인 문해력의 부족 보다 훨씬 더 두드러지게 나타난다. 거의 90%의 환자들이 의학 정보에 대해 능숙하게 이해하지 못한다. 환자가 약과 질병에 대해 확실히 이해하도록 하기 위해 취할 수 있는 조치는 무엇인가?
4. 문해력 부족은 해당 환자에게 민감한 주제가 될 수 있는데, 이런 환자에게 대응할 때 자기표현적인 태도가 중요한 이유는 무엇인가? 자기표현적 대응은 환자에게 대결적 기분이 들게 만들 수도 있을까?
5. 당신이 환자와 의사소통을 하는 것은 어느 정도의 독해 수준에 해당하는가? 문해력 제약에 대처하기 위해 당신이 자신의 언어로 단순화시킬 수 있는 단어나 문구에는 어떤 것이 있는가?

요약

문해력이 낮거나 문맹인 환자, 혹은 의학 정보 이해력이 제한적인 환자는 건강에 대한 조언자로서 약사를 가장 많이 필요로 하는 사람이다. 질병 및 약에 관해 교육을 할 때, 약사는 환자가 그 약을 왜 복용하는지, 어떤 질병을 치료하기 위한 것인지 이해하고, 약의 정확한 복용법도 숙지할 수 있도록 도와야 한다. 약사는 또한 질병 관리에 도움이 되는 다른 건강 관련 행동이나 환자의 생활방식에 대해서도 분석해야 한다.

환자들이 얻는 건강 정보가 많을수록 그들의 삶의 질은 더욱 향상될 것이다. 이를 위해 약사는 문해력 제한이 환자의 치료 결과에 미치는 영향을 이해하고 대부분의 인구 집단이 문해력 부족의 위험에 어느 정도 놓여 있음을 의식하며, 그런 제약을 알아내기 위해 항상 주의를 기울여야 한다. 개인적 판단은 자제하고 환자를 배려하는 약사의 의사소통 방식은 환자들에게 스스로 건강을 책임질 수 있도록 지지와 신뢰를 보내는 역할을 하게 될 것이다. 건강 관련 정보의 획득과 이해는 책임을 맡기 위한 첫 번째 단계이다.

References

1. Cotugna N, Vickery C, Carpenter-Haefele K. Evaluation of literacy level of patient education pages in health-related journals. J Comm Health. 2005;30:213–9.
2. Kavookjian J, Scott V. Raising student awareness to potential communication limitations with low-literacy patients. Am J Pharm Educ. 2003;67:751A.
3. www.nifl.gov. Accessed October 6, 2008.
4. ProLiteracy America. U.S. adult literacy programs: making a difference. Available at: http://proliteracy.org/NetCommunity/Document.Doc?id=18. Accessed October 6, 2008.
5. Kirsch I, Junglut A, Jenkins L, et al. Adult literacy in America: a first look at findings of the National Adult Literacy Survey. Washington, DC: National Center for Education Statistics, U.S. Department of Education; 1993.
6. Kutner M, Greenberg E, Jin Y, et al. The health literacy of America' s adults: results from the 2003 National Assessment of Adult Literacy (NCES2006-483). Washington, DC: National Center for Education Statistics, U.S. Department of Education; 2006.
7. Williams M, Parker RM, Baker DW, et al. Inadequate functional health literacy among patients at two public hospitals. JAMA. 1995;274:1677–82.
8. DeWalt DA, Berkman ND, Sheridan S, et al. Literacy and health outcomes: a

systematic review of the literature. J Gen Intern Med. 2004;19:1228–39.
9. Praska JL, Kripalani S, Seright AL, et al. Identifying and assisting low-literacy patients with medication use: a survey of community pharmacies. Ann Pharmacother. 2005;391:1441–5.
10. Weiss BD, Mays MZ, Martz W, et al. Quick assessment of literacy in primary care: the newest vital sign. Ann Fam Med. 2005;3:514–22.
11. Parikh NS, Parker RM, Nurss JR, et al. Shame and health literacy: the unspoken connection. Patient Educ Couns. 1996;27:33–9.
12. Davis TC, Wolf MS, Bass PF, et al. Low literacy impairs comprehension of prescription drug warning labels. J Gen Intern Med. 2006;21:847–51.
13. Nielson-Bohlman L, Panzer A, Kindig D, eds. Health Literacy: A Prescription to End Confusion. Washington, DC: National Academies Press; 2004.
14. U.S. Department of Health and Human Services. Quick guide to health literacy: fact sheets, strategies, resources. Available at: www.health.gov/communication/literacy/quickguide. Accessed June 6, 2008.
15. Rudd RE, Renzulli D, Pereira A, et al. Literacy demands in health care settings: the patient perspective. In: Schwartzberg JG, VanGeest JB, Wang CC, eds. Understanding Health Literacy. Chicago: American Medical Association Press; 2005: 69–84.
16. Speros C. Health literacy: concept analysis. J Adv Nurs. 2005;50:633–40.
17. Wolf MS, Gazmararian JA, Baker DW. Health literacy and functional health status among older adults. Arch Intern Med. 2005;165:1946–52.
18. Council of State Governments. Health literacy tool kit. Available at: www.csg.org/pubs/Documents/ToolKit03HealthLiteracy.pdf. Accessed October 6, 2008.
19. Jacobson KL, Gazmararian JA, Kripalani S, et al. Is our pharmacy meeting patients' needs? A pharmacy health literacy assessment tool: user' s guide (prepared under contract No. 290-00-0011 T07). AHRQ Publication No. 07-0051. Rockville, Md: Agency for Healthcare Research and Quality; 2007.
20. Health literacy (Program Brief). AHRQ Publication No. 07-P010. Rockville, Md: Agency for Healthcare Research and Quality; 2007.
21. Kripilani S, Robertson R, Love-Ghaffari MH, et al. Development of an illustrated medication schedule as a low-literacy patient education tool. Patient Educ Couns. 2007;66:368–77.

INDEX

ㄱ

갈등 183
갈등 관리 187
건선증 388
고혈압 317
공감 285, 387
공감하기 123
공격적 반응 294
근접학 340

ㄴ

나 화법 168

ㄷ

돌봄(caring) 26
동기 면담 223, 231
동작학 346

ㅁ

만성질환자 415
면담 231
문제 해결 192
문해력 400
문화적 이해능력 354
물품학 347
민감한 주제 376, 394

ㅂ

반대로 가르치기(teach -back)
  방법 416
분노 144
  문화적 분노 144
비자기표현적 반응 297

ㅅ

상담 118
상호성 61
서약 32
선택의 착각 317
소리학 348
소명 30
수치심 206
순응도 59
시간개념학 342
시선학 343

ㅇ

안심시키기 286
언어적 제한 316
온정주의 58
의사소통 258, 269
의학 정보 415

ㅈ

자기표현 162
자주성 체면 226

저항형 환자 217
전문성 30
죄책감 206
직업의식 28
직접적인 설득 312

ㅊ

처방 변경 259
촉각학 344
치료적 동맹 59

ㅋ

칵테일 요법 404
칼 로저스 26

ㅌ

테트라사이클린 122
통찰력 386
투약법 123

ㅍ

폐경기 394

ㅎ

항경련제 419
헤르페스 감염 379
협조적 동맹 59
환자 교육 227
환자 대응 284
환자 상담 118